金塊文化

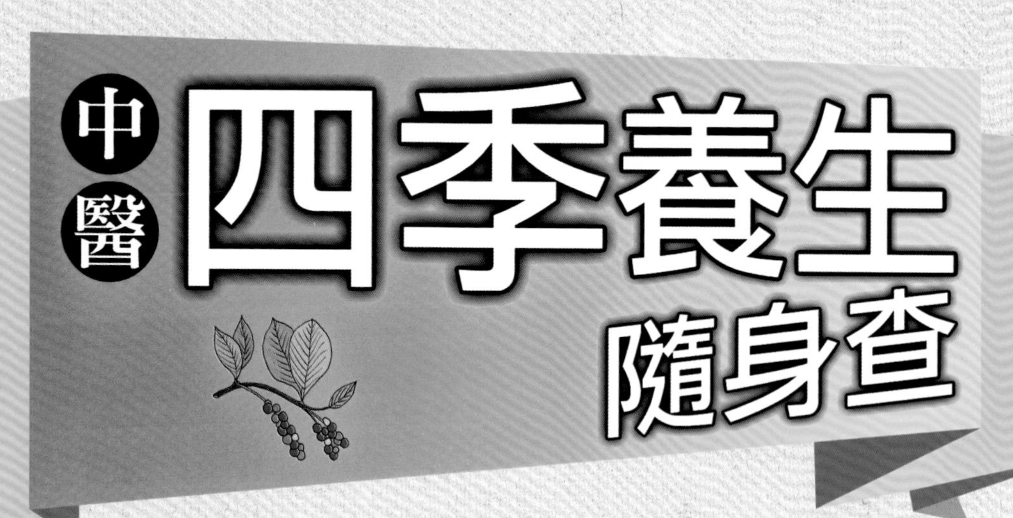

中醫四季養生隨身查

胡維勤◎著

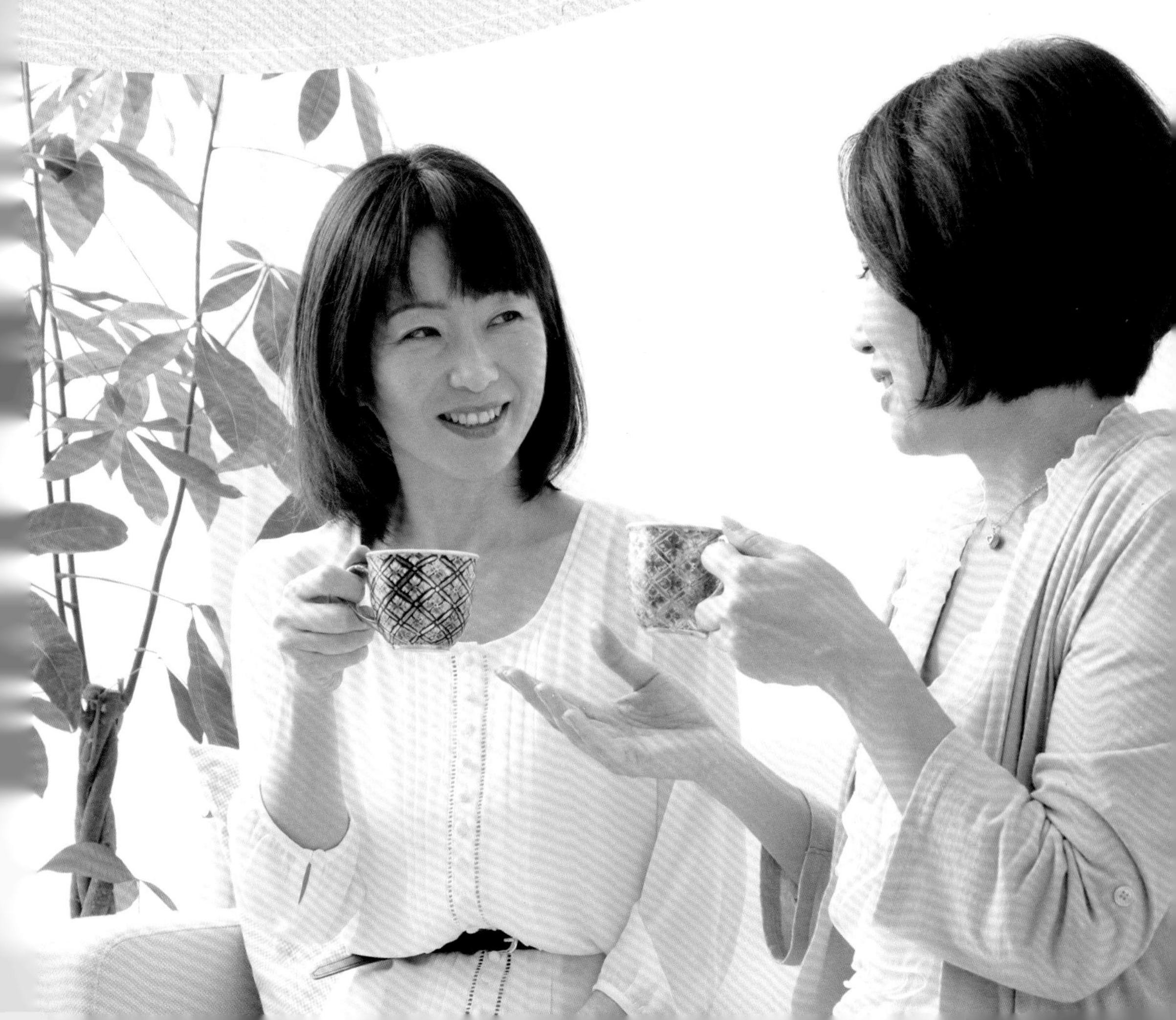

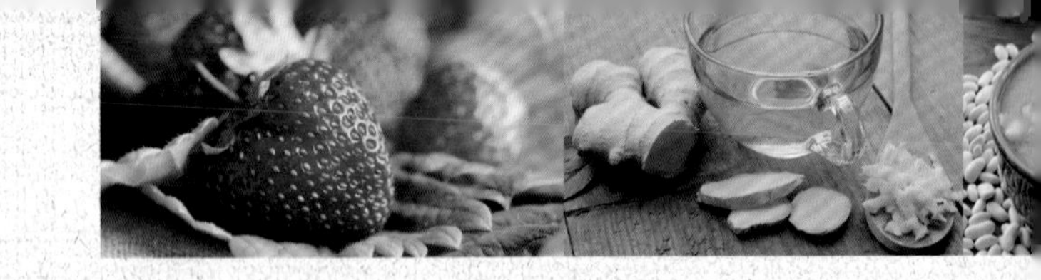

目錄

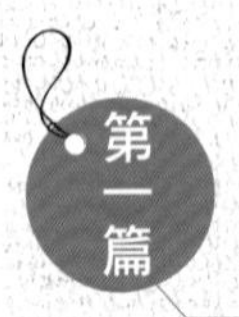

第一篇 春季養生自調隨身查 ….. 11

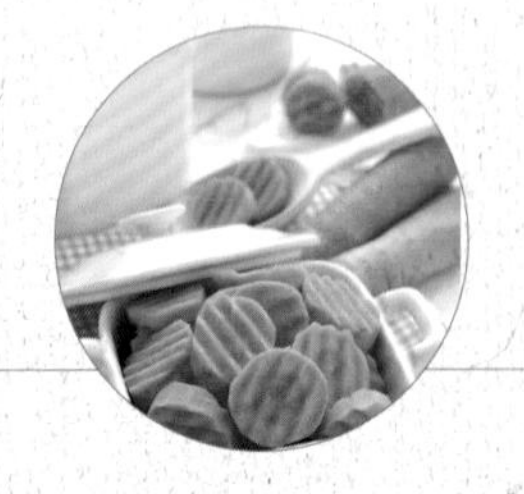

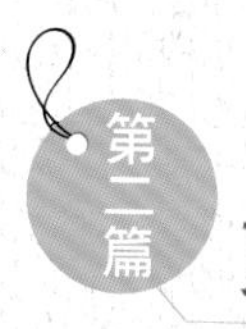

第二篇 夏季養生自調隨身查 45

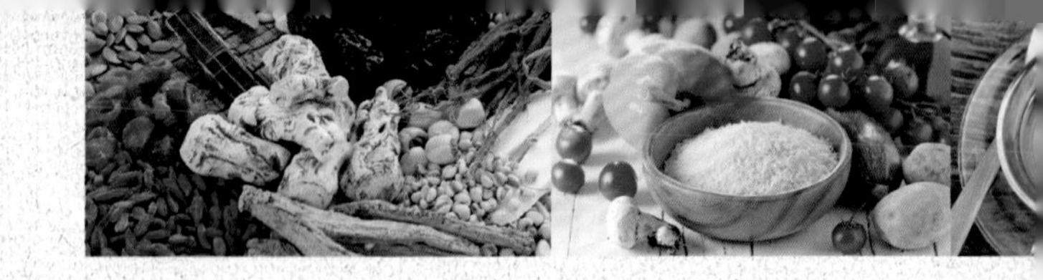

目錄

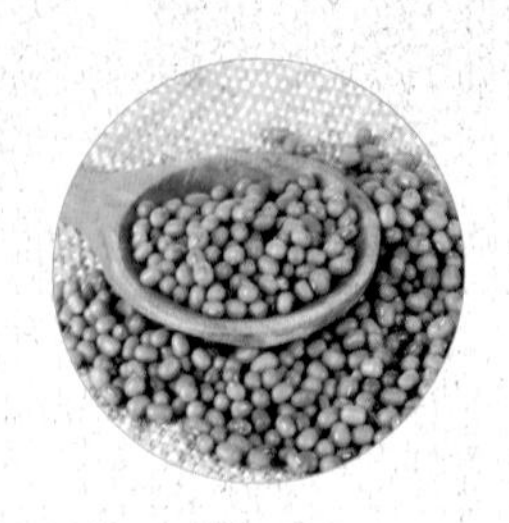

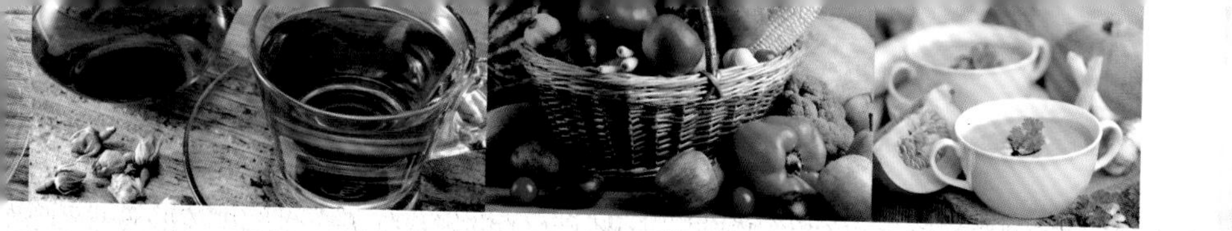
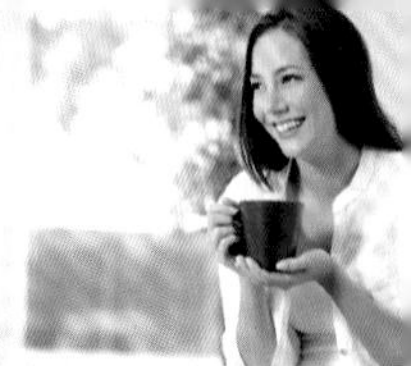

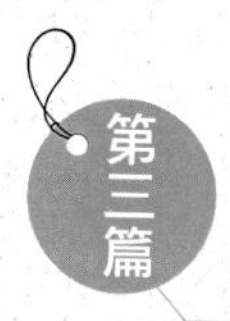

第三篇 秋季養生自調隨身查 78

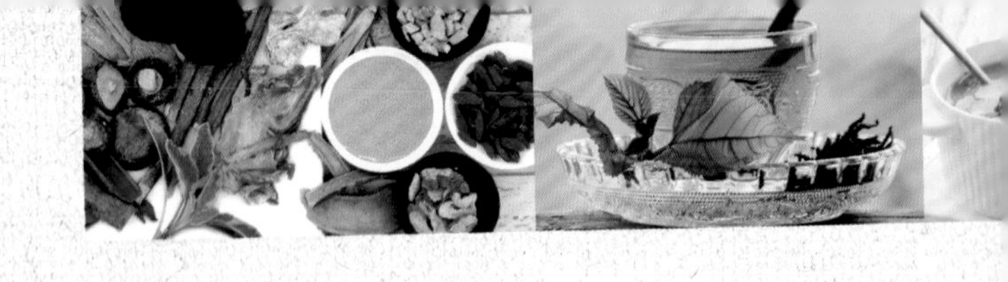

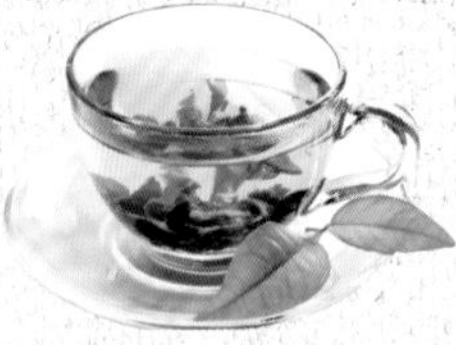

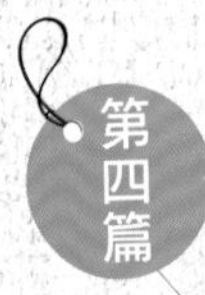

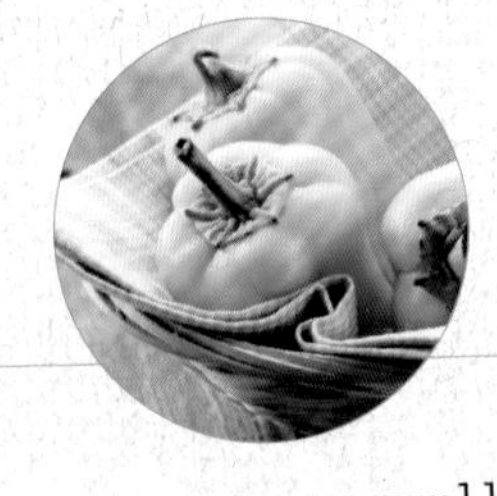

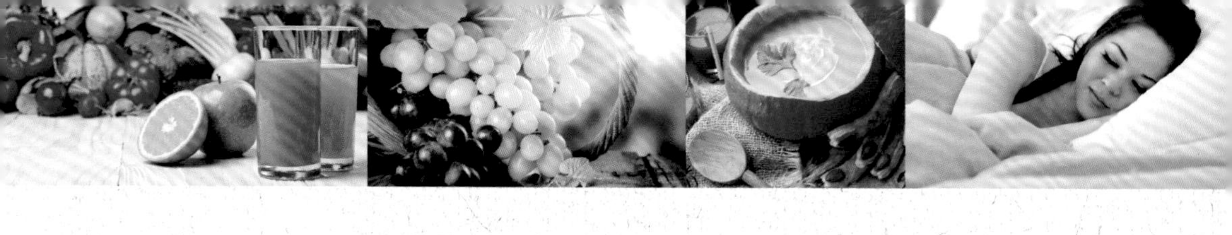

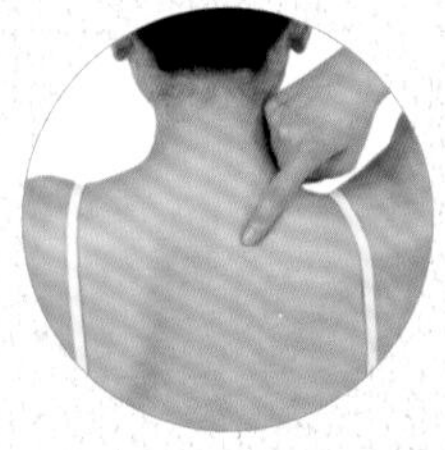

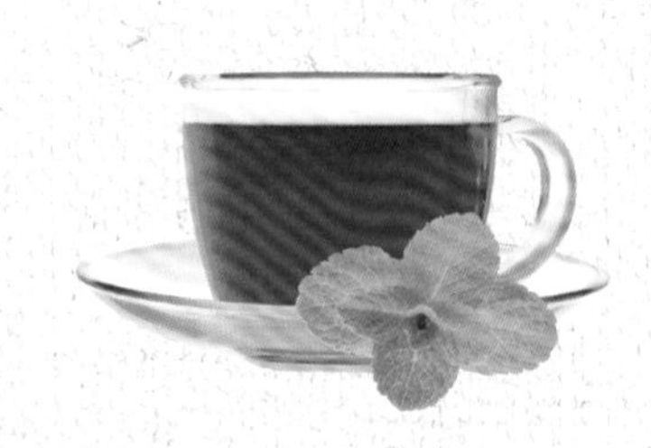

前言

現代人因為工作、生活、環境等多種因素，面臨著多方面的身心壓力，再加上自身意識不夠充分，導致身心受累，疲憊不堪。面對這種狀況，我們迫切需要借助知識來改善。

我們都知道，在中華五千年的光輝歷史中，前人通過經驗的不斷積累和總結，逐漸流傳下來豐富的養生知識，而在這其中，關於四季養生、體質養生、五臟養生等方面的內容更是成果豐碩，形成了更為系統的理論體系，也為後人提供了參考。 而有了這些知識作基礎，我們就可以從中吸取經驗與智慧，以此來提高生活品質。秉承這種信念，於是就有了這系列書籍的誕生。

本系列叢書共有三本，分別為《中醫四季養生隨身查》、《中醫體質養生隨身查》、《中醫五臟養生隨身查》。這系列書籍主要通過生活中常見的食材、藥材、病症等，來引出四季養生、體質養生、五臟養生的內容。

從四季養生出發。春、夏、秋、冬對應溫、熱、涼、寒，而人的身體各個器官也順應了季節、氣候的變化，在哪個季節會出現哪個症狀，該用哪種方法調理，該選擇怎樣的食補方法，都可以從這裡找到答案。

從體質養生出發。人的體質共分九種，分別為平和質、氣虛質、陽虛質、陰虛質、特稟質、氣鬱質、血瘀質、痰濕質、濕熱質。我們可以嘗試在這些看似複雜的體質中理出端倪，學會去認清自己的體質，從而更好地調理自身，完善自我。

從五臟養生出發。身體器官與我們的精神、健康都是離不開的，心、肝、脾、肺、腎皆可生化和儲藏我們的精、氣、血、津液和神，主導人體精、氣、神的運轉。懂得如何調理五臟，才是長壽健康的根源。

希望通過這系列書籍，讀者能夠對如何在日常生活中進行自我調理有更多的認識和掌握，學會如何更好地生活與保健，以使工作、家庭生活更美滿，也使自己的身心更健康。

第一篇 春季養生自調隨身查

春天在冬天之後到來，冬天屬陰，春天屬陽，也可以說，春天是從陰到陽的過渡階段，是陽氣開始生發的時候。到了春天，萬物復甦，百花齊放，謂之發陳，是推陳出新、生命萌發的時節。此時，天地自然都富有生氣，萬物顯得欣欣向榮。因此，春天最大的一個特徵就是「生」。春季，人體陽氣順應自然，向上向外疏發，因此要注意保衛體內的陽氣，凡有損陽氣的情況都應避免。此外，春季養生還應遵循養陽防風的原則。

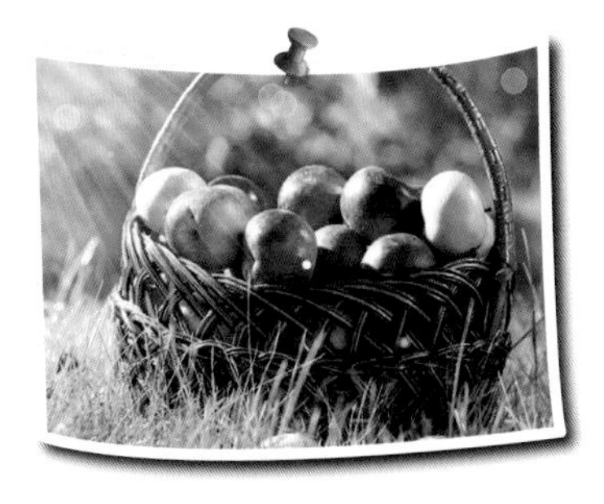

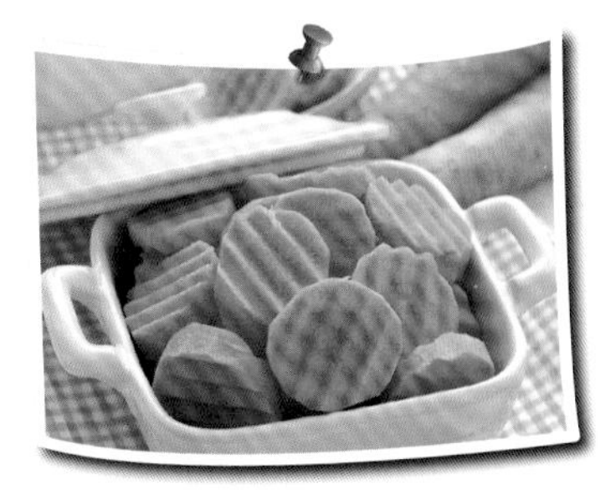

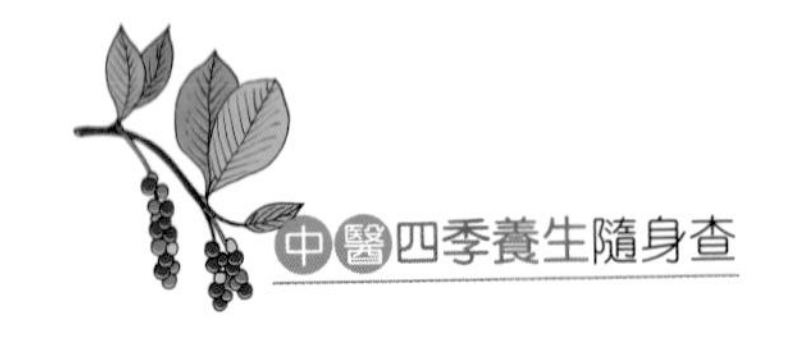

《黃帝內經》中的春季養生常識速查

從立春開始，就進入了春季。春三月是指立春、雨水、驚蟄、春分、清明、穀雨六個節氣。春天在冬天之後到來，是從陰到陽的過渡階段，陽氣開始發動。春季養生，除需要瞭解季節對人體的影響、重點調養的臟器外，還需關注生活起居、運動、精神等方面。

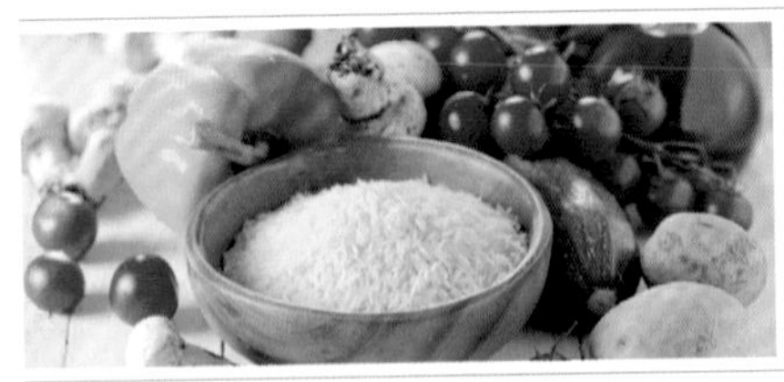

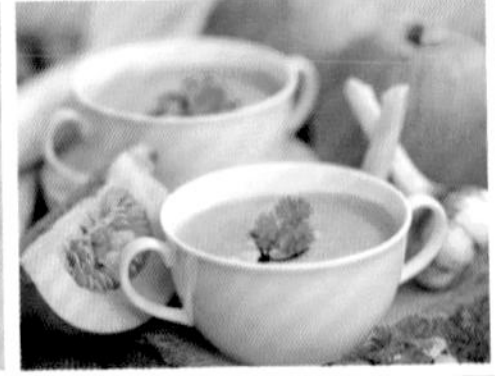

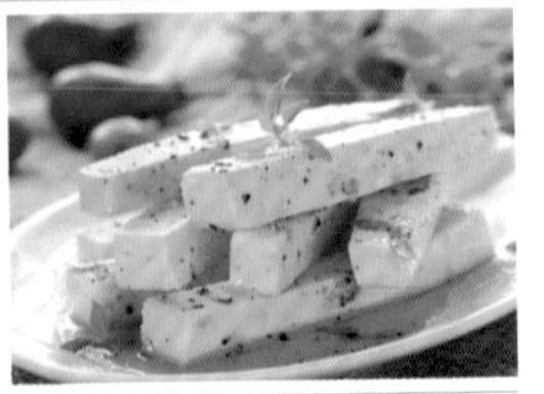

春季氣候特點對人體的影響

春天，人的活動量日漸增加，血液循環因而相應增強，人體的皮膚腠理由緻密開始變得疏鬆，體內的陽氣開始向外宣發，氣血漸漸趨向於體表，脈象也由冬天的沉脈漸漸變成浮或弦。但春季氣候多變，氣溫時高時低，暖和時，人體氣血趨於體表；寒冷時，又流回內臟，因此，氣血運行的波動較大，人體要適應這種寒暖的變化，需要陰陽經常處於不穩定的狀態，如果調適不當，是很容易生病的。

春季養生重點在護肝

春天萬物復甦、萬象更新，是大自然推陳出新的時期，人體生理功能新陳代謝也是最活躍的時期。春天在五行中屬木，而人體的五臟之中肝也是屬木，因而春氣通肝。在春天，肝氣旺盛而升發，中醫認為，春天是肝旺之時，趁勢養肝可避免暑期的陰虛，而過於補肝又會導致肝火過旺。春季養肝應該多吃涼性食品，像粥類、茶類、水果等都很不錯。

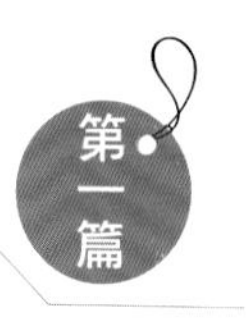

春季生活起居調養

立春時節，順應陽氣生發的特點，在起居方面也要相應改變。做到適當的早睡早起，早晨起床後做一些輕柔舒緩的運動項目。

俗語有云:「春捂秋凍」、「春季不可薄衣」，此時做好「春捂」是順應春天陽氣升發的養生需要，也是一種預防疾病的自我保健良法。由於冬天怕冷，穿戴衣帽較多，人們對外界天氣變化的適應能力下降，尤其是老人、嬰幼兒及體弱多病者更難以適應，因此在早春時節要保暖，衣服不可頓減，注意防風禦寒，養陽斂陰，老人、嬰幼兒及體弱多病者尤其應注意腳部、背部保暖。

春季精神調養

立春時節，大地回春，萬物更新，人們的精神調攝也要順應春季自然界蓬勃向上的生機，做到心胸開闊，情緒樂觀，熱愛生活，關心他人，廣施博愛，善濟仁慈，戒怒戒躁，保持精神愉悅，順應春季肝氣升發的特性，使氣血和暢。

春季運動調養

在運動調養方面，也要順應春天「升發」的特點，多做一些伸展的運動。宜在柔和的晨光下，在庭院、公園、林蔭道等地方運動，可選擇騎自行車、散步、慢跑、快步走等，也可多做一些如體操等的伸展運動，或練習五行拳、八段錦、太極拳等，既可舒緩形體、強身健體、提高免疫力，又可調理氣血，同時，在優美的環境中運動還可達到心胸開闊、心情愉快的效果。

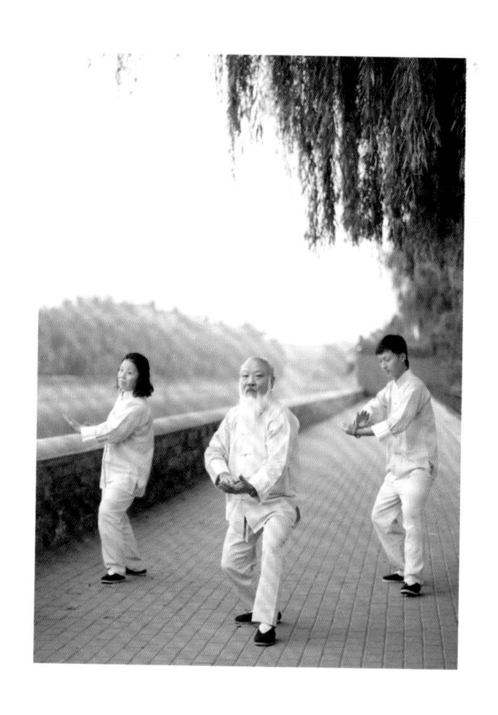

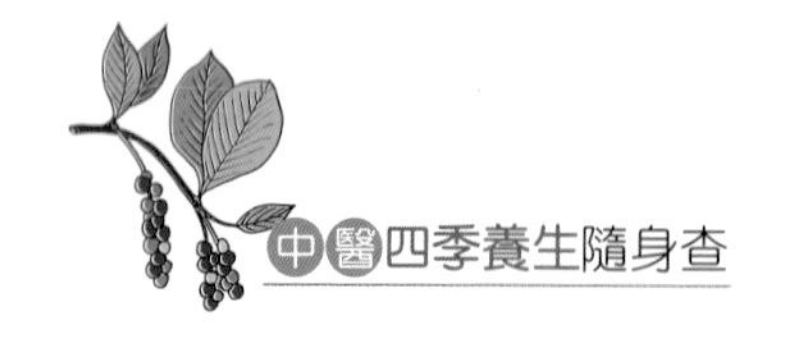

春季飲食養生原則速查

春季，是人體生理功能和新陳代謝最活躍的時期，早春氣候變化大，人體為了能適應春季的特點，需要攝入更多的營養食物。同時，飲食是人們健康、長壽的重要元素，所以一定要重視春季飲食養生原則。

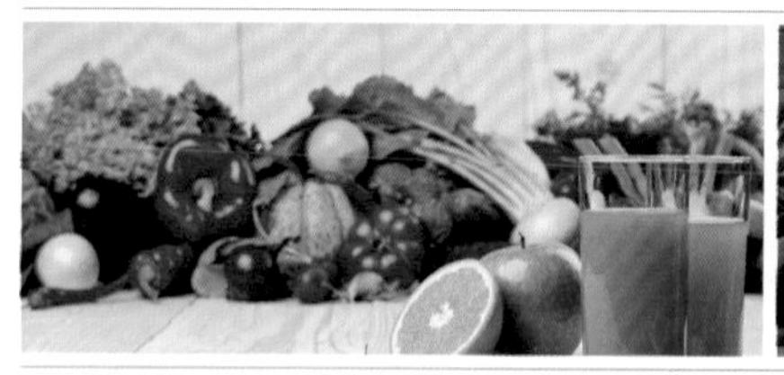
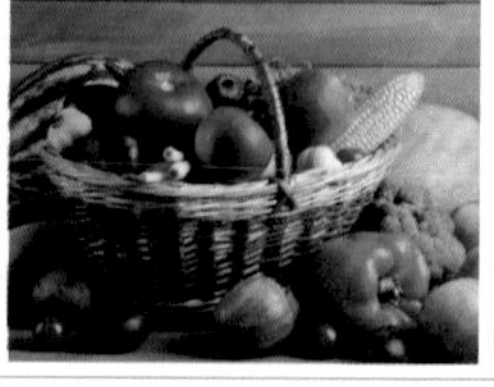
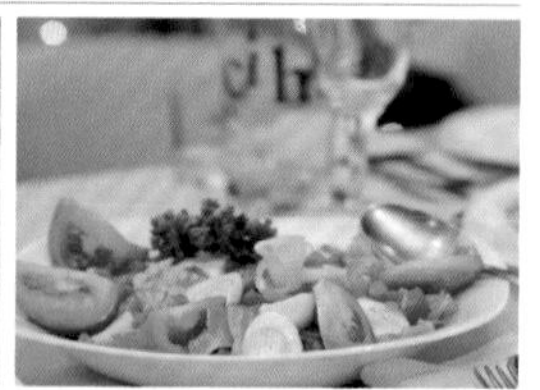

攝取足量的礦物質和維生素

春天，細菌、病毒等微生物開始復發，活力加強，易侵犯人體而致病，如口角炎、舌炎、夜盲症和某些皮膚病等，所以，在飲食上應適當增加果蔬比重。

小白菜、油菜、蕃茄等新鮮蔬菜，柑橘、檸檬等水果富含維生素C，具有抗病毒的作用；胡蘿蔔、莧菜等黃綠色蔬菜富含維生素A，具有保護和增強上呼吸道黏膜和呼吸器官上皮細胞的功能；芝麻富含維生素E，能提高人體免疫功能。

飲食上可適量少甘增酸

春季裡，肝的疏泄功能正處於最旺盛的時節，所以我們就要吃一些能抑制肝氣生發的食物，比如一些酸味食品，它有收斂收攝的作用，對抑制肝氣有著很好的作用。但如果是肝陰虛的人，就要少食酸味類的食品，預防肝氣過盛。

春季還宜吃性味平和的食物，如紅棗，不僅可以健脾和胃，還有滋陰補血的功效；山藥也是春季飲食養生佳品，它有著健脾益氣、補腎固精之作用。

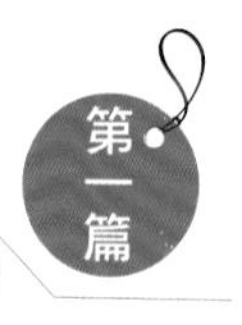

多食溫補陽氣的食物能養肝

中醫認為，保持身心健康，要順應四季的特點，遵循「春夏養陽，秋冬養陰」等養生原則。四季之中，春季屬「木」，而人體的五臟之中肝也屬「木」，春氣通於肝，因此，春季要特別注重養肝。根據「春夏養陽」的原則，春天飲食應多吃些溫補陽氣的食物，如性溫的韭菜、蔥、蒜、生薑、黃豆、蠶豆、胡蘿蔔、油菜、菠菜、香菜、牛肉、羊肉、雞肉、蝦肉等，既能補充人體陽氣，又能增強肝臟和脾胃的功能。在口味上，宜多甜少酸，大棗、山藥最宜在春季食用。

飲食宜清淡少鹽

春季是肝火最旺的時期，因為整個冬天人們缺少運動，在冬季是進補的好季節，很多人都相對吃得比較多，所以到了春季，養生要特別注重養肝、護肝。肝火旺的話會影響脾，也會導致脾胃虛弱病症的出現，所以春季飲食適宜選擇性溫之品，少食酸澀食品，宜選用清淡可口、少鹽的食物。

多吃蔬菜和水果

春季是口腔炎和皮膚病高發的季節，這些都是因為B族維生素等微量元素攝取不足而導致營養失調所引起的疾病。因此，在春季要多吃一些當季、無污染的蔬菜水果，反季節的食物儘量少食或者不吃。含豐富維生素的水果可增強人體的抵抗力，春季又是屬於梅雨季節，天氣多變，易誘發感冒，多吃些水果可強身健體，提高免疫力，如香蕉、草莓、蘋果、櫻桃、奇異果等。

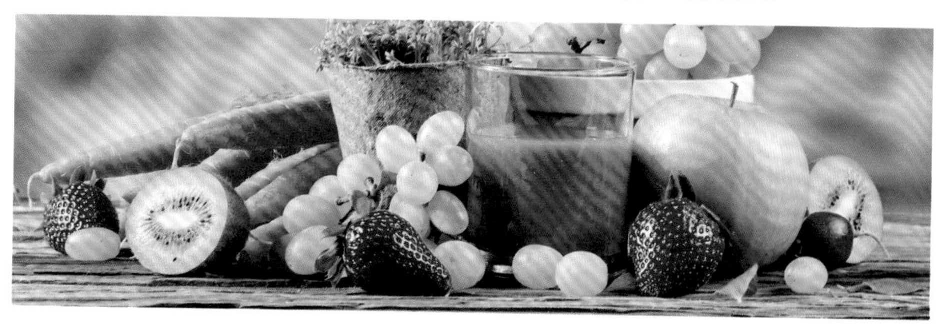

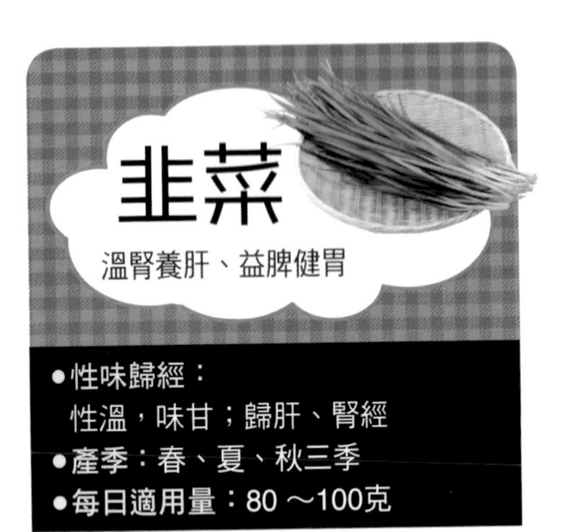

韭菜

溫腎養肝、益脾健胃

- 性味歸經：
  性溫，味甘；歸肝、腎經
- 產季：春、夏、秋三季
- 每日適用量：80 ～100克

韭菜具有溫腎助陽、益脾健胃、行氣理血的功效。春季食用韭菜可養肝，同時韭菜中的含硫化合物能降血脂，擴張血脈，適合心腦血管和高血壓患者食用。韭菜不宜與牛奶同食，否則會影響鈣的吸收。

春季養生搭配

韭菜+青椒

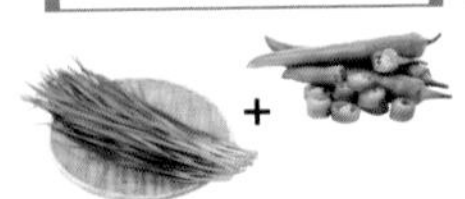

清炒食用

能補充多種維生素，增強體質，適合春季體虛多汗、倦怠患者食用。

韭菜+雞蛋

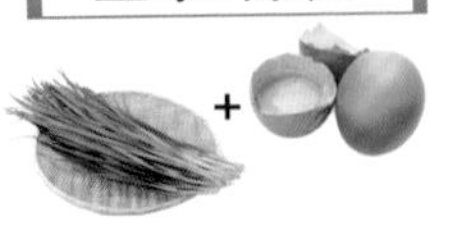

清炒食用

二者搭配能溫陽補氣、滋補肝腎，增強免疫力，對春季感冒有預防作用。

胡蘿蔔

清肝明目、健脾和胃

- 性味歸經：
  性平，味甘；歸心、脾經
- 產季：秋季
- 每日適用量：200~300克

胡蘿蔔有健脾和胃、補肝明目、清熱解毒、降氣止咳的功效。適合春季食用，胡蘿蔔中的木質素能提高機體免疫機制，增強身體抵抗力，還有強心降壓的作用。胡蘿蔔不宜與柑橘、紅棗、桃子同食，會降低營養。

春季養生搭配

胡蘿蔔+豆芽

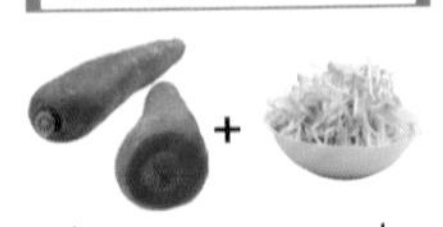

清炒食用

能補充多種維生素，增強體質，補肝明目，能預防春困，緩解眼睛不適。

胡蘿蔔+香菜

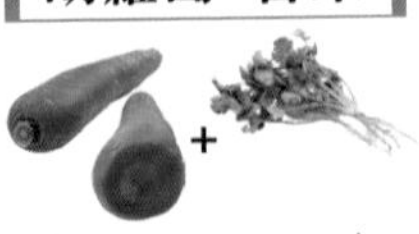

涼拌食用

二者搭配食用能通便，增強免疫力，對春季發汗、便秘有一定的食療作用。

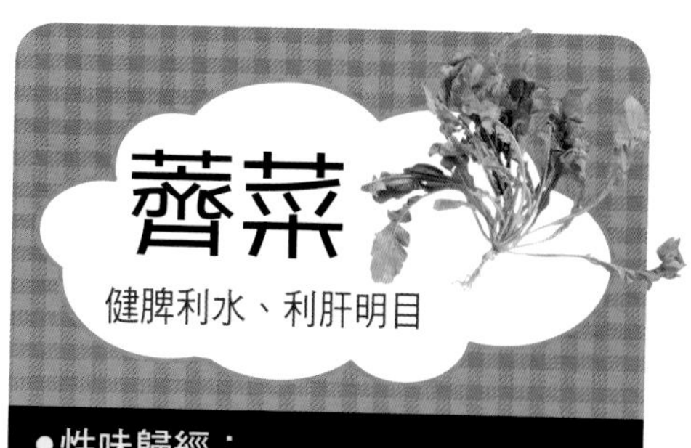

薺菜

健脾利水、利肝明目

- 性味歸經：
  性涼，味甘、淡；歸肝、胃經
- 產季：春、夏、秋三季
- 每日適用量：100~150克

薺菜有健脾利水、止血解毒、降壓明目、預防凍傷的功效，對糖尿病、白內障有食療作用，還可增強大腸蠕動，促進排便。春季因過多食用溫熱性食物而導致上火者，可適當食用薺菜。

春季養生搭配

薺菜+粳米

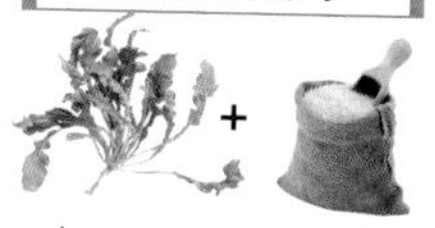

煮粥食用

二者搭配食用能健脾養胃、降壓明目，能調理春季脾胃不適等症狀。

薺菜+馬齒莧

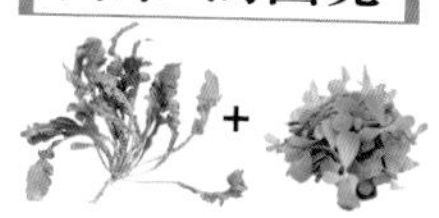

清炒食用

二者搭配食用能清熱涼血、解毒消腫，對春季皮膚過敏有一定的調理功效。

芹菜

清熱解毒、善去肝火

- 性味歸經：
  性涼，味甘、辛；歸肺、胃經
- 產季：春、秋、冬三季
- 每日適用量：150~200克

芹菜具有清熱除煩、平肝降壓、利水消腫、涼血止血的作用，春季雨水較多，「邪濕」較重，芹菜利水化濕，非常適合春季食用。芹菜不宜與黃瓜同食，會破壞維生素C；不宜與南瓜同食，會引起腹脹、腹瀉。

春季養生搭配

芹菜+苦瓜

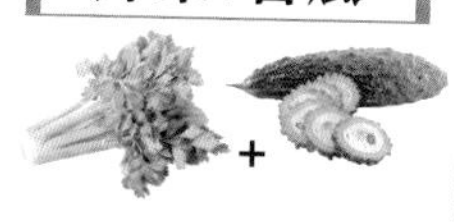

清炒食用

二者搭配食用有降低血壓的作用，能預防春季容易突發的高血壓症。

芹菜+黑木耳

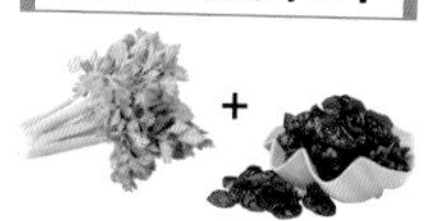

清炒食用

二者搭配食用能涼血止血、滋陰清熱，對春季皮膚病有一定的調理作用。

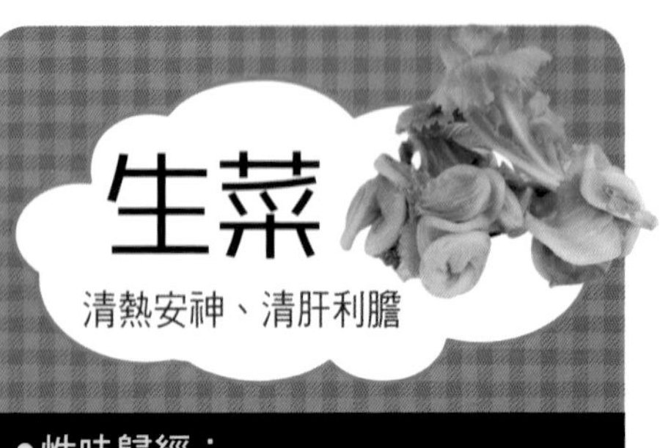

生菜

清熱安神、清肝利膽

- 性味歸經：
  性涼，味甘；歸心、肝、胃經
- 產季：春、冬兩季
- 每日適用量：200~250克

生菜具有清熱安神、清肝利膽、養胃生津、降壓降脂的功效。春季常食，能保護肝臟、減肥，有利於女性保持苗條的身材。生菜不宜與醋同食，會破壞營養物質，此外，尿頻、胃寒者也不宜食用生菜。

春季養生搭配

生菜+大蒜

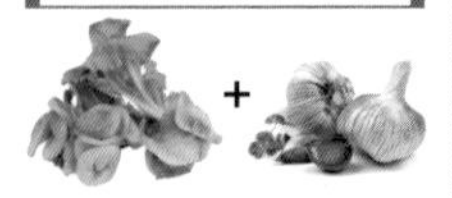

清炒食用

二者搭配食用可消炎、增強免疫力，對春季免疫力低下等症有食療作用。

生菜+黃瓜

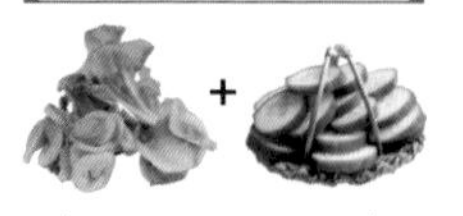

清炒食用

二者搭配食用可清熱解毒、滋陰涼血，對高血脂、高血壓等症有食療作用。

扁豆

健脾和中、除濕止瀉

- 性味歸經：
  性平，味甘；歸脾、胃經
- 產季：春季
- 每日適用量：150~200克

扁豆能健脾和中、消暑清熱、解毒消腫，扁豆屬高鉀低鈉食物，常食有利於保護心腦血管，調節血壓。春季濕邪較盛，扁豆能健脾化濕，適合春季食用。扁豆不宜與橘子同食，可導致高鉀血症。

春季養生搭配

扁豆+赤小豆

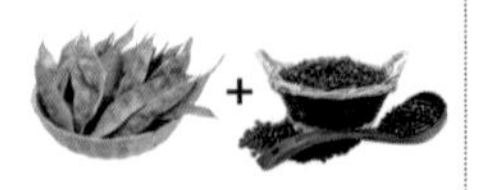

煮湯食用

二者搭配食用能解毒消腫、利水滲濕，對春季水腫、小便不利等症有療效。

扁豆+山藥

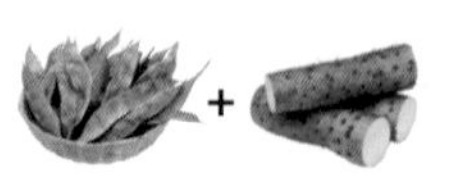

煮粥食用

二者搭配食用能健脾養胃、滋陰補腎，對春季脾胃虛弱有療效。

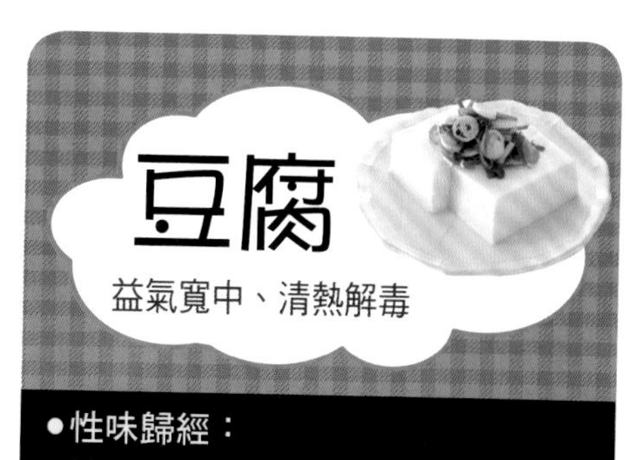

豆腐

益氣寬中、清熱解毒

- 性味歸經：
  性涼，味甘；歸脾、大腸經
- 產季：一年四季
- 每日適用量：200~250克

豆腐能益氣寬中、生津潤燥、清熱解毒，富含大豆卵磷脂，有益於大腦的發育，此外，豆腐所含的豆固醇還能抑制膽固醇的攝入。春季乾燥，豆腐能生津潤燥，又兼具清熱功效，非常適合春季食用。

春季養生搭配

豆腐+生薑

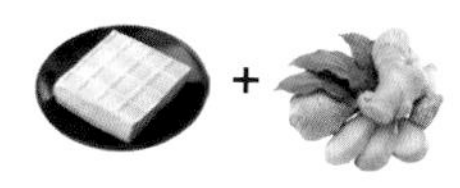

燉湯服用

能潤肺止咳、生津潤燥，可改善春季肺部不適之痰多咳嗽、氣喘口乾等。

豆腐+草菇

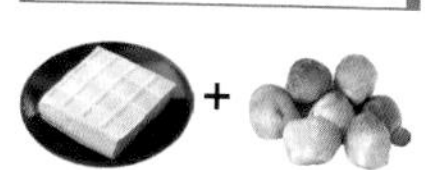

燉湯服用

能健脾補虛，增進食欲，對春季食欲不振等症狀有一定的調理作用。

蕃茄

清熱止渴、養陰涼血

- 性味歸經：
  性涼、味甘、酸；歸肺、肝經
- 產季：夏、秋兩季
- 每日適用量：200~300克

蕃茄具有生津止渴、健胃消食、清熱解毒、涼血平肝的功效，對發熱煩渴、口乾舌燥、牙齦出血有較好的食療效果，還能預防心血管疾病。蕃茄能補血養血，符合春季養生養血的原則，適合春季食用。

春季養生搭配

蕃茄+西瓜

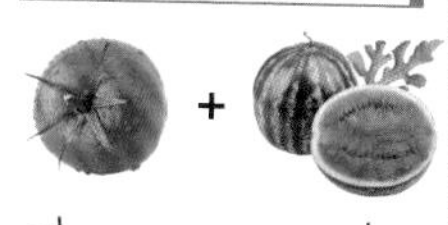

榨汁飲用

二者搭配食用可清熱解毒、生津止渴，可預防春季易發的流行性感冒。

蕃茄+馬鈴薯

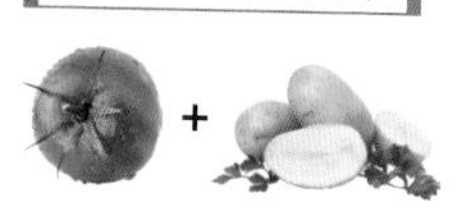

榨汁飲用

二者搭配食用可消炎止痛，對春季易發的口腔潰瘍、牙齦出血有食療作用。

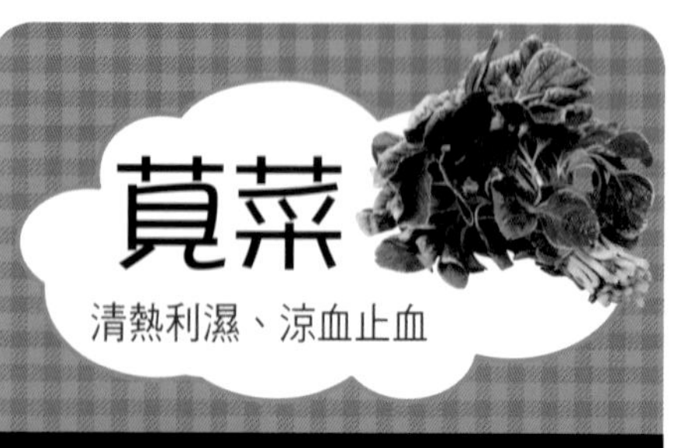

莧菜

清熱利濕、涼血止血

- 性味歸經：
  性涼，味微甘；歸肺、大腸經
- 產季：春、夏兩季
- 每日適用量：150~200克

莧菜具有清熱利濕、涼血止血、止痢的功效。主治赤白痢疾、二便不通、目赤咽痛、鼻衄等病症，非常適合春天食用。莧菜不宜與菠菜同食，會降低營養價值；不宜與牛奶同食，會影響鈣的吸收。

春季養生搭配

莧菜+豬腸

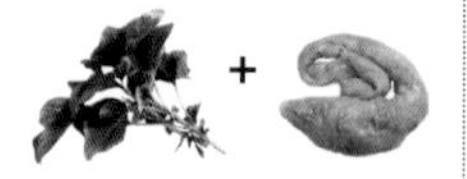

煮湯食用

可清熱解毒、涼血止痢，對於春季多發的痢疾、急性腸炎等症有療效。

莧菜+新鮮枸杞葉

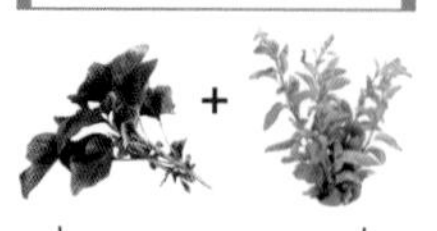

清炒食用

二者搭配食用可清肝明目、清熱解毒，可緩解目赤腫痛、結膜炎等症。

竹筍

清熱除煩、益氣和胃

- 性味歸經：
  性微寒、味甘；歸胃、大腸經
- 產季：春季
- 每日適用量：100~200克

竹筍具有化痰下氣、清熱除煩、益氣和胃等功效。食用竹筍不僅能促進腸道蠕動，幫助消化，去積食，防便秘，並有預防大腸癌的功效。春季氣候乾燥，容易引起痰多咳嗽，宜經常食用竹筍。

春季養生搭配

竹筍+萵筍

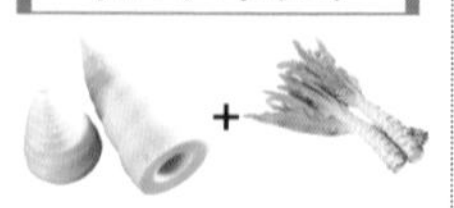

清炒食用

二者搭配食用能化痰下氣、清熱除煩，可用於治療春季多發的肺熱痰火。

竹筍+豬腰

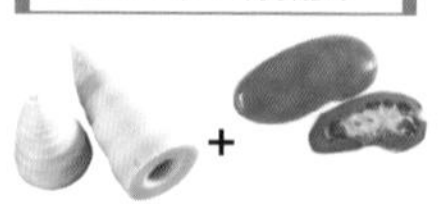

清炒食用

二者搭配食用能補腎利尿、益氣和胃，對於腎虛、小便不利有食療作用。

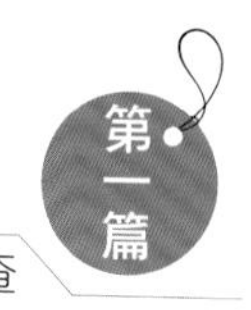

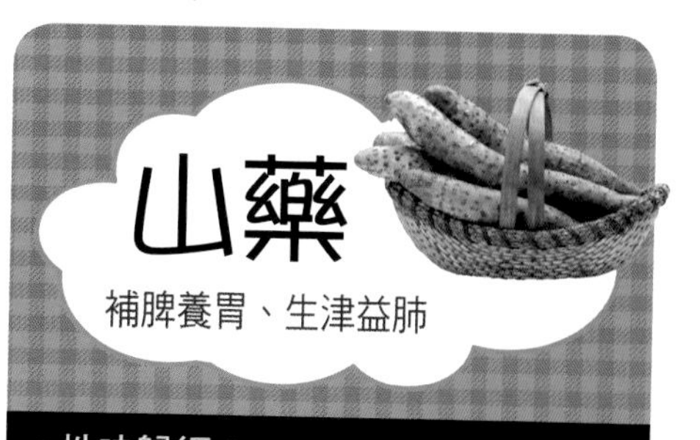

山藥

補脾養胃、生津益肺

- 性味歸經：
  性平、味甘；歸肺、脾、腎經
- 產季：秋、冬兩季
- 每日適用量：100~200克

山藥具有補脾養胃、生津益肺、補腎澀精的功效，可用於脾虛食少、久瀉不止、肺虛喘咳、腎虛遺精、帶下、尿頻、虛熱消渴等常見病症的治療。春季宜食甜味，山藥味甘，補脾健胃，非常適合春季食用。

春季養生搭配

山藥+玉米

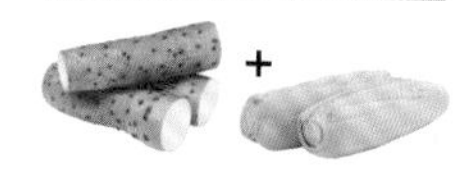

燉湯食用

二者搭配食用能補脾養胃，增強人體免疫力，對於春季突發感冒有防禦作用。

山藥+扁豆

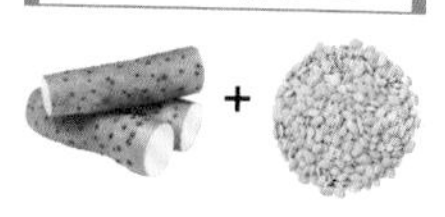

燉湯食用

二者搭配食用能增強免疫、除濕止瀉，對春季感冒、痛風等症有一定的調理作用。

馬蹄

清熱解毒、涼血生津

- 性味歸經：
  性微涼，味甘；歸肺、大腸經
- 產季：春、夏、秋三季
- 每日適用量：200~300克

馬蹄具有清熱解毒、涼血生津、利尿通便、化濕祛痰、消食除脹的功效，對黃疸、痢疾、小兒麻痹、便秘等疾病有食療作用。春季氣候乾燥，人容易陰虛火旺，馬蹄清熱瀉火，非常適合春季食用。

春季養生搭配

馬蹄+香菇

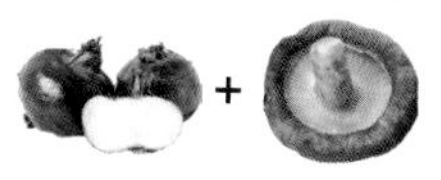

清炒食用

二者搭配食用能清熱解毒、增強免疫力，適用於春季體虛、食欲不振等症。

馬蹄+核桃

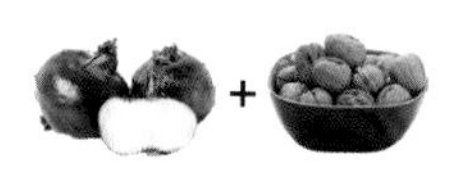

燉湯食用

二者搭配食用能潤肺止咳、清熱解毒，對春季肺熱咳嗽症狀有食療作用。

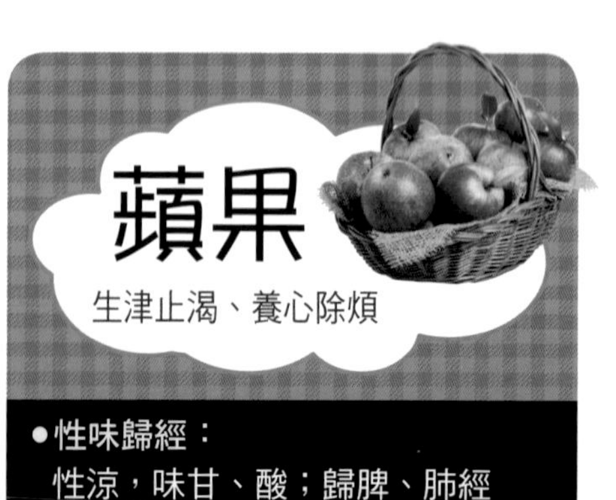

蘋果

生津止渴、養心除煩

- 性味歸經：
  性涼，味甘、酸；歸脾、肺經
- 產季：秋季
- 每日適用量：200~300克

蘋果具有潤肺、健胃、生津、止渴、止瀉、消食、順氣、醒酒的功能。蘋果含有大量的纖維素，常吃可使腸道內膽固醇減少，縮短排便時間。蘋果不宜與胡蘿蔔、白蘿蔔同食，會降低營養價值。

春季養生搭配

蘋果+銀耳

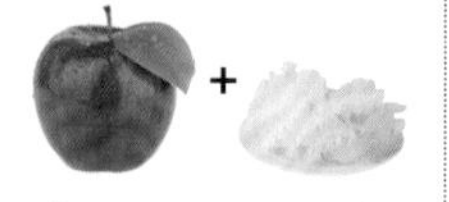

燉湯食用

潤腸通便、潤肺止咳，對於春季肺熱咳嗽症狀有一定的食療作用。

蘋果+洋蔥

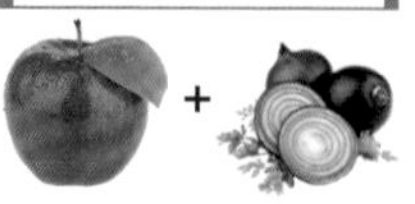

燉湯食用

二者搭配食用具有生津止渴、保護心臟的作用，適用於春季皮膚乾燥、心煩症。

枇杷

清肺和胃、降氣化痰

- 性味歸經：
  性涼、味苦；歸肺、胃經
- 產季：春季
- 每日適用量：100~150克

枇杷具有清肺和胃、降氣化痰的功效，主治肺熱咳痰、咯血、衄血、胃熱嘔噦。適合春季冷暖交替時節經常食用，對因風熱引起的肺炎、支氣管炎、咽炎、鼻出血有很好的療效。

春季養生搭配

枇杷+銀耳

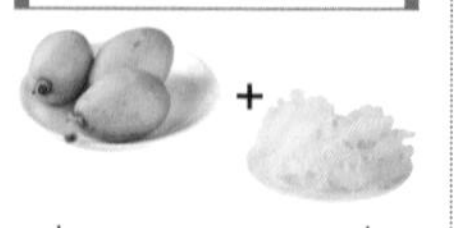

燉湯食用

潤肺止咳、生津止渴，對春季皮膚乾燥、咳嗽不止，有食療調理作用。

枇杷+蜂蜜

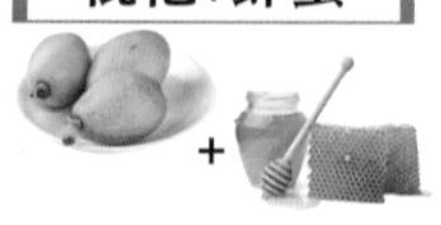

榨汁食用

二者搭配食用可化痰止咳，增強免疫力，適合春季容易感冒者。

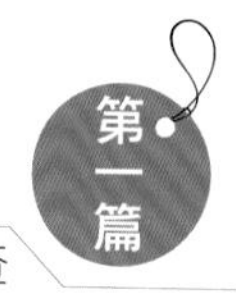

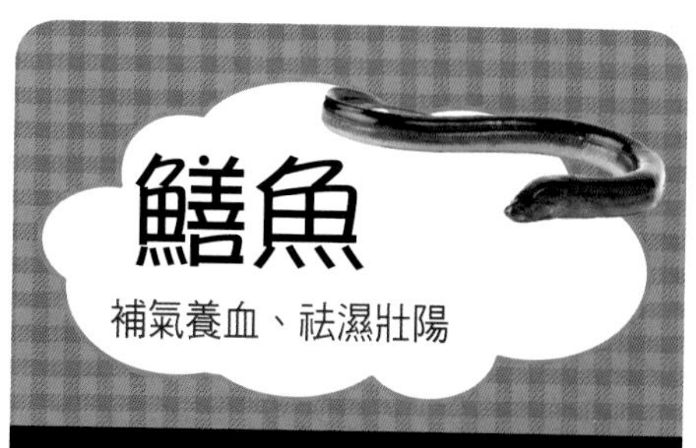

鱔魚

補氣養血、祛濕壯陽

- 性味歸經：
  性溫，味甘；歸肝、脾、腎經
- 產季：春、冬兩季
- 每日適用量：100~250克

鱔魚具有補氣養血、去風濕、強筋骨、壯陽等功效，春季養生宜養血，鱔魚補氣養血，非常適合春季食用。鱔魚不宜與南瓜、葡萄、黃瓜同食，否則會影響營養的吸收。

春季養生搭配

鱔魚+韭菜

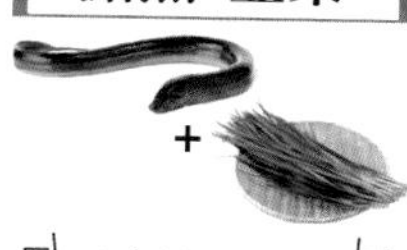

清炒食用

補氣養血、益氣壯陽，對春季免疫力低下、腎虛等症，有一定的食療作用。

鱔魚+青椒

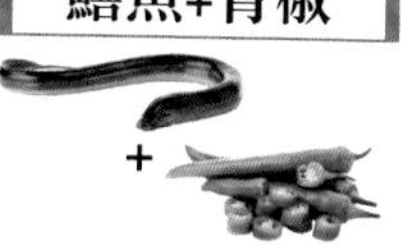

清炒食用

二者搭配食用能補充多種維生素，適合體質虛弱、高血糖者食用。

豬肝

補肝明目、養血益氣

- 性味歸經：
  性溫、味甘、苦；歸肝經
- 產季：一年四季
- 每日適用量：50~100克

豬肝含有一般肉類食品中缺乏的維生素C和微量元素硒，能增強人體免疫力、抗氧化、防衰老，並能抑制腫瘤細胞的產生。常食豬肝可預防眼睛乾澀、疲勞，還可調節和改善貧血患者造血系統的生理功能。

春季養生搭配

豬肝+腐竹

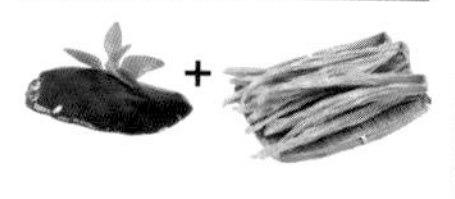

清炒食用

增強人體免疫力，對於春季免疫力低下、疲乏無力有一定的食療作用。

豬肝+菠菜

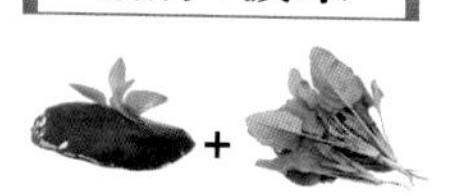

煮湯食用

二者搭配食用能補血養血、益氣明目，可有效改善春季貧血症狀。

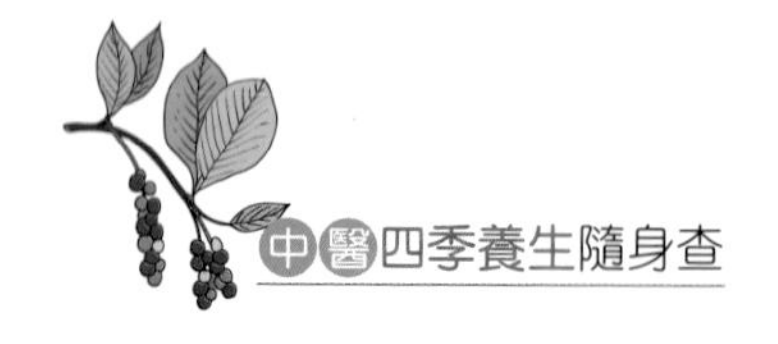

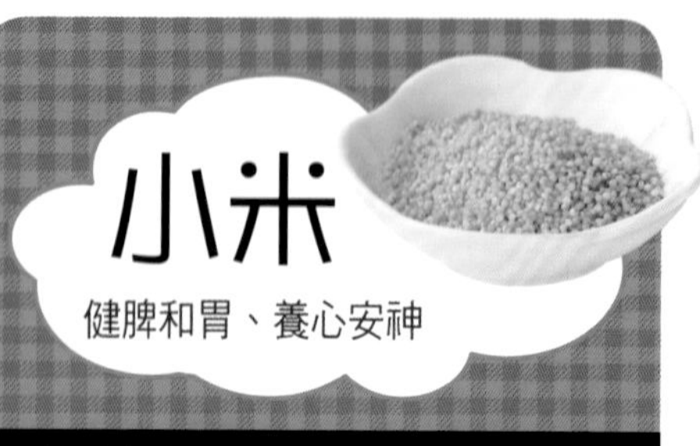

小米

健脾和胃、養心安神

- 性味歸經：
  性涼，味甘、鹹；歸脾、腎經
- 產季：秋季
- 每日適用量：50~100克

小米具有健脾、和胃、安眠等功效，富含碳水化合物，對緩解精神壓力、緊張、乏力等有很大的作用。春季濕氣較重，易傷脾胃，小米調脾養胃，適合春季食用。小米不宜與杏仁同食，會使人嘔吐、泄瀉。

春季養生搭配

小米+紅糖

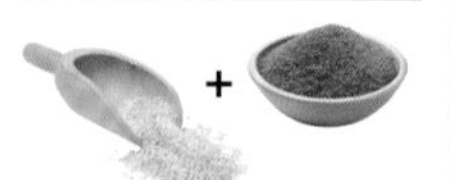

煮粥食用

健脾和胃、補虛補血，對春季脾胃不和、貧血、乏力體虛等症有食療作用。

小米+黃豆

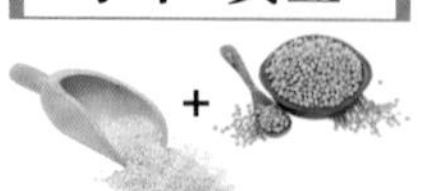

煮粥食用

二者搭配食用可益氣寬中、養心安神，適用於失眠多夢、乏力等症狀。

桂圓

養血安神、補心養肝

- 性味歸經：
  性溫、味甘；歸心、脾經
- 產季：夏季
- 每日適用量：50~80克

桂圓具有補益心脾、養血寧神、健脾止瀉、利尿消腫等功效，能增進紅血球及血紅蛋白活性、升高血小板、改善毛細血管脆性、降低血脂、增加冠狀動脈血流量的作用，對心血管疾病有防治作用。

春季養生搭配

桂圓+蓮子

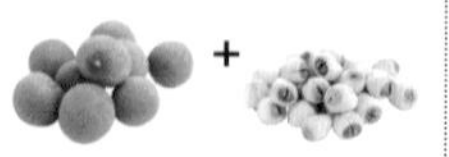

煮粥食用

具有養心安神、補益心脾的功效，對春季突發心臟病有不錯的食療作用。

桂圓+人參

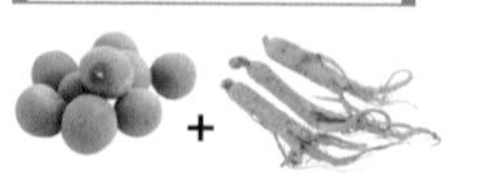

燉湯食用

二者搭配食用可補氣養血，增強免疫，對春季感冒等症有一定的調理作用。

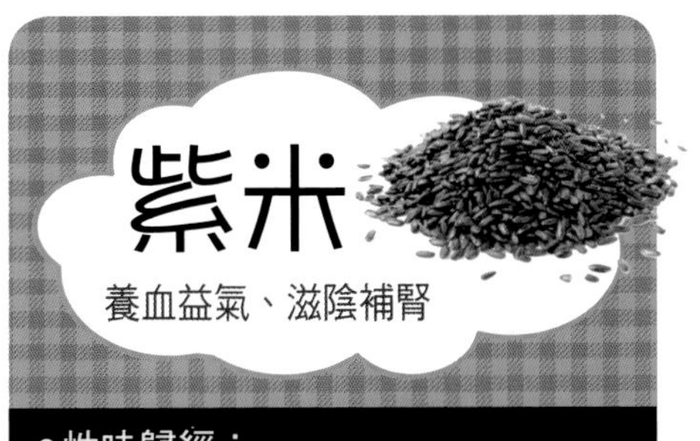

紫米

養血益氣、滋陰補腎

- 性味歸經：
  性溫、味甘；歸脾、胃、肺經
- 產季：夏、秋兩季
- 每日適用量：50~80克

紫米具有補血益氣、滋陰補腎、暖脾養肝、解鬱安神的功效，對氣血虧虛、脾胃虛弱、失眠心悸、潮熱盜汗的患者有一定的食療作用。春季藥膳宜補氣養血，紫米補血益氣，適合春季食用。

春季養生搭配

紫米+紅棗

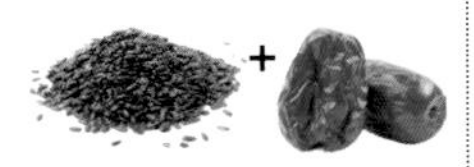

煮粥食用

二者搭配食用能補血養血、益氣補虛，對於春季貧血、體虛等症狀有不錯的療效。

紫米+蓮子

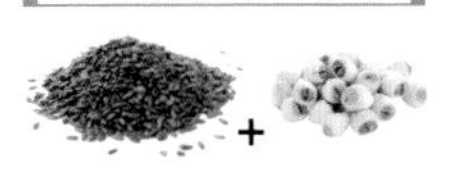

煮粥食用

二者搭配食用能養心安神、養血益氣，有助於改善睡眠，緩解失眠症狀。

紅棗

養肝補血、益氣生津

- 性味歸經：
  性溫、味甘；歸脾、胃經
- 產季：秋季
- 每日適用量：20~30克

紅棗具有補脾和胃、養肝補血、益氣生津的功效，富含鈣和鐵，對防治骨質疏鬆和貧血有重要作用。春季宜補血，而紅棗滋補氣血，適合春季食用。紅棗不宜與動物肝臟、黃瓜同食，會破壞維生素C。

春季養生搭配

紅棗+雞蛋

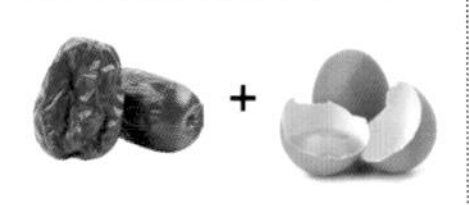

煮湯食用

二者搭配食用能補血養顏、益氣補虛，對春季體虛、免疫力低下等症有食補作用。

紅棗+黑木耳

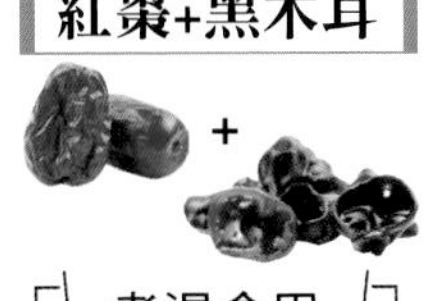

煮湯食用

二者搭配食用能補血養血、滋陰涼血，對女性貧血有不錯的食療作用。

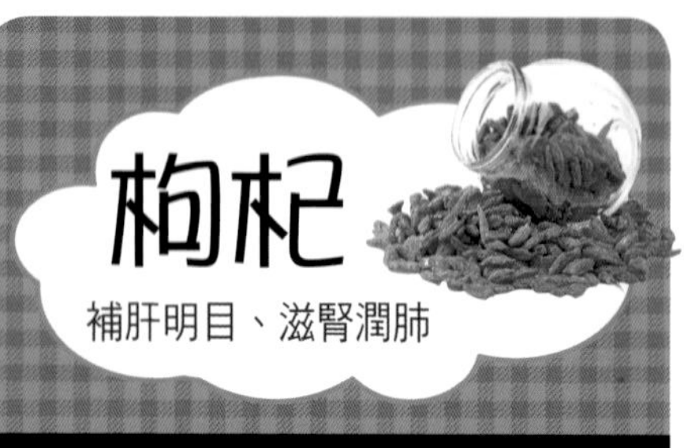

枸杞

補肝明目、滋腎潤肺

- 性味歸經：
  性平、味甘；歸肝、腎經
- 產季：夏、秋兩季
- 每日適用量：10~20克

枸杞具有滋腎潤肺、補肝明目的功效。對肝腎陰虧、腰膝酸軟、頭暈目眩、目昏多淚、虛勞咳嗽、消渴、遺精等症狀有很好的改善作用。春季以養肝為先，枸杞補肝明目，是非常適合春季滋陰補氣的藥材。

春季養生搭配

枸杞+菊花

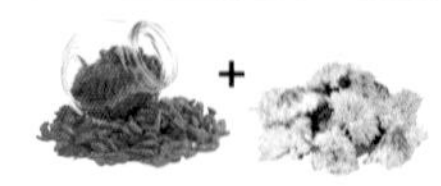

泡茶飲用

二者搭配食用可清熱解毒、消腫明目，對春季目赤腫痛有一定的調理功效。

枸杞+苦瓜

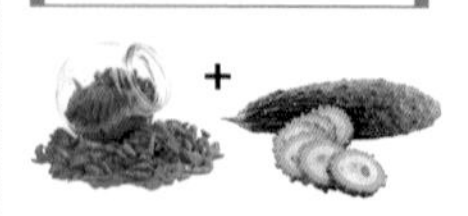

清炒食用

消炎抗菌、補肝降壓，對於高血壓、免疫力低下等症，有一定的食療作用。

決明子

瀉火除煩、清肝明目

- 性味歸經：
  性涼，味甘、苦；歸肝、腎經
- 產季：秋季
- 每日適用量：5~15克

決明子可瀉火除煩、清肝明目、利水通便、降低血壓、抗菌消炎。主治風熱赤眼、青盲、高血壓症、肝炎、肝硬化、腹水、習慣性便秘等病症。決明子能瀉火除煩、清肝明目，尤其適合春季養肝。

春季養生搭配

決明子+菊花

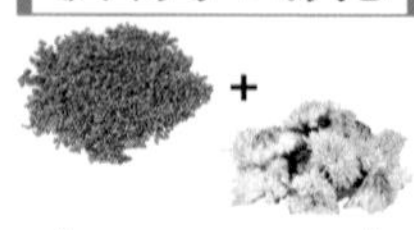

煎汁飲用

二者搭配食用可清肝明目、利水通便，對春季目赤腫脹有一定的調理功效。

決明子+玉米鬚

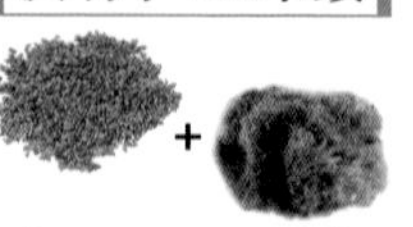

煎汁飲用

降壓利尿、清肝補腎，對春季引發的高血壓、小便不利等症有不錯的療效。

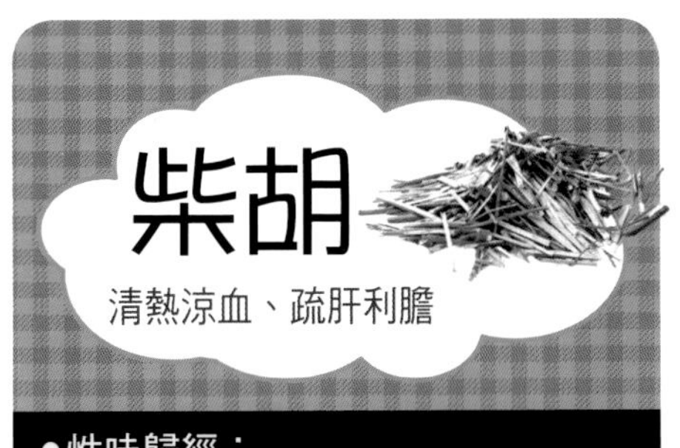

- 性味歸經：
  性涼，味苦、辛；歸肝、膽經
- 產季：秋季
- 每日適用量：8~10克

柴胡具有疏肝解鬱、升舉陽氣、透表泄熱的功效。主治感冒發熱、寒熱往來、肝鬱氣滯、羸瘦脫肛、子宮脫落、月經不調。春季養生以生發陽氣為主，柴胡作為升舉陽氣、疏肝利膽的良藥，非常適合春季服用。

春季養生搭配

柴胡+豬肚

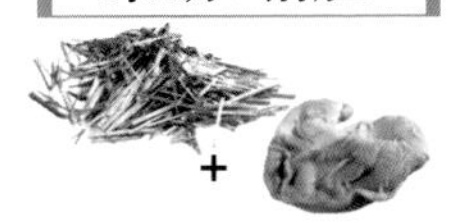

燉湯飲用

二者搭配食用可清熱涼血、透表泄熱，可有效治療老年人久瀉脫肛症狀。

柴胡+鬱金

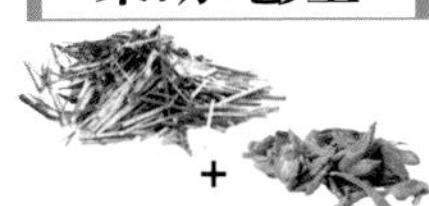

煎汁飲用

二者搭配食用可疏肝利膽、消腫止痛，對於經前乳房脹痛症狀有調理作用。

當歸

補血和血、調經止痛

- 性味歸經：
  性溫，味甘、辛；歸肝、脾經
- 產季：秋季
- 每日適用量：5~8克

當歸具有補血和血、調經止痛、潤燥滑腸的功效。對月經不調、經閉腹痛、症瘕積聚、崩漏、腸燥便秘、跌打損傷等病症有較好的食療作用。春季養肝以養血為主，當歸生血和血，適合作為補血良藥服用。

春季養生搭配

當歸+益母草

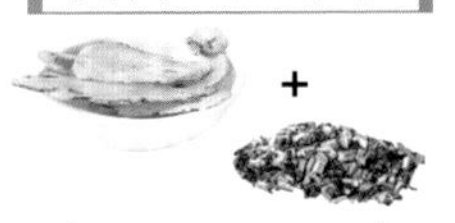

煎汁飲用

二者搭配食用可補血和血、調經止痛，對於女性月經不調有調理作用。

當歸+烏雞

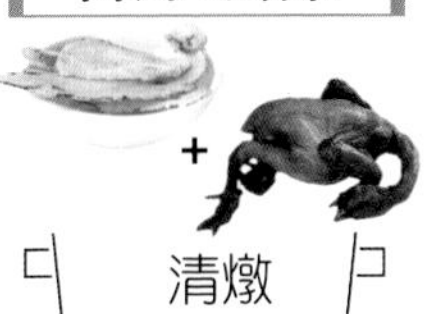

清燉

二者搭配食用可補血養血、益氣補虛，對於春季貧血症狀有一定的調理功效。

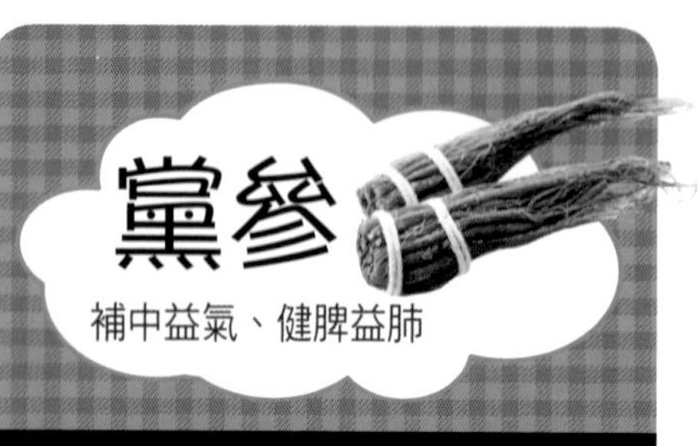

黨參

補中益氣、健脾益肺

- 性味歸經：
  性平，味甘、酸；歸脾、肺經
- 產季：秋季
- 每日適用量：8~12克

黨參具有補中益氣、健脾益肺的功效。對脾肺虛弱、氣短心悸、食少便溏、虛喘咳嗽、內熱消渴等病症有較好的食療作用。春季養生以肝、脾、肺為宜，黨參健脾益肺，適合春季作為補氣健脾的良藥食用。

春季養生搭配

黨參+杏仁

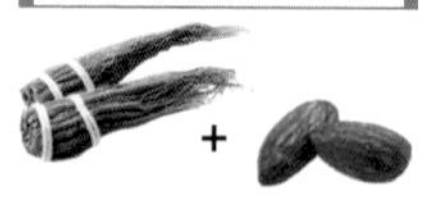

煮湯食用

二者搭配食用可補中益氣、健脾益肺，適用於春季多發的慢性支氣管炎。

黨參+鱧肉

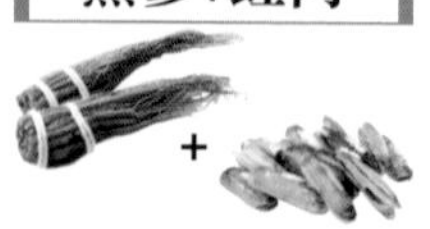

燉湯食用

二者搭配食用可健脾益氣、補虛催乳，有助於乳母催乳，產奶。

茯苓

利水滲濕、寧心安神

- 性味歸經：
  性平，味甘；歸心、肺、脾經
- 產季：夏、秋兩季
- 每日適用量：10~15克

茯苓具有滲濕利水、益脾和胃、寧心安神的功效。春季易生飧瀉，而茯苓健脾化濕，非常適合春季服用。茯苓忌與核桃同食，會削弱茯苓的藥效，茯苓也不能與醋同食，食醋中的有機酸可削弱茯苓的藥效。

春季養生搭配

茯苓+綠豆

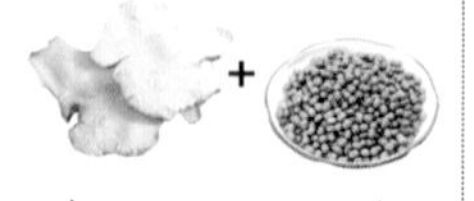

煮湯食用

可利水滲濕、清熱解毒，對於尿路感染引起的小便不利有食療作用。

茯苓+荷葉

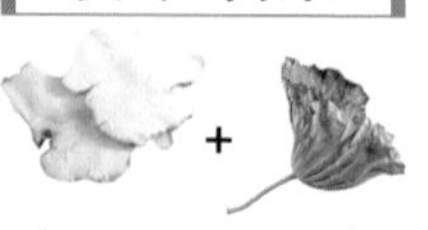

煮汁飲用

可減肥降脂、清熱利水，對於冬末春初的肥胖症狀有良好的調理功效。

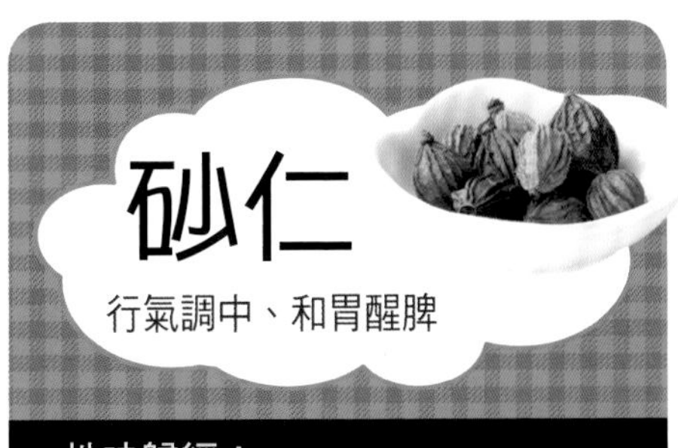

砂仁

行氣調中、和胃醒脾

- 性味歸經：
  性溫，味辛；歸脾、胃、腎經
- 產季：夏、秋兩季
- 每日適用量：10~15克

砂仁具有行氣調中、和胃醒脾、理氣安胎的功效。砂仁所含的揮發油具有促進消化液分泌、增強胃腸蠕動的作用。另外，它還有一定的抑菌作用。春季雨水多，濕氣較重，砂仁化濕健脾，非常適合春季服用。

春季養生搭配

砂仁+厚樸

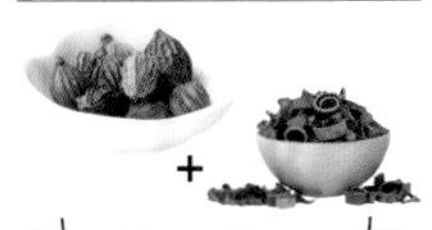

煎水飲用

可消食化積、行氣調中，對於春季腹脹、胸脘脹滿等症有調理作用。

砂仁+鯽魚

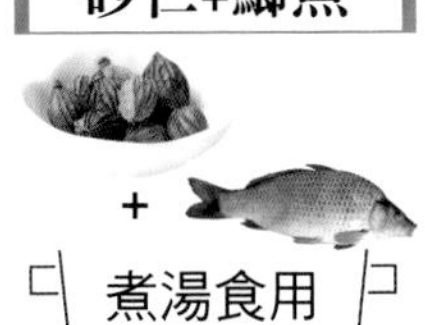

煮湯食用

可健脾和胃、理氣和胃，適用於脾胃虛弱、虛寒氣脹，腹水及水腫等症。

白果

潤肺止咳、益氣利尿

- 性味歸經：
  性平，味甘、苦；歸肺、腎經
- 產季：秋季
- 每日適用量：20~50克

白果具有斂肺氣、定喘嗽、止帶濁、縮小便等功效。春季氣候變化快，且乾燥，易發咳嗽，白果止咳定喘，適合春季作為補脾益肺的良藥服用。白果不宜與鰻魚、草魚這些食物同食，否則會引起身體不適。

春季養生搭配

白果+粳米

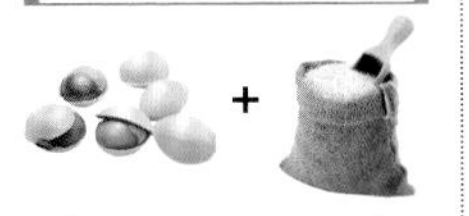

煮粥食用

可益元氣、補五臟、抗衰老，對春季感冒、免疫力低下等症有食療作用。

白果+豬肚

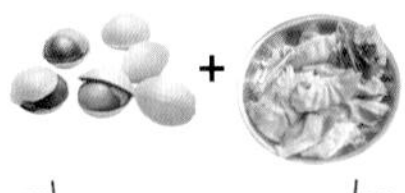

煮湯食用

可健脾益胃、潤肺止咳，對春季肺熱咳嗽、脾胃虛弱等症有一定的調理作用。

紅花綠茶飲

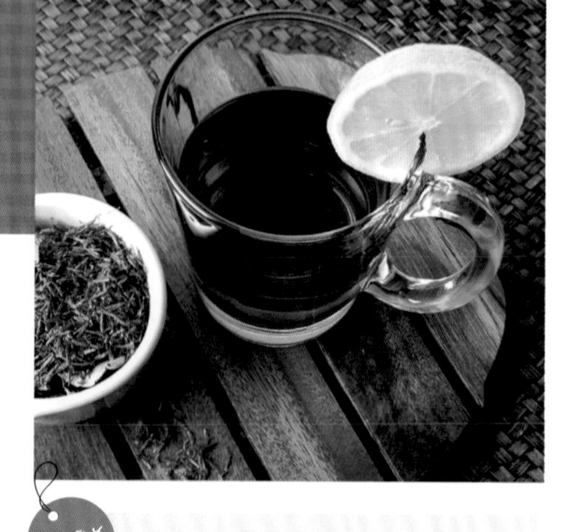

材料：

紅花3克，綠茶3克

做法：

將紅花、綠茶用清水洗淨，放入乾淨的玻璃杯中，加入適量沸水沖泡，加蓋，泡好後過濾即可飲用。

功效 **本品具有活血化瘀、養肝明目、降血脂的功效。**

柴胡疏肝茶

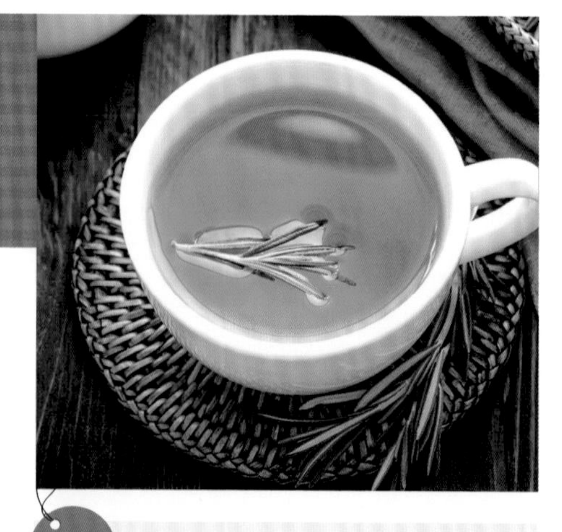

材料：

柴胡6克，綠茶3克

做法：

將柴胡和綠茶洗淨，放入杯中，沖入沸水後加蓋燜泡10分鐘，等茶水稍溫後即可飲用；可反復沖泡至茶味漸淡。

功效 **本品具有疏肝除煩、清熱解表、排毒瘦身的功效。**

玫瑰杞棗茶

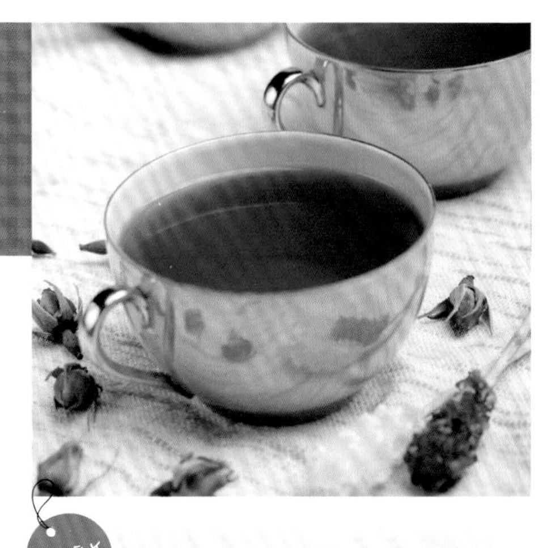

材料：

紅棗10克，黃芪6克，枸杞、玫瑰花各5克

做法：

將所有藥材洗淨，紅棗切半；乾燥玫瑰花先用熱開水浸泡。所有材料放入壺中，沖入熱開水，加蓋燜約3分鐘即可。

功效 **本品具有行氣活血，養血安神、疏肝解鬱的功效。**

藿香菊花茶

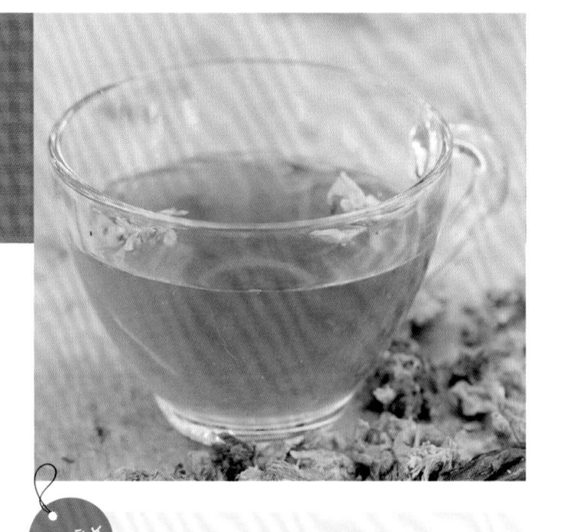

材料：

藿香3克，菊花5克，冰糖10克

做法：

藿香、菊花洗淨；將洗淨的藿香、菊花放入鍋中，加適量清水煎煮10分鐘，煎好後放入冰糖攪拌均勻即可。

功效 **本品具有化濕運脾、清熱解毒、清肝明目的功效。**

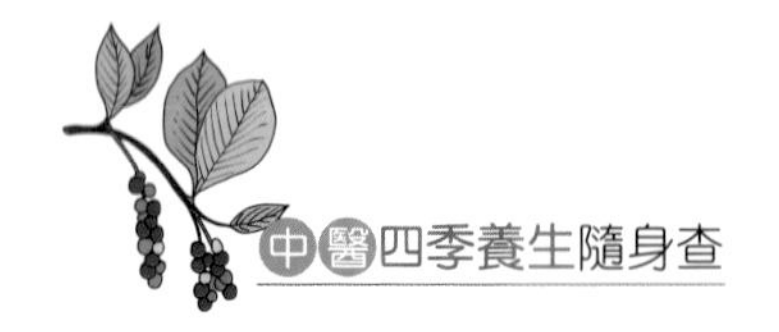

蒲公英金銀花飲

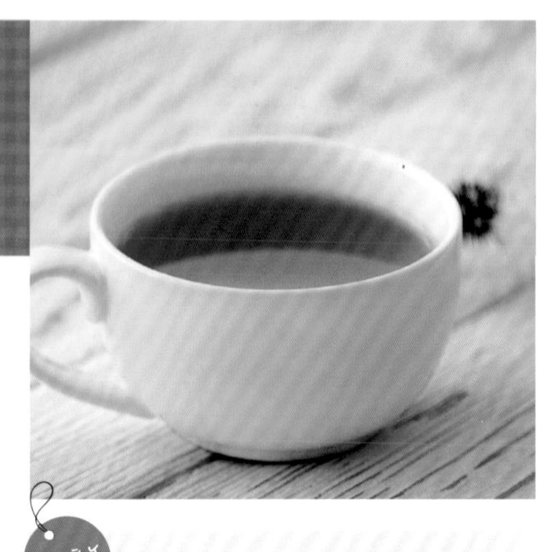

材料：

魚腥草6克，蒲公英5克，金銀花3克

做法：

所有藥材洗淨，把藥材放進壺裡，用1000毫升沸水沖泡，蓋上蓋，燜泡10分鐘，待涼後分次當茶飲用。

功效 本品能解表散熱，清熱解毒，適用於流感屬風熱症型較重者。

馬蹄茅根茶

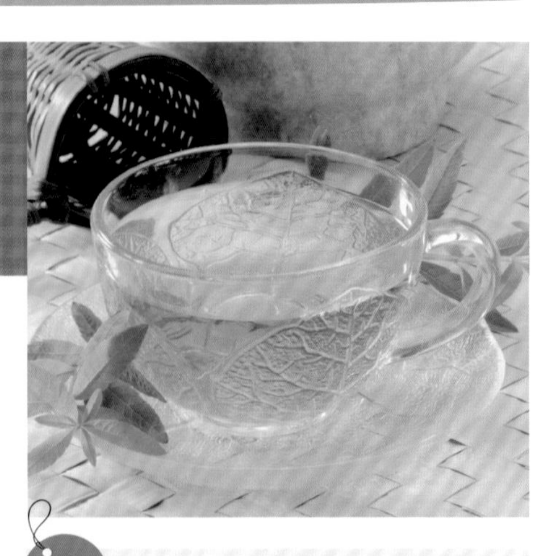

材料：

鮮茅根30克，鮮馬蹄20克，白糖10克

做法：

鮮馬蹄、鮮茅根洗淨切碎；將切好的鮮茅根和馬蹄放入沸水中煎煮約20分鐘，去渣，加白糖飲服。

功效 本品具有清熱利濕、涼血止血、生津止渴等功效。

陳皮薑茶

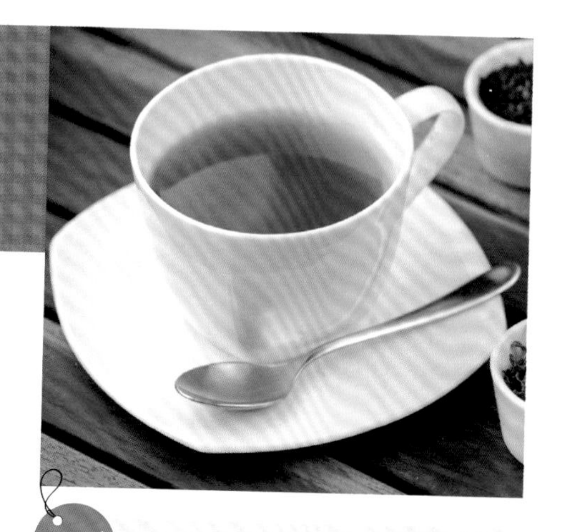

材料：

陳皮5克，甘草6克，生薑片10克，茶葉3克

做法：

陳皮、甘草、茶葉洗淨；將所有材料放入杯中，沖入沸水後加蓋燜泡10分鐘，去渣，等茶水稍溫後即可飲用；可反復沖泡至茶味漸淡。

功效 本品具有行氣健脾、消食積、疏肝解鬱等功效。

麥芽茶

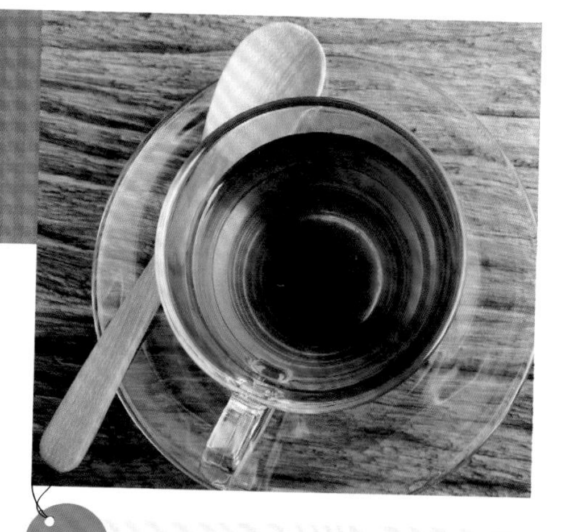

材料：

炒麥芽10克，山楂6克

做法：

麥芽、山楂洗淨，放入杯中，沖入沸水後加蓋燜泡10分鐘，去渣，等茶水稍溫後即可飲用；可反復沖泡至茶味漸淡。

功效 本品具有行氣健脾、開胃消食的作用，可用於食積胃脹等症。

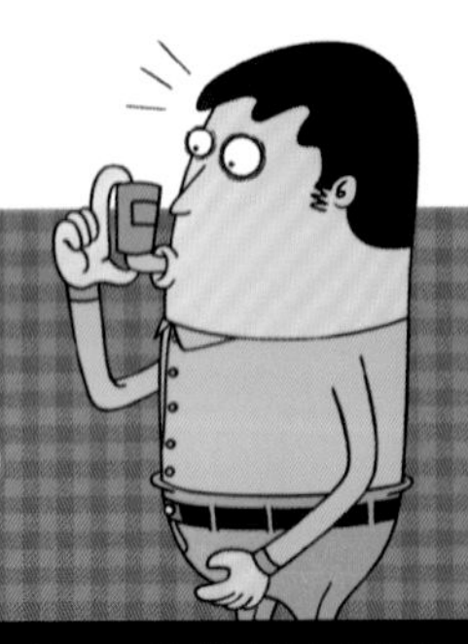

哮喘

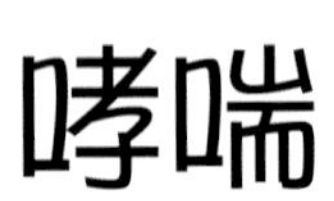

哮喘病多因患者接觸香水、油漆、灰塵、寵物、花粉等刺激性氣體之後發作，發作前有鼻咽癢、打噴嚏、咳嗽、胸悶等先兆症狀。

◎ 對症藥材

射干、麻黃、半夏、蘇子、款冬花、栝樓、桑白皮

◎ 對症食材

黑芝麻、花生、核桃、絲瓜、冬瓜、柿餅、大蒜、白果、梨、銀耳

● 對症食療

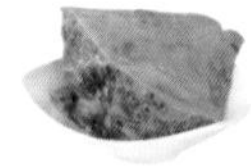
豬肺

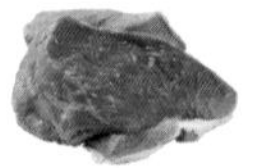
瘦肉

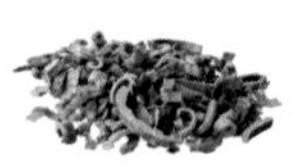
桑白皮

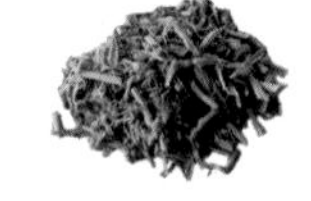
麻黃

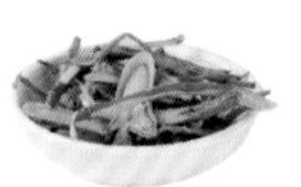
甘草

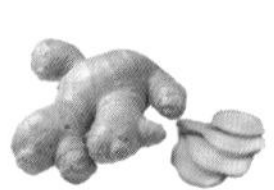
薑片

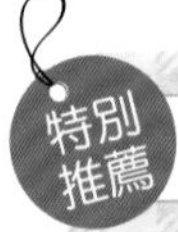

款冬花豬肺湯

材料：豬肺750克，瘦肉300克，桑白皮15克，款冬花、茯苓、南杏仁、北杏仁各10克，紅棗3顆，薑2片，鹽5克

做法：藥材洗淨；豬肺洗淨，燒熱油鍋放入薑片，將豬肺爆炒5分鐘，加水煮沸後加入所有材料，煲3小時，加鹽調味即可。

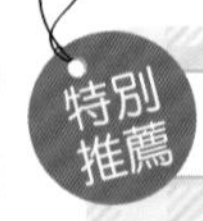

葛根麻黃飲

材料：麻黃、甘草各8克，薑片、白芍、桂枝、葛根、紅棗各5克，白糖3克

做法：鍋中注水燒熱，倒入備好的麻黃、甘草、白芍、桂枝、葛根、紅棗、薑片，燒開後用小火煮約45分鐘，加入白糖，攪拌至白糖溶化即可。

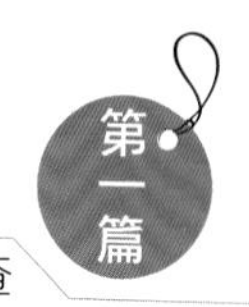

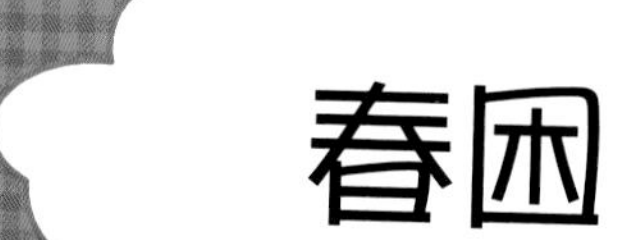

春困

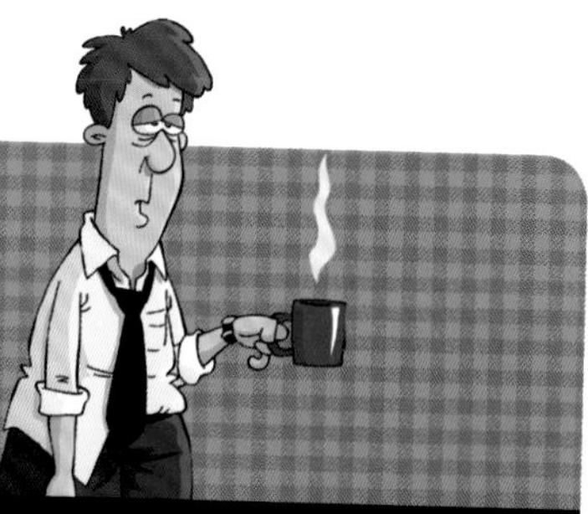

春困是因為季節轉換給人們帶來的生理變化的一種反應。氣候日漸轉暖，人會感到困倦、疲乏、頭昏欲睡，這就是春困。

◎ 對症藥材

菊花、枸杞子、玫瑰花、金銀花、薄荷、甘草、人參、石斛

◎ 對症食材

鯽魚、胡蘿蔔、大白菜、韭菜、馬鈴薯、蘋果、葡萄乾、橘子、香蕉

對症食療

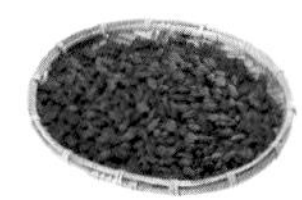

枸杞

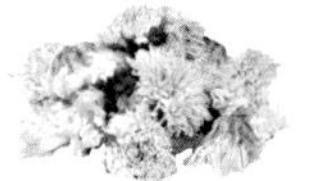

菊花

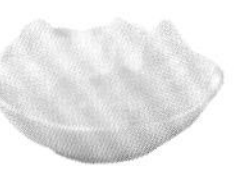

冰糖

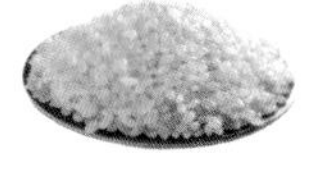

大米

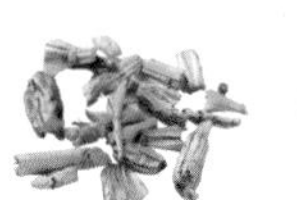

石斛

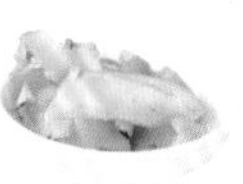

玉竹

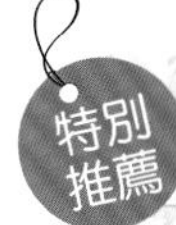

特別推薦

枸杞菊花茶

材料：枸杞5克，菊花3克，冰糖適量

材料：砂鍋中注入適量清水燒開，倒入洗淨的菊花，拌勻，煮沸後用小火煮約10分鐘，至其散發出香味，撒上洗淨的枸杞，用小火續煮約3分鐘，攪拌片刻，放入適量冰糖，煮至冰糖溶化即成。

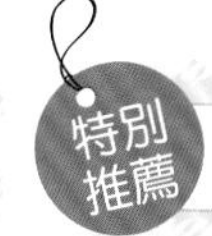

特別推薦

玉竹石斛粥

材料：水發大米120克，石斛10克，水發玉竹10克

材料：玉竹洗淨，切小段；鍋中注水燒熱，倒入備好的玉竹、石斛，用大火煮至沸，倒入洗好的大米，拌勻，用小火煮約30分鐘至熟，拌勻即可。

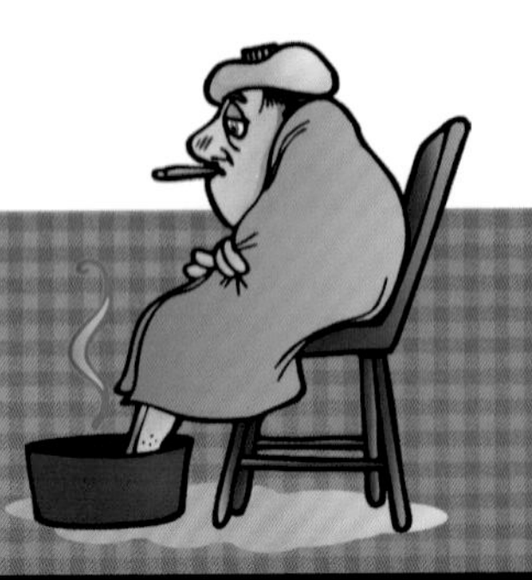

流行性感冒

流行性感冒簡稱流感，是由流感病毒引起的一種急性呼吸道傳染病，傳染性強，發病率高，容易引起暴發流行或大流行。

◎ 對症藥材

金銀花、大青葉、蒲公英、柴胡、菊花、川芎、白芷、防己、黃芪

◎ 對症食材

芥藍、青花菜、綠豆、橘子、檸檬、葡萄、蕃茄、甜菜、西瓜、豆豉、牛奶

● 對症食療

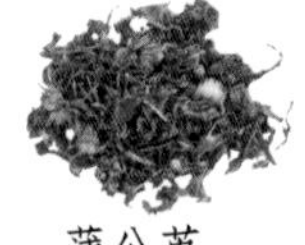
蒲公英

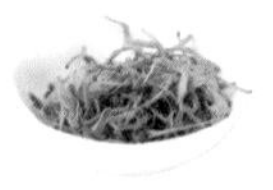
金銀花

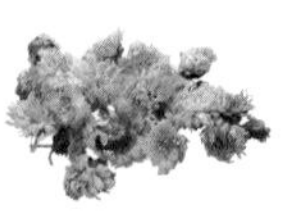
菊花

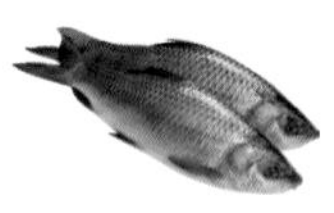
鰱魚

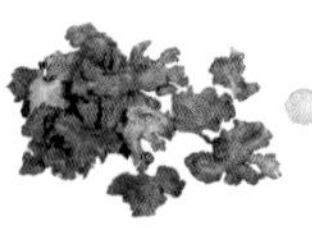
川芎

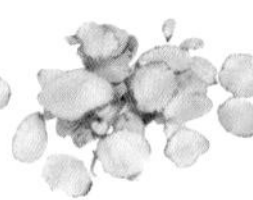
白芷

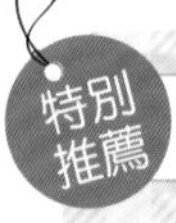

蒲公英金銀花茶

材料：蒲公英10克，金銀花5克，菊花2克

做法：砂鍋中注入適量清水燒開，倒入洗淨的蒲公英、金銀花、菊花，攪勻，燒開後用小火煮約10分鐘，至藥材析出有效成分，盛出煮好的藥茶，濾入茶杯中，趁熱飲用即可。

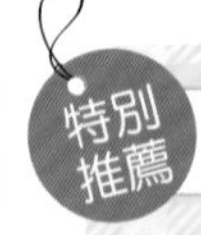

川芎白芷魚頭湯

材料：鰱魚頭1個，川芎、白芷各9克，薑片8克，鰱魚頭1個，雞粉、鹽、料酒各適量

做法：起油鍋，放入薑片、魚頭煎至焦黃色；鍋中注水燒開，放入藥材，煮至析出有效成分，放魚頭、料酒續煮至熟透，放雞粉、鹽，拌勻，撈去浮沫，略煮入味即可。

流行性腮腺炎

流行性腮腺炎是兒童和青少年期常見的呼吸道傳染病，它是由腮腺炎病毒引起的急性、全身性感染，以腮腺腫痛為主要特徵。

◎ 對症藥材

板藍根、金銀花、連翹、大青葉、野菊花、蒲公英、甘草、紅棗、馬齒莧

◎ 對症食材

大蒜、蓮花、銀耳、綠豆、蜂蜜、橘子、蘋果、胡蘿蔔、蕃茄、馬蹄

對症食療

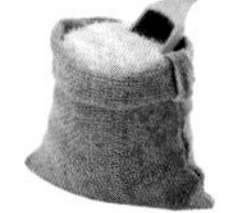
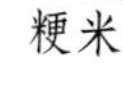

粳米

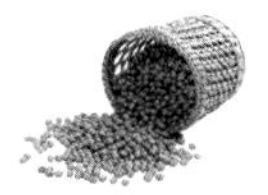

綠豆

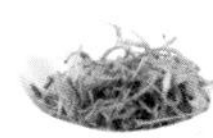
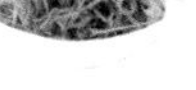

金銀花

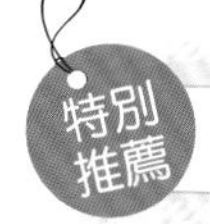

馬齒莧

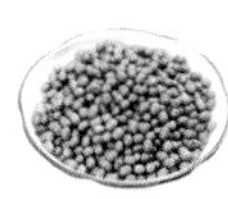

綠豆

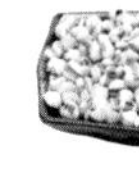

薏米

特別推薦 金銀花綠豆粥

材料：粳米100克，綠豆50克，金銀花30克

做法：綠豆浸泡半天；金銀花加適量清水煎汁，去渣留汁；粳米洗淨。取金銀花汁與粳米、綠豆一同加入鍋中，熬煮成粥；一日三餐飯後可食用一碗。

特別推薦 馬齒莧薏米綠豆湯

材料：馬齒莧50克，水發綠豆40克，水發薏米40克，冰糖35克

做法：馬齒莧洗淨，切段；鍋中注水燒熱，倒入薏米、綠豆，燒開後用小火煮約30分鐘，倒入馬齒莧，拌勻，用中火煮約5分鐘，倒入冰糖，煮至溶化即成。

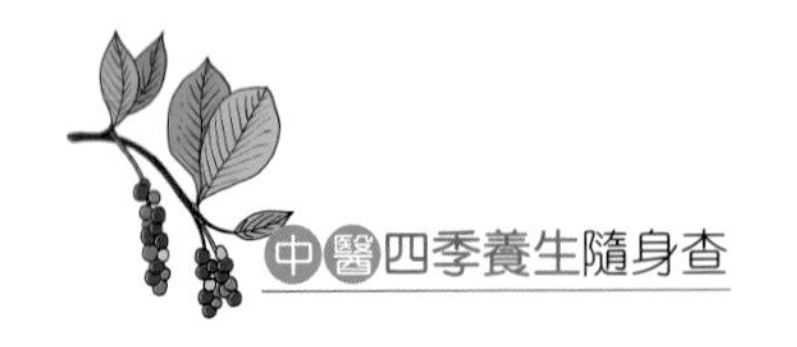

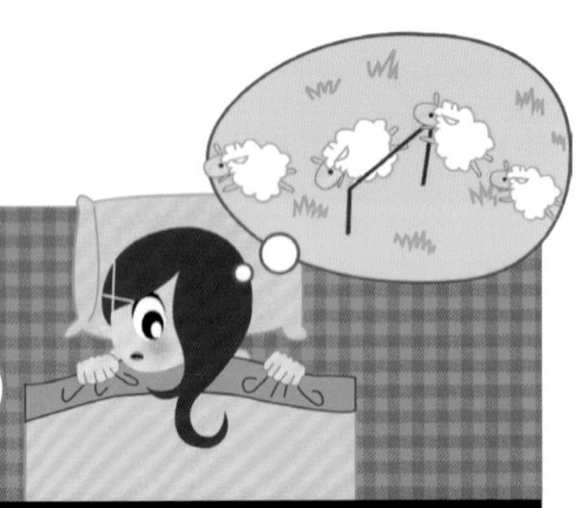

失眠多夢

失眠多夢主要表現為：無法入睡，無法保持睡眠狀態，早醒、醒後很難再入睡，常伴有焦慮不安、全身不適、反應遲緩、頭痛等症狀。

◎ 對症藥材

遠志、蓮子、百合、酸棗仁、核桃仁、柏子仁、益智仁、合歡皮、靈芝、桂圓肉

◎ 對症食材

牛奶、豬腦、豬心、豬肝、魚頭、牡蠣、豌豆、瘦肉、香蕉、無花果、葡萄

對症食療

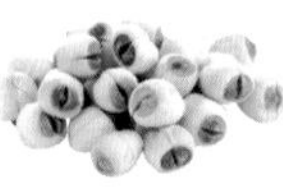

蓮子

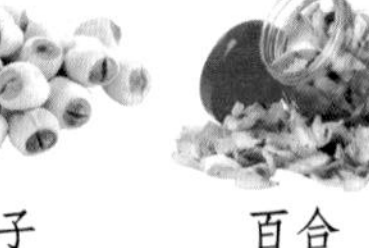

百合

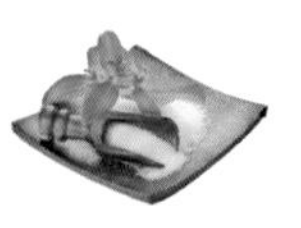

白糖

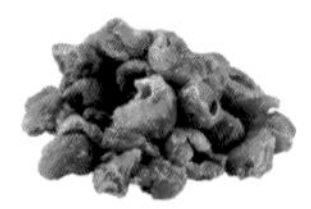

桂圓肉

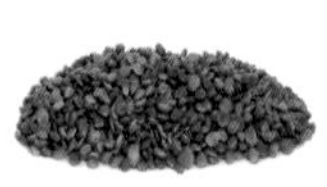

酸棗仁

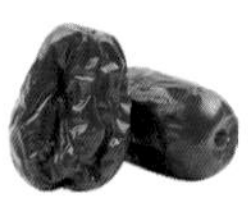

紅棗

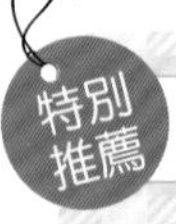

特別推薦

蓮子百合湯

材料：水發蓮子50克，鮮百合35克，白糖適量

做法：蓮子洗淨，去心；鍋中注水燒開，倒入蓮子，燜煮至熟透，加入白糖拌勻，加入百合煮沸，將蓮子、百合盛入湯盅，放入已預熱好的蒸鍋，用慢火蒸30分鐘即可。

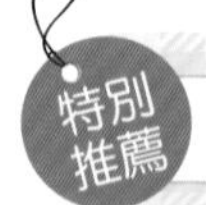

特別推薦

桂圓酸棗仁紅棗湯

材料：桂圓肉100克，酸棗仁、紅棗各10克，冰糖適量

做法：砂鍋注入適量清水燒開，倒入洗淨的紅棗、酸棗仁、桂圓肉，用小火煮15分鐘，至藥材析出有效成分，放入冰糖，煮至冰糖完全溶化即可。

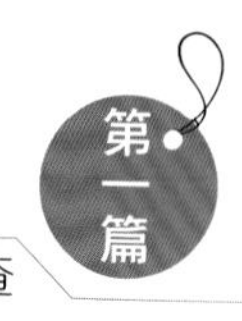

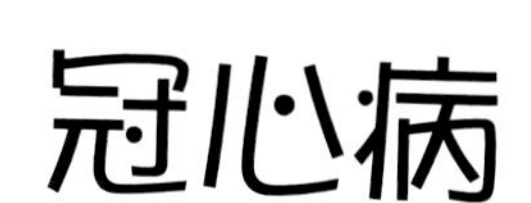

冠心病

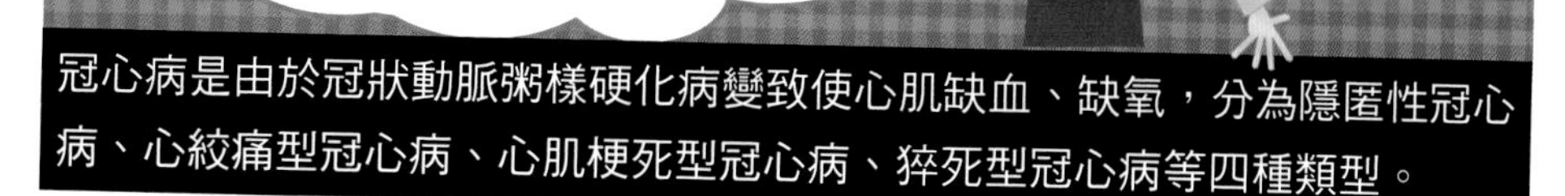

冠心病是由於冠狀動脈粥樣硬化病變致使心肌缺血、缺氧，分為隱匿性冠心病、心絞痛型冠心病、心肌梗死型冠心病、猝死型冠心病等四種類型。

◎ 對症藥材

桂枝、山楂、紅花、丹參、黃芪、紅棗、山楂、天麻、牛膝、延胡索、靈芝

◎ 對症食材

海魚、黑木耳、大蒜、芹菜、豆芽、洋蔥、胡蘿蔔、豬心、羊心

對症食療

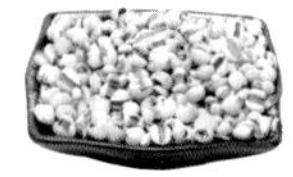

薏米

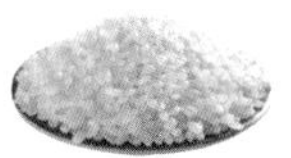

大米

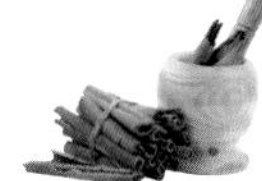

桂皮

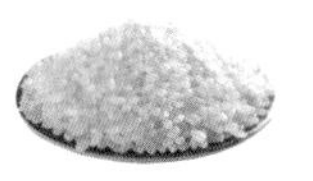

大米

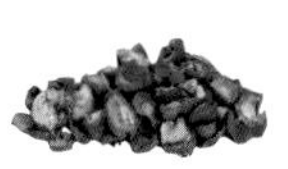

乾山楂

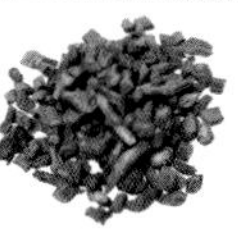

丹參

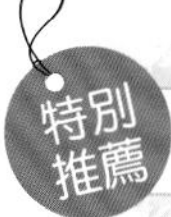

桂枝杜仲粥

材料：水發薏米100克，水發大米100克，桂皮15克，杜仲15克

做法：鍋中注水，放入洗淨的杜仲、桂皮，煮至藥材析出有效成分後撈出，倒入洗好的大米、薏米，燒開後用小火煮30分鐘，至大米和薏米熟軟，攪拌片刻即可。

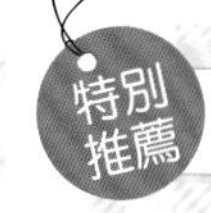

丹參山楂大米粥

材料：大米100克，乾山楂30克，丹參20克，蔥花少許，冰糖5克

做法：大米洗淨；乾山楂用溫水泡後洗淨；丹參洗淨，裝紗布袋，放鍋中加水熬汁；另起一鍋加水，放大米煮至七成熟，放藥材汁煮至成粥，放冰糖調味，撒蔥花即可。

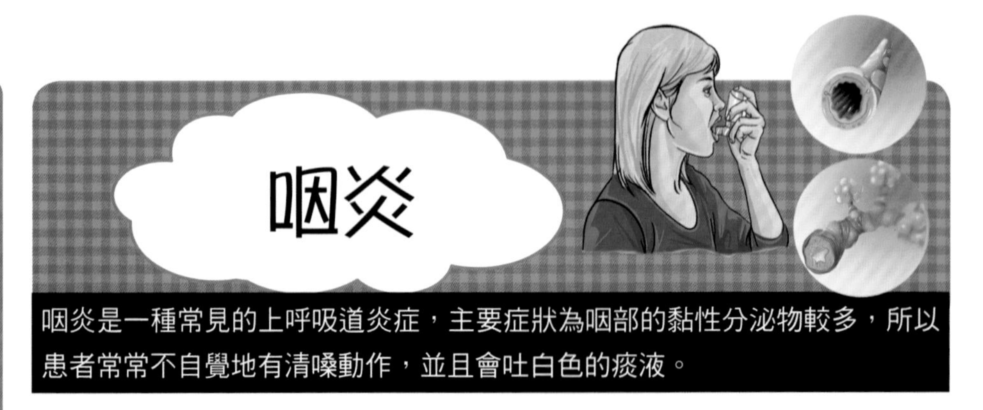

咽炎

咽炎是一種常見的上呼吸道炎症，主要症狀為咽部的黏性分泌物較多，所以患者常常不自覺地有清嗓動作，並且會吐白色的痰液。

◎ 對症藥材

靈芝、人參、蒲公英、連翹、升麻、藿香、射干、辛夷花、前胡、葛根、甘草

◎ 對症食材

柑橘、鳳梨、甘蔗、橄欖、梨、蘋果、香菇、猴頭菇、草菇、銀耳、黑木耳

● 對症食療

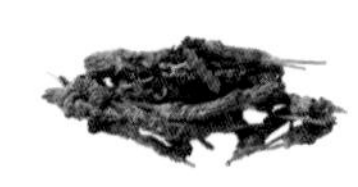
夏枯草

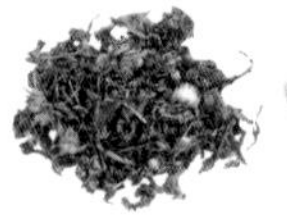
蒲公英

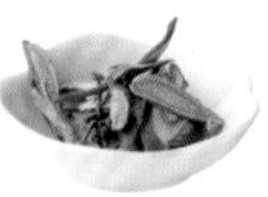
甘草

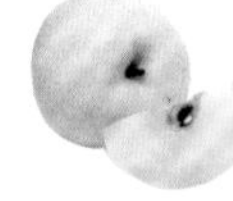
雪梨

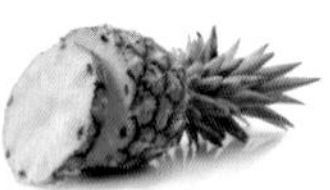
鳳梨

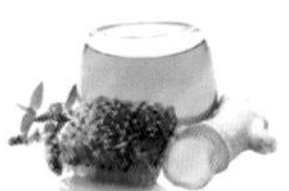
蜂蜜

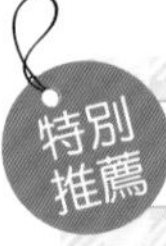

夏枯草蒲公英茶

材料：夏枯草7克，蒲公英5克，甘草2克

做法：砂鍋中注入適量清水燒熱，倒入夏枯草、蒲公英、甘草，拌勻，燒開後用小火煮約20分鐘，至藥材析出有效成分，關火後，盛出煮好的藥茶，用濾網濾過，倒入杯中，趁熱飲用。

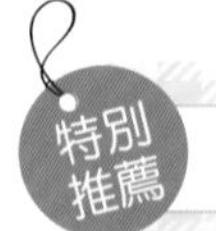

雪梨鳳梨汁

材料：雪梨200克，鳳梨180克，蜂蜜適量

做法：雪梨洗淨去皮去核切塊，鳳梨洗淨去皮切塊；取榨汁機，選擇攪拌刀座組合，把切好的水果放入榨汁機攪拌杯中，加礦泉水，榨出果汁，再加入適量蜂蜜調勻即可。

肩周炎

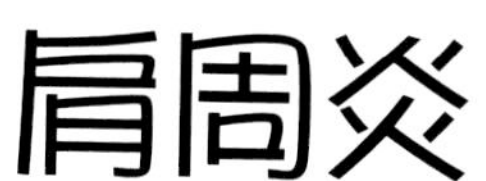

肩周炎早期肩關節呈陣發性疼痛，常因天氣變化及勞累而誘發，逐漸發展為持續性疼痛，晝輕夜重，夜不能寐，不能向患側側臥。

◎ 對症藥材

附子、丹參、當歸、雞血藤、川芎、羌活、枳殼、蘄蛇、蠶沙、川烏、肉桂

◎ 對症食材

白酒、木瓜、蛇肉、冬瓜、豬皮、雞爪、生薑、胡椒、花椒、母雞、薏米

●對症食療

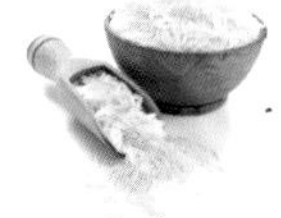

大米

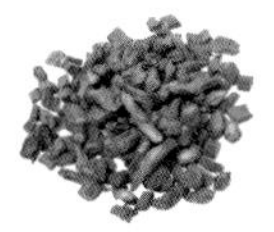

丹參

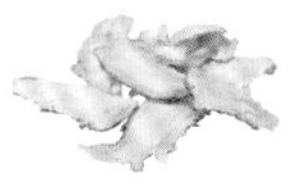

當歸

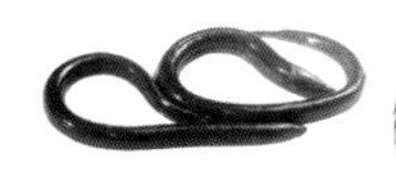

鱔魚

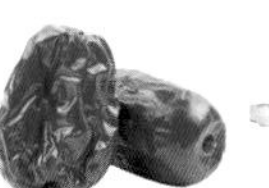

紅棗

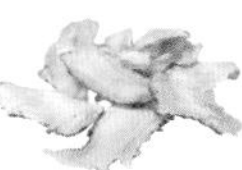

當歸

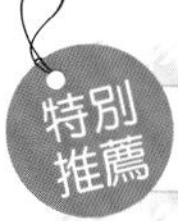

當歸丹參粥

材料：水發大米160克，丹參10克，當歸8克，紅糖適量

做法：鍋中注水燒開，倒入洗淨的當歸、丹參，煮至析出有效成分，把藥材及雜質撈出，倒入洗淨的大米，燒開後用小火煮至大米熟透，放入紅糖，煮至溶化即可。

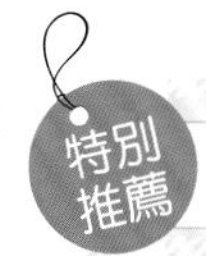

當歸桂枝黃鱔湯

材料：鱔魚塊500克，紅棗25克，當歸、桂枝各10克，薑片少許，料酒、雞粉、鹽、胡椒粉各適量

做法：鱔魚洗淨，斬塊，汆水撈出；鍋中注水燒開，倒入藥材、薑片、鱔魚、料酒煮熟，放鹽、雞粉、胡椒粉，拌勻入味即可。

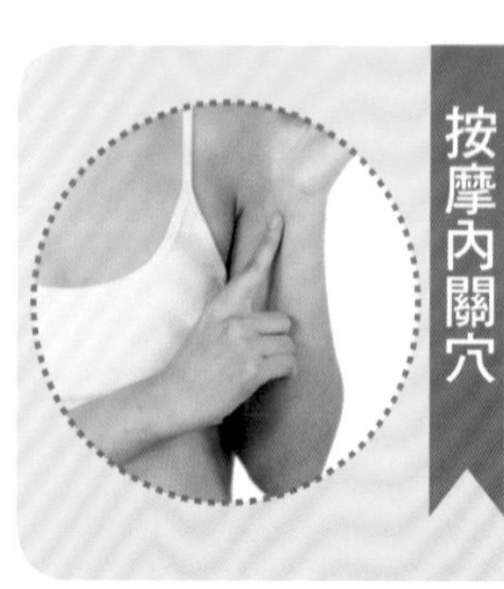

按摩內關穴

取穴方法：前臂掌側，腕遠端橫紋上2寸，掌長肌腱與橈側腕屈肌腱之間。

按摩方法：用拇指垂直掐按穴位，有特別酸、脹、微痛的感覺，先左後右，各掐按1～3分鐘。

功效：寧心安神，主治心痛，心悸，胸痛等症。

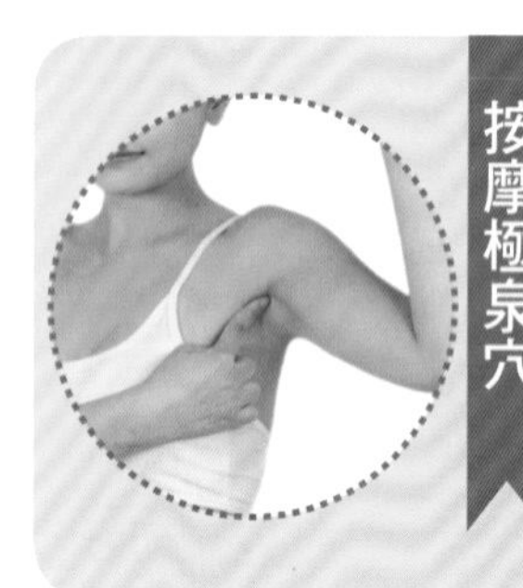

按摩極泉穴

取穴方法：上臂外展，腋窩正中，腋動脈搏動處。

按摩方法：以中指指腹按壓穴位，有特別酸痛的感覺，先左後右，各按揉1～3分鐘。

功效：有通絡強心，清瀉心火的作用。主治心痛，咽乾、煩渴，脅肋疼痛，肩臂疼痛等病症。

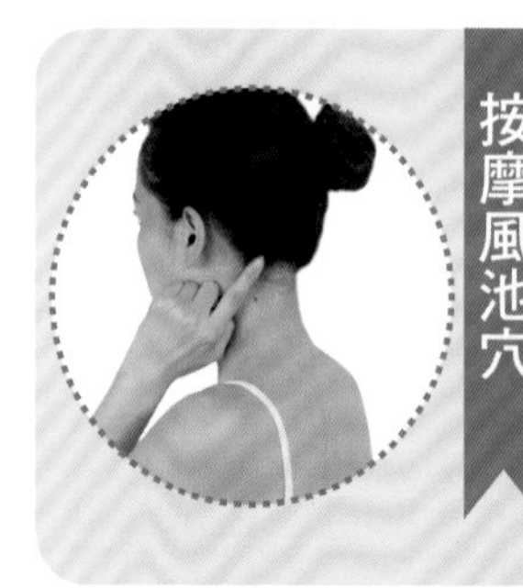

按摩風池穴

取穴方法：位於項部，在枕骨之下，胸鎖乳突肌與斜方肌上端之間的凹陷處。

按摩方法：用右手大拇指和食指如鉗形相對拿捏風池穴30次，再以食指中指併攏按揉風池穴2分鐘。

功效：開竅鎮痛，主治頭痛、眩暈、頸痛、落枕。

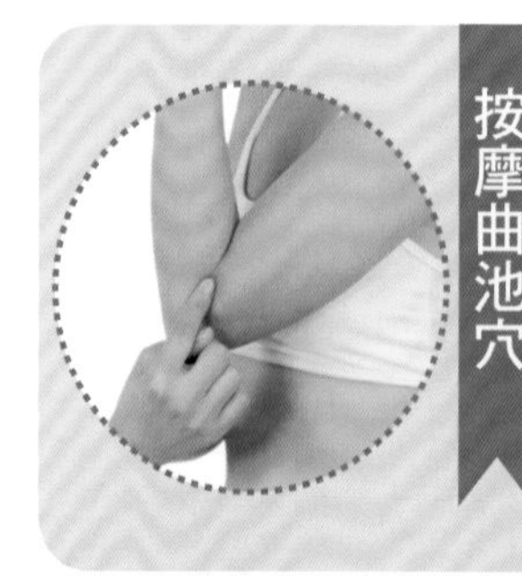

按摩曲池穴

取穴方法：肘橫紋外側端，屈肘，尺澤與肱骨外上髁連線中點。

按摩方法：用一手輕握另一手肘下，彎曲大拇指，以指腹垂直按壓穴位，有酸痛感，先左後右，各按壓1～3分鐘。

功效：清熱和營，主治發熱、咽痛、半身不遂。

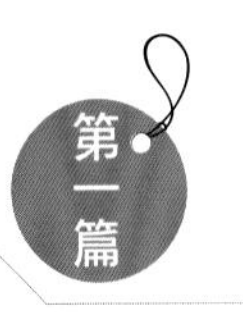

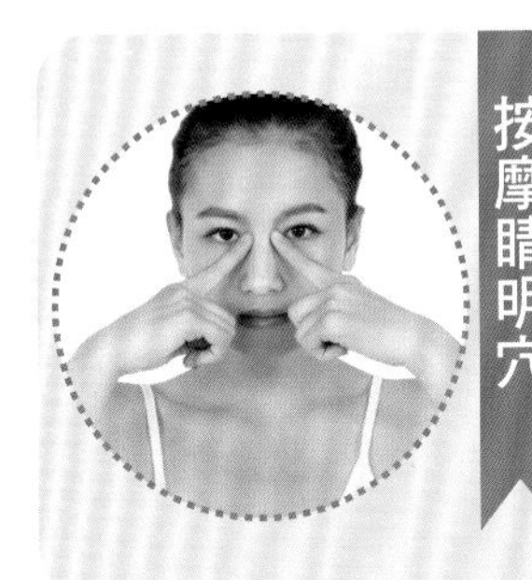

按摩睛明穴

取穴方法：在眼睛內角稍上方的凹陷處。

按摩方法：輕閉雙眼，用兩手的食指同時輕輕揉按此穴1~3分鐘。

功效：明目，通絡，主治目赤腫痛、視物不明等。

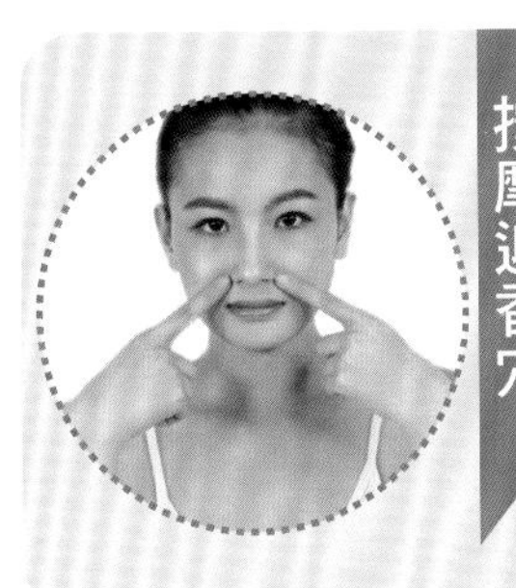

按摩迎香穴

取穴方法：面部，鼻唇溝內的上段，橫平鼻翼中部，口禾髎穴外上方1寸處。

按摩方法：用雙手手指指腹按壓，也可用一隻手按壓，有酸脹的感覺，左右各1~3分鐘。

功效：祛風通竅，主治鼻塞、不聞香臭、鼻炎等。

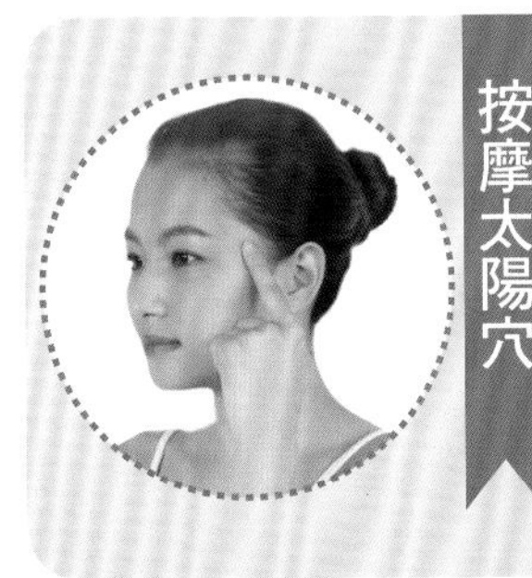

按摩太陽穴

取穴方法：在耳郭前面，當眉梢與目外眥之間，向後約一橫指的凹陷處。

按摩方法：兩手大拇指指尖分別放於兩側太陽穴上，順時針或逆時針揉太陽穴30次。

功效：明目、止痛，主治頭痛，目赤腫痛，牙痛。

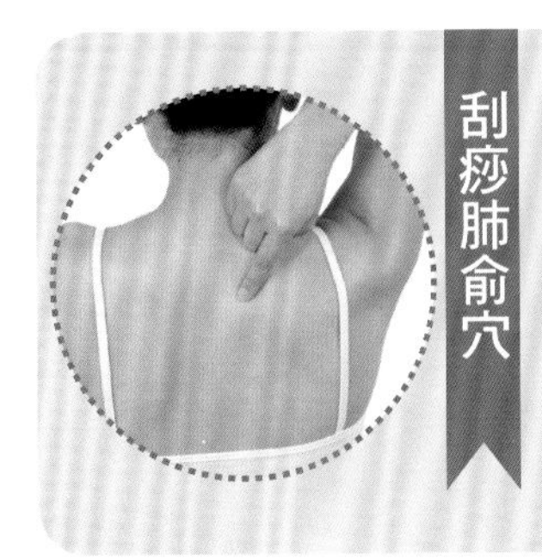

刮痧肺俞穴

取穴方法：位於背部，當第3胸椎棘突下，左右旁開二指寬處。

刮痧方法：坐式或俯臥，術者取刮痧板從上往下刮拭，以潮紅出痧為止。待痧消失後，才能再次刮痧。

功效：補肺氣，清熱，主治咳嗽、氣喘、盜汗、鼻塞。

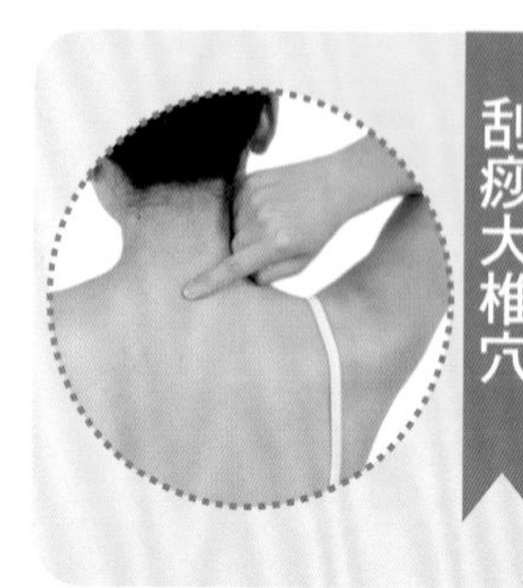

刮痧大椎穴

取穴方法：位於後正中線上，第7頸椎棘突下凹陷中。

刮痧方法：用刮痧板在大椎穴上以45°的傾斜角，自上而下，用稜角刮摩。刮至皮膚出現痧痕為止。待痧消失後，才能再次刮痧。

功效：祛風散寒、清腦寧神；主治頭痛、感冒、頸椎病等。

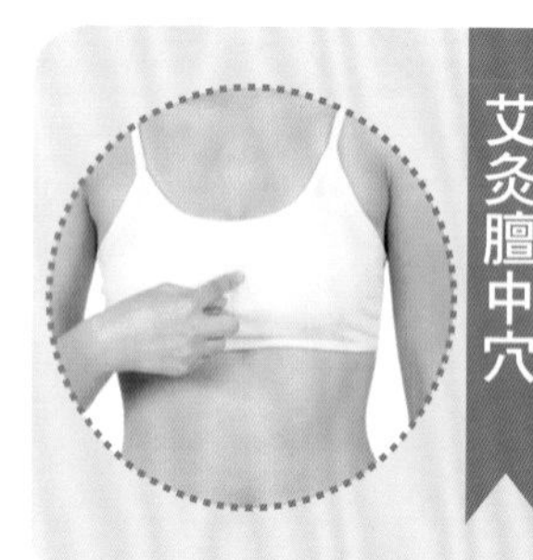

艾灸膻中穴

取穴方法：位於前正中線上，兩乳頭連線的中點。

艾灸方法：取仰臥位，用艾柱隔薑灸治膻中穴，灸3～5壯。隔1天灸1次即可。

功效：活血通絡、清肺止喘；主治胸痛、腹痛、呼吸困難、咳嗽、心悸、心絞痛、乳腺炎等病症。

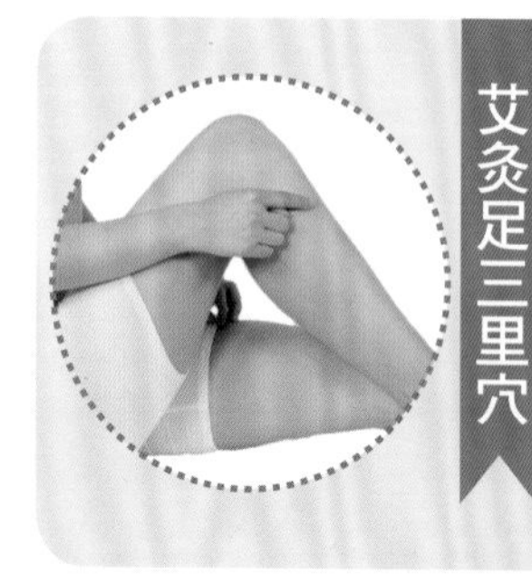

艾灸足三里穴

取穴方法：小腿外側，外膝眼下3寸，距脛骨前脊1橫指，當脛骨前肌上。

艾灸方法：將艾條點燃，灸治足三里穴，距離皮膚2～3公分，以皮膚有紅暈、熱感為度。隔1天灸1次即可。

功效：有調理脾胃、補中益氣、防病保健的作用。

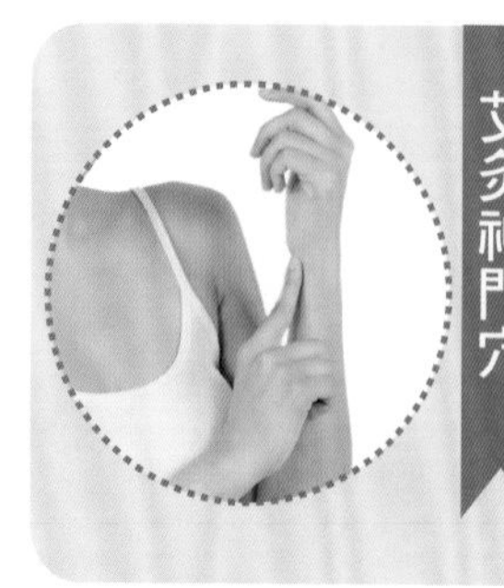

艾灸神門穴

取穴方法：腕部，腕掌側橫紋尺側端，尺側腕屈肌腱的橈側凹陷處。

艾灸方法：用艾條灸治神門穴，各灸5～10分鐘，以皮膚有熱感、紅暈為度。隔1天灸1次即可。

功效：安神通絡，主治心煩，驚悸，健忘，失眠等。

第二篇 夏季 養生自調隨身查

夏天三個月為「蕃秀」。「蕃秀」是指萬物繁榮秀麗，也就是說陽氣更加旺盛了。天地之氣開始上下交合，樹木萬物開花結果。

夏天是炎熱的，赤日炎炎似火燒。這個季節人容易浮躁，容易發生腸胃疾病及中暑，需要做好防治工作。

本章首先介紹了夏季養生的常識，讓人們對夏季養生有一個總體的認識；另外，還介紹了夏季養生的明星藥材、食材、花草茶、易患疾病及穴位調養，以便人們能更好地進行自我調養。

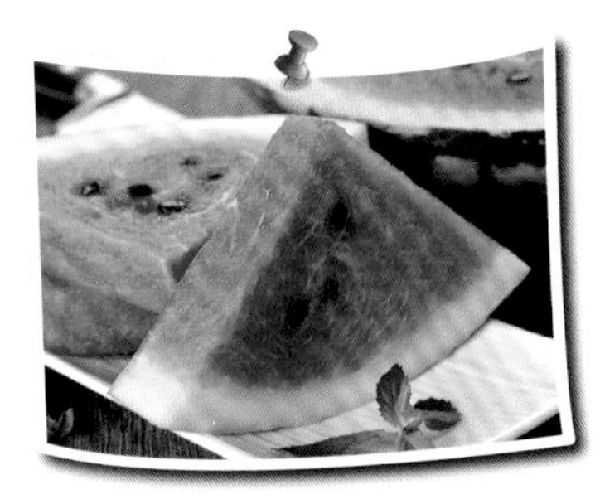

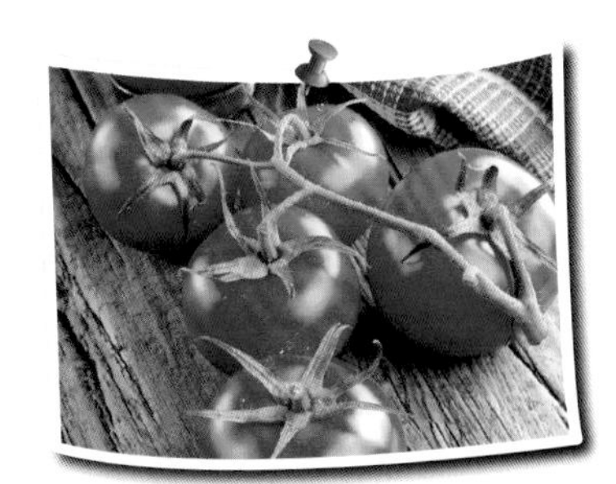

《黃帝內經》中的夏季養生常識速查

夏季氣溫逐漸升高，並且達到一年中的最高峰，在這個「熱情似火」的季節裡，有許多需要我們注意的地方。本節介紹了夏季的養生常識，包括夏季的氣候特點對人體的影響、夏季的養生重點、生活起居調養、運動調養及防暑需注意的事項，遵循這些養生原則，就能安然度過夏天。

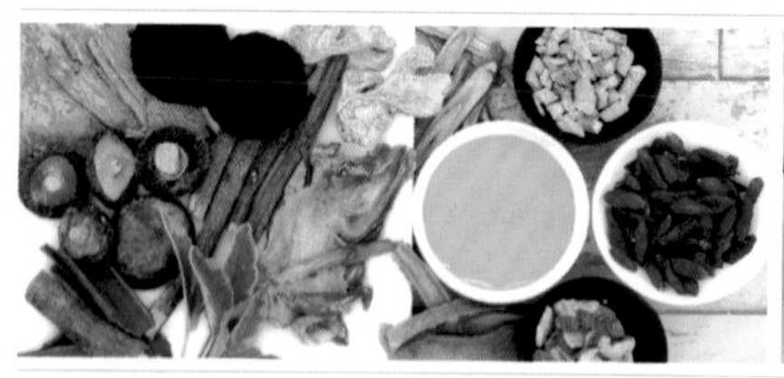
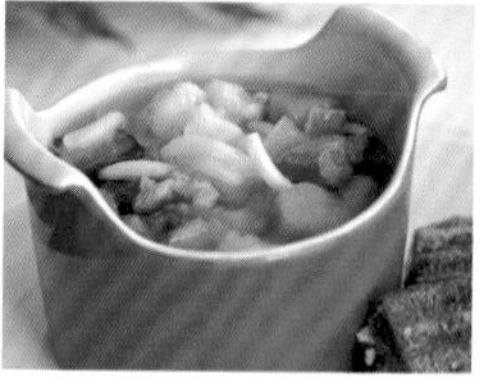
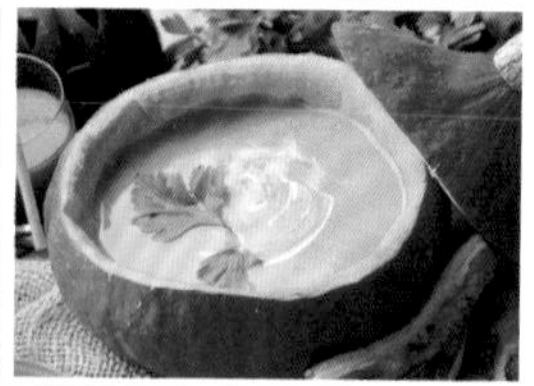

夏季氣候特點對人體的影響

夏季天氣炎熱，肌膚腠理開泄，毛孔張開，汗液排泄增多，導致體內正氣比其他季節消耗得多，同時由於晝長夜短、睡眠不足等原因，到了夏天，人們的體質往往都會有所下降，常使人有「無病三分虛」的感覺。由於高溫對體溫調節、消化系統、神經系統、泌尿系統等功能活動的影響，夏季人們常有食欲不振、入夜難眠、倦怠乏力、日漸消瘦等徵象，有時還會出現頭暈腦漲、心煩口乾等現象。

夏季養生重點在養心

夏屬火，其氣熱，通於心，暑邪當令。這一時期，天氣炎熱，耗氣傷津，體弱者易為暑邪所傷而致中暑；人體脾胃功能此時也趨於減弱，食欲普遍降低，若飲食不節，貪涼飲冷，易致脾陽損傷，會出現腹痛、腹瀉、食物中毒等脾胃及腸道疾病；又夏季濕邪當令，最易侵犯脾胃，令人患暑濕病症；夏季人體代謝旺盛，營養消耗過多，隨汗還會流失大量水分、無機鹽、水溶性維生素等。

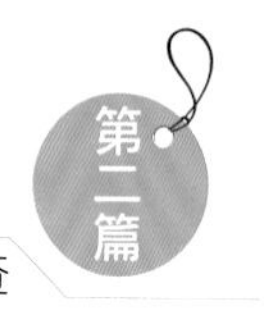

夏季生活起居調養

夏天晝長夜短，氣溫高，人體新陳代謝旺盛，消耗也大，更容易感到疲勞。擁有充足的睡眠，可使大腦和身體各部分都得到充分的休息，既利於工作和學習，也是滋養心陰的一種重要方法，但睡眠時應注意不要躺在冷氣的出風口或電風扇下。同時，還可以選擇適當的時機和時間去曬曬太陽，這樣可以調動和振奮人體內的陽氣，把自己體內陰寒的邪氣驅除出去。

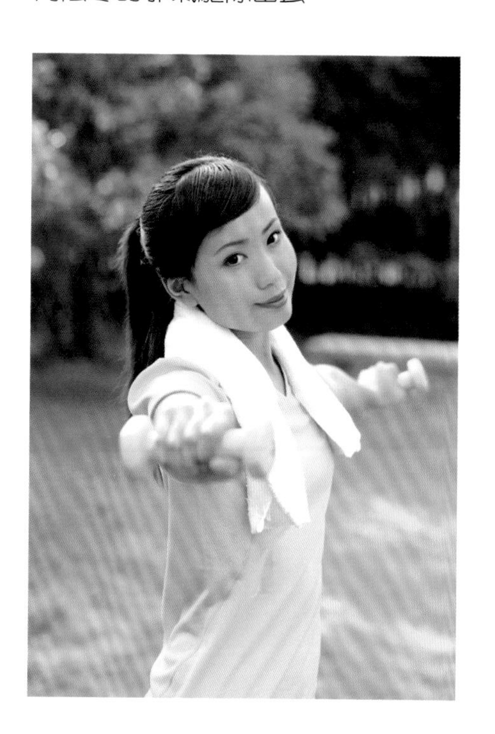

夏季運動調養

俗話說：「冬練三九，夏練三伏。」夏天時運動對健康有著重要的作用。夏季經常運動可增強體質，提高人體的抗病能力。但夏季天氣炎熱，不適宜做太劇烈的運動，可選擇一些輕鬆、休閒的，如游泳、騎腳踏車、釣魚等。運動時要注意：太陽下皮膚不宜過露；運動後不宜過快降溫；運動中喝水不宜過猛；運動後不宜補充純淨水等。

夏季防暑注意事項

在高溫（一般指室溫超過35℃）環境中或烈日曝曬下從事一定時間的勞動，且無足夠的防暑降溫措施，常易發生中暑，所以需要注意以下幾件事：出門記得要備好防曬用具，最好不要在上午10點至下午4點時在烈日下行走；老年人體質虛弱，體內各系統的功能開始衰退，是中暑的高發人群，因此老人應減少室外活動，更要避免長時間在高溫環境或烈日下活動和行走；在有冷氣的室內裡要多喝水，補充水分，別等口渴才喝水。

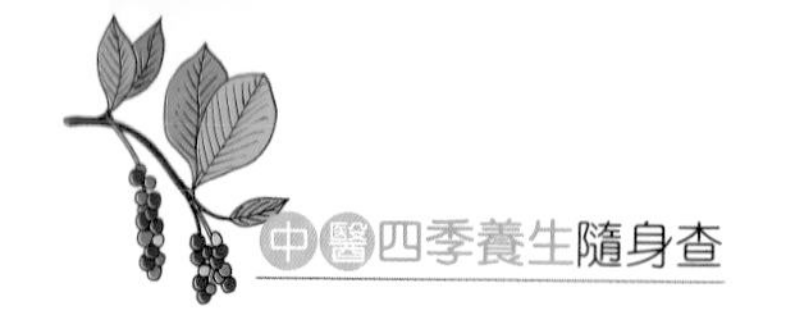

夏季飲食養生原則速查

夏季天氣炎熱，膚腠開泄，體力消耗比其他季節大，同時由於晝長夜短、睡眠不足等原因，到了夏天，人們的體質都會有所下降，常使人有「無病三分虛」的感覺。在這個特殊的季節，飲食自然也大有講究。牢記夏季飲食養生原則，讓您「吃」出一個健康的夏天。

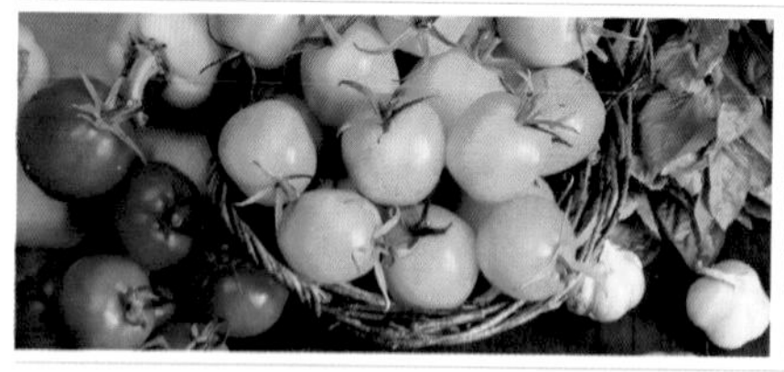
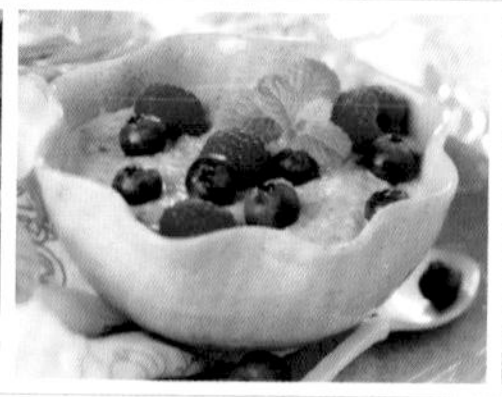
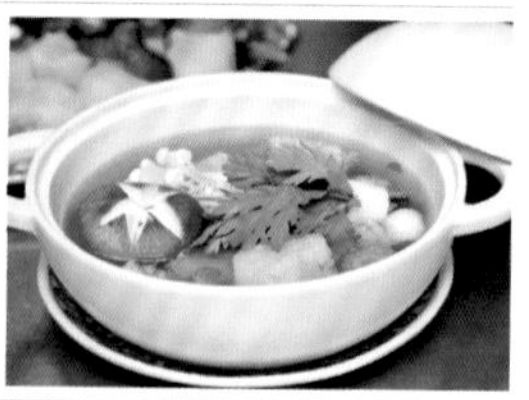

宜以素淡為主

炎熱的天氣讓很多人的胃口不好，消化功能降低，易出現乏力倦怠、胃部不舒適等症，更易發生胃腸道疾患，導致精神萎靡不振。夏季飲食應多吃清涼可口、易消化的食物，如喝粥。而在菜肴的搭配上，應以素食為主，以葷食為輔，可選擇新鮮、清淡的各種時令蔬菜。除了蔬菜，夏季也是水果當道的季節，水果不僅可直接生吃，還能用來做各種飲品，既好吃，又解暑。

宜適當吃酸味食物

夏季氣候炎熱，出汗多，最容易丟失津液，需要適當地食用酸味食物，如蕃茄、烏梅、山楂、芒果、葡萄、鳳梨、奇異果、檸檬等酸味食物，能夠斂汗、止瀉、祛濕，既可生津止渴、健脾開胃，又能預防因流汗過多而耗氣傷陰。不能忍受過酸者，可在菜肴中適量加點醋，不僅可防止胃腸道疾病，還能夠消毒殺菌，有利於身心健康。

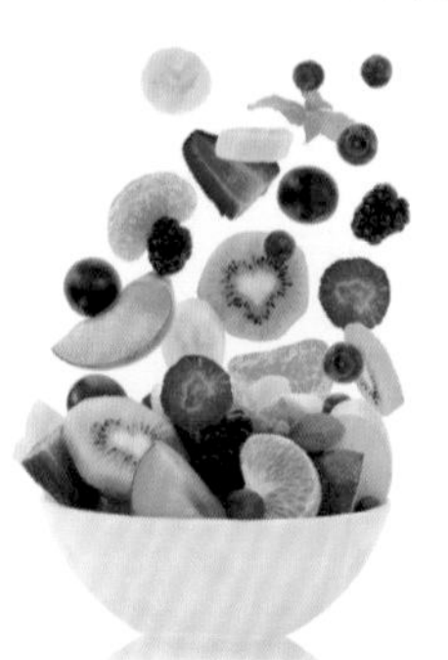

夏季食用水果宜分寒熱體質

對於虛汗體質的人，其代謝慢，熱量少，很少口渴，屬胃寒之症，應選擇溫熱性的水果，如荔枝、桃、龍眼、芭樂、櫻桃、椰子、榴槤、杏、石榴等；而熱性體質的人代謝旺盛，常會口乾舌燥、易煩躁、便秘，應選擇寒性水果，如瓜類水果、香蕉、柚子、奇異果、荸薺、柿子等；而平和類的水果，如葡萄、芒果、梨、蘋果等，不同體質的人都可食用。

忌多吃寒涼、熱性食物和調料

夏季時，人的消化功能較弱，過多食用寒涼食物，易誘發腸胃痙攣，引起腹痛、腹瀉。而夏季時，人體普遍內燥外熱，如果再食用熱性食物及調料（小茴香、桂皮、花椒等），會讓人體虛火上升，宜適量食用。

慎用溫裡和補陽之藥材

溫裡類藥材，如附子、肉桂等，食之易耗陰助火，儘量不要在夏季食用，如必須食用，宜相應減少劑量，縮短用藥時間。補陽類藥材，如肉蓯蓉、鎖陽、海狗腎等，多性溫，適用於腎陽虛症，但夏季時也要慎用，因其會助火傷陰。

夏季忌飲冷牛奶，忌選紅黃色苦瓜

夏季氣溫高，牛奶成了細菌最佳的培養基，若保存不當，人飲用後小則致腹痛，大則可能引起腸道疾患。苦瓜是夏季的食用佳品，選擇時以表面有稜和瘤狀突起、呈白綠色或青綠色為佳，如已經變成紅黃色，則表明苦瓜已成熟或者放置太久，不宜食用。

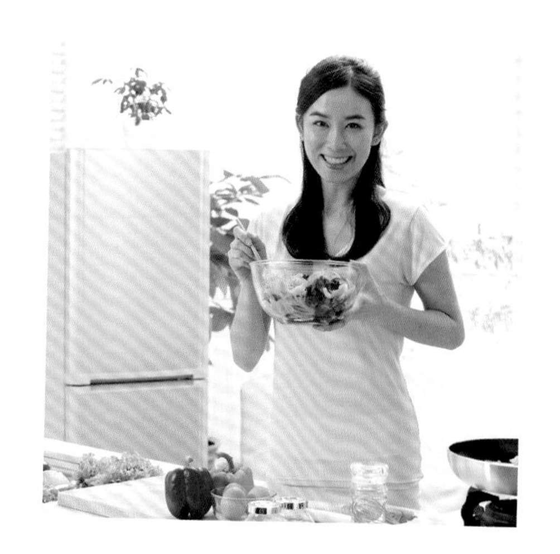

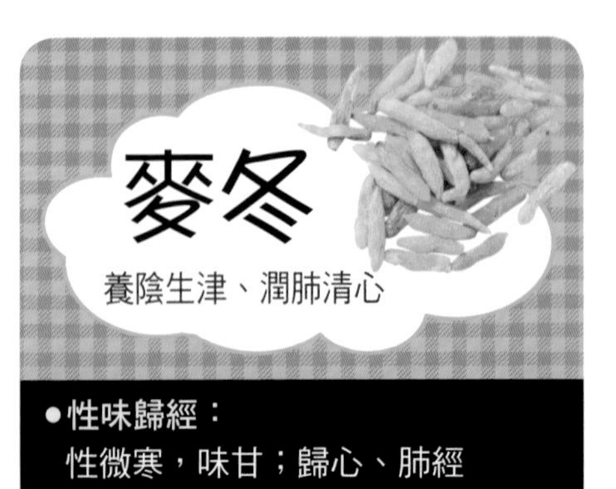

- 性味歸經：
  性微寒，味甘；歸心、肺經
- 產季：夏季
- 每日適用量：10～15克

麥冬養陰生津、潤肺清心。可用於肺燥乾咳、虛癆咳嗽、津傷口渴、心煩失眠、內熱消渴、腸燥便秘、吐血、咯血、肺痿、肺癰、消渴、熱病津傷、咽乾口燥等症。麥冬忌與鯉魚、鯽魚同食，兩者食療功能不合。

夏季養生搭配

麥冬+天冬

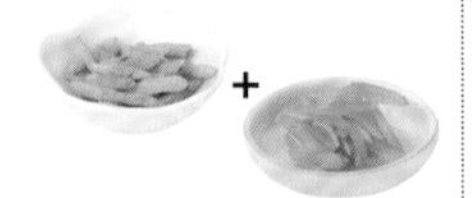

煎水同飲

二者搭配能滋養心陰、清除粉刺，明顯改善咽乾口燥的症狀。

麥冬+粳米

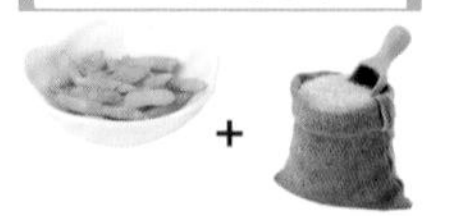

煮粥服用

二者合用可用於熱病之後或慢性病中出現的胃中氣陰兩傷症狀。

百合

潤肺止咳、清心安神

- 性味歸經：
  性平，味甘；歸肺、心經
- 產季：夏季
- 每日適用量：9～15克

百合具有潤肺清心、調中之效，可止咳、止血、開胃、安神，主治肺熱久嗽、咳吐痰血、熱病後餘熱未清、虛煩驚悸、神志恍惚、腳氣水腫。百合忌與豬肉同食，易引起中毒；忌與蝦皮同食，會降低營養價值。

夏季養生搭配

乾百合+黃瓜

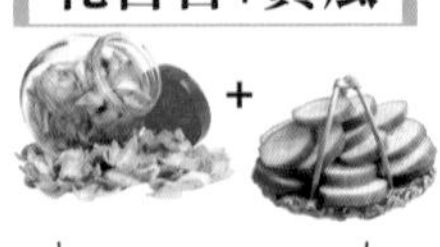

煮湯食用

二者合用可滋陰瀉火、養心安眠，用於心陰虛、心火盛、煩躁不眠等症。

百合+豬蹄

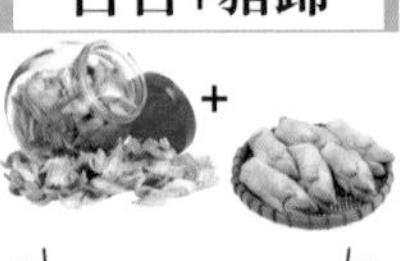

煮湯食用

二者合用可養心安神、補益心血，促進皮膚細胞新陳代謝，防衰抗老。

柏子仁

養心安神、潤腸通便

- 性味歸經：
  性平，味甘；歸心、腎經
- 產季：秋、冬兩季
- 每日適用量：3～10克

柏子仁能養心安神、潤腸通便，主治驚悸、失眠、遺精、盜汗、便秘等症。柏子仁含有大量脂肪油及少量揮發油，可減慢心率，並有鎮靜、增強記憶的作用。柏子仁安神養心，同樣也適合夏季服用。

夏季養生搭配

柏子仁+酸棗仁

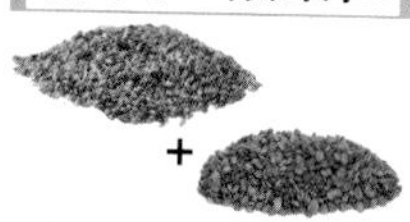

燉湯食用

二者合用可養心安神、補血滋陰，有效治療夏季失眠。

柏子仁+小米

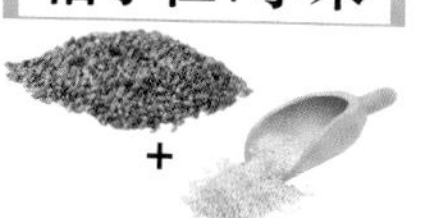

煮粥同食

二者合用可養心安神、健脾益胃，改善心煩失眠、心悸等症狀。

淡竹葉

清熱瀉火、清心除煩

- 性味歸經：
  性寒、味甘；歸肝、腎經
- 產季：秋季
- 每日適用量：9～15克

淡竹葉能清熱瀉火、清心除煩、利尿通淋，主治小便不通、心火亢盛、心煩失眠、小便熱澀疼痛、帶下黃赤、尿血、暑濕瀉痢、肺熱咳嗽、口舌生瘡、口乾消渴等。淡竹葉適合體質偏熱者在夏季服用。

夏季養生搭配

淡竹葉+玉米鬚

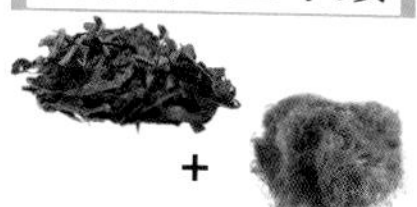

泡茶飲用

二者合用可清熱利尿、降壓降脂，可治療尿路感染。

淡竹葉+沙參

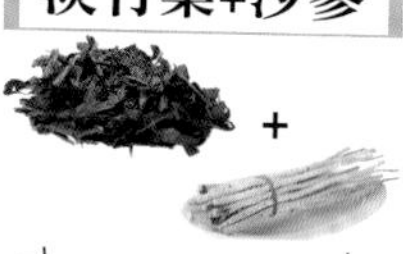

煮粥食用

二者合用可滋陰潤肺、清心火、利尿、除煩熱，用於小便不利、失眠等症。

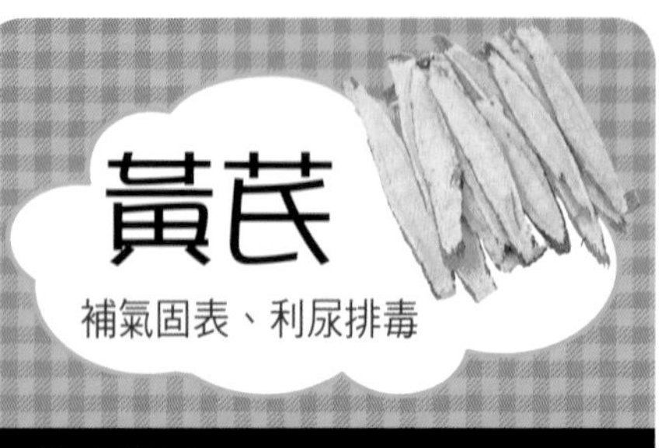

黃芪

補氣固表、利尿排毒

- 性味歸經：
  性溫，味甘；歸肺、腎經
- 產季：秋季
- 每日適用量：9～30克

黃芪能補氣固表、利尿排毒、排膿斂瘡、生肌，用於慢性衰弱，尤其表現有中氣虛弱的患者；也適用於中氣下陷所致的脫肛、子宮脫垂、內臟下垂、崩漏帶下等病症；還可用於表虛自汗及消渴。

夏季養生搭配

黃芪+玉竹

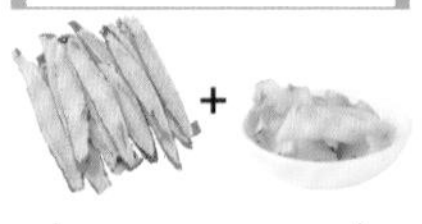

煎汁飲用

二者合用可補氣益氣、滋陰潤肺，治表虛自汗、陰虛盜汗等症。

黃芪+升麻

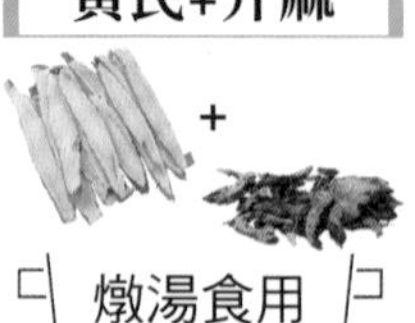

燉湯食用

二者合用可健脾益胃、補氣益氣，可治胃下垂、子宮脫垂、脫肛等症。

白芍

養血柔肝、緩中止痛

- 性味歸經：
  性涼，味苦、酸；歸肝、脾經
- 產季：夏季
- 每日適用量：10～15克

白芍可養血柔肝、緩中止痛、斂陰收汗。主治胸腹疼痛、瀉痢腹痛、自汗盜汗、陰虛發熱、月經不調、崩漏、帶下。白芍對胃腸平滑肌有抑制作用，對緩解腸痙攣引起的腹痛效果顯著，對大腸桿菌等也有抑制作用。

夏季養生搭配

白芍+枸杞+薑

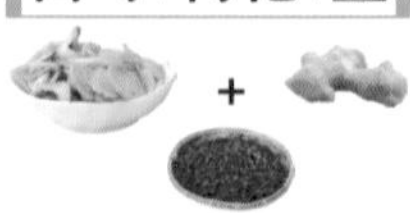

燉湯食用

三者合用可養血柔肝、斂陰收汗，可治肝陽亢盛引起的頭暈、眩暈等症。

白芍+靈芝

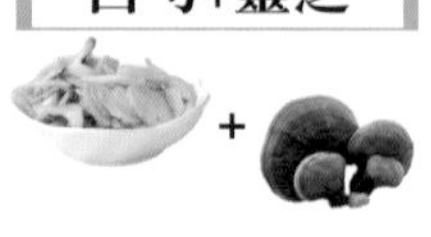

燉湯食用

二者合用可平抑肝陽、益心安神，適用於自汗盜汗、體虛等症。

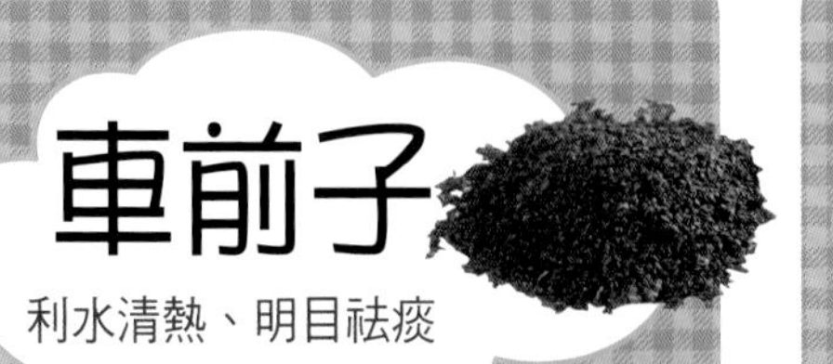

車前子

利水清熱、明目祛痰

- 性味歸經：
  性寒，味甘；歸腎、肝、肺經
- 產季：夏、秋兩季
- 每日適用量：4.5～9克

車前子具有利水通淋、滲濕止瀉、清肝明目、清熱化痰的功效，為常用藥材。主治小便不通、淋濁、帶下、尿血、暑濕瀉痢、咳嗽多痰、濕痹等症。夏季暑邪當令，而暑通於濕，車前子能清熱利水，夏季宜服。

夏季養生搭配

車前子+粳米

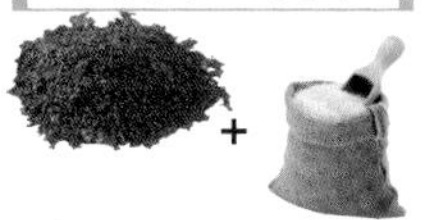

煮粥服用

二者合用可利水通淋、滲濕止瀉，可治濕熱淋濁、小便不利、目赤腫痛等症。

車前子+白朮

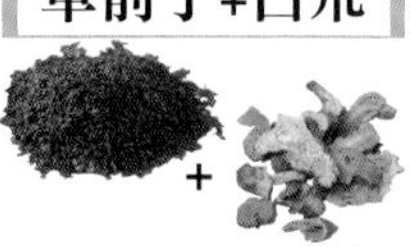

水煎服用

二者合用可滲濕利水、健脾和胃、止瀉，可治小兒夏季腹瀉。

金銀花

清熱解毒、殺菌消炎

- 性味歸經：
  性寒，味甘；歸肺、胃經
- 產季：春季
- 每日適用量：6～16克

金銀花能清熱解毒，常用來治療溫病發熱、熱毒血痢、癰瘍、腫毒、腮腺炎、痔瘡等病。對多種細菌均有抑制作用，一般而言，對沙門菌屬作用較強，尤其對傷寒及副傷寒桿菌在體外有較強的抑制作用。

夏季養生搭配

金銀花+夏枯草

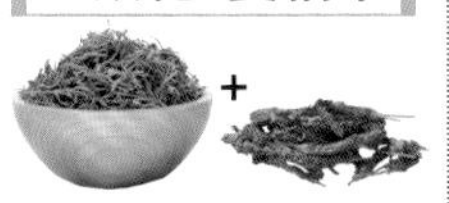

煎汁飲用

二者合用具有疏散風熱、清肝明目、清肺潤燥的功效，可治結膜炎。

金銀花+馬齒莧

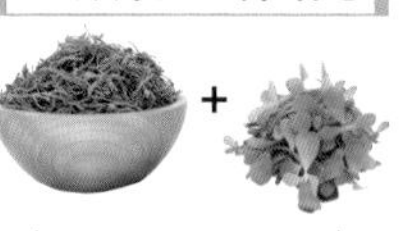

煎汁飲用

二者合用具有清熱解毒、消炎、止渴、止瀉的功效，可治痢疾。

葛根

升陽解肌、透疹止瀉

- 性味歸經：
  性涼，味甘、辛；歸脾、胃經
- 產季：冬季
- 每日適用量：4.5～9克

葛根能升陽解肌、透疹止瀉、除煩止溫，主治傷寒、發熱頭痛、項強、煩熱消渴、泄瀉、痢疾、癍疹不透、高血壓症、心絞痛、耳聾等症。此外，葛根還具有調節冠狀動脈、解痙、調節血糖、降血壓的作用。

夏季養生搭配

葛根+黃連

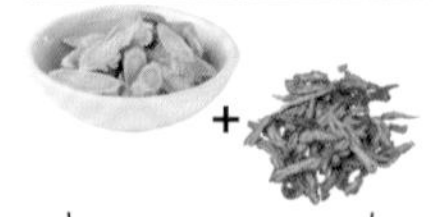

煎汁飲用

二者合用可清熱燥濕、瀉火解毒、止血，適用於痢疾者。

葛根（粉）+杏仁

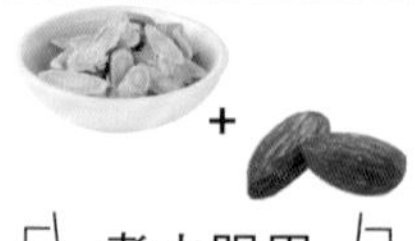

煮水服用

二者合用可透疹止瀉、除煩止溫、止咳平喘，可治風寒感冒、咳嗽等症。

藿香

利氣快膈、和中辟穢

- 性味歸經：
  性微溫、味辛；歸肺、脾、胃經
- 產季：秋季
- 每日適用量：4.5～9克

藿香具有利氣快膈、和中辟穢、化濕止嘔的功效。主治夏季感冒而兼有胃腸症狀者（有頭痛、腹痛、嘔吐、腹瀉）；亦可治療因飲食生冷或不潔食物引起的急性胃炎；還可治療瘧疾、痢疾、口臭等症。

夏季養生搭配

藿香+半夏

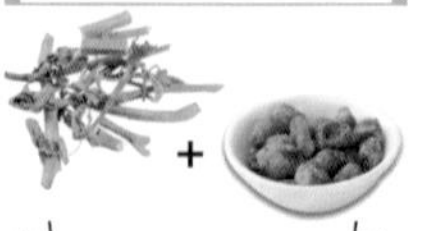

煎水服用

二者合用可利氣快膈、和中辟穢，可用於食積氣滯、腹脹便秘、濕阻中焦等。

藿香+大米

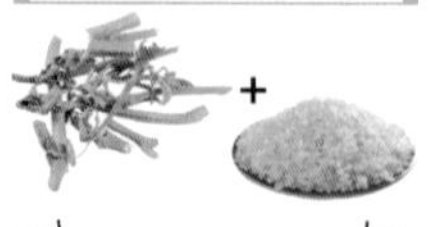

煮粥食用

二者合用可開胃止嘔、發表解暑、健脾化濕，常食可預防夏季中暑。

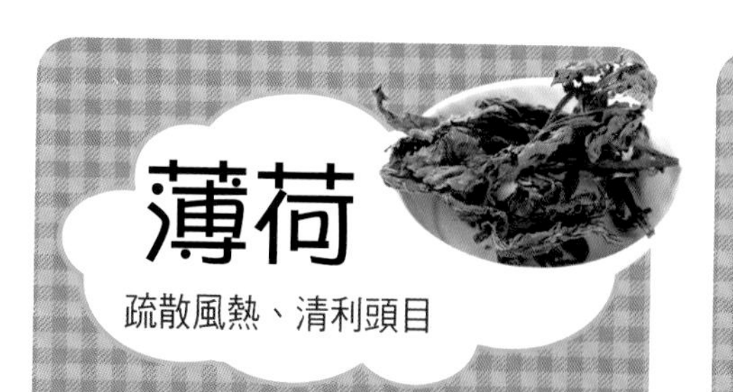

薄荷

疏散風熱、清利頭目

- 性味歸經：
  性涼、味辛；歸肝、肺經
- 產季：春、秋兩季
- 每日適用量：3～6克

薄荷是辛涼解表藥中最能宣散表邪者，可疏散風熱、清利頭目、利咽透疹、疏肝行氣。主治外感風熱感冒、無汗症、目赤多淚、咽喉腫痛、肺熱咳嗽、食滯氣脹、口瘡、瘡疥紅疹、脅肋疼痛、風疹搔癢等症。

夏季養生搭配

薄荷+蟬蛻

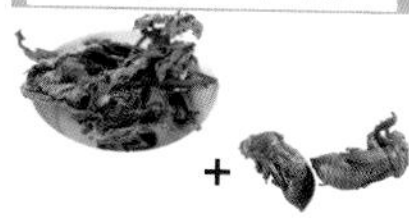

煎汁服用

二者合用可清熱平肝、息風定驚，治小兒驚癇瘈瘲、大人血壓偏高等症。

薄荷+防風

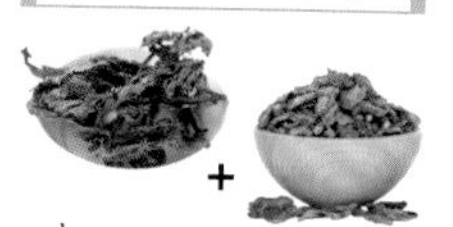

煎水飲用

二者合用具有宣肺利咽、祛痰排膿、解痙止癢的功效，可治風熱感冒。

蓮子

固精止帶、補脾止瀉

- 性味歸經：
  性溫，味甘澀；歸心、腎經
- 產季：夏、秋兩季
- 每日適用量：10～15克

蓮子能固精止帶、補脾止瀉、養心安神，主治遺精、滑精、帶下清稀量多、腰膝酸軟、食欲不振、脾虛泄瀉、心悸失眠等症。蓮子還能清熱除煩、養心安神，適合夏季食用。蓮子忌與蟹、龜同食，避免產生不良反應。

夏季養生搭配

蓮子+豬腎

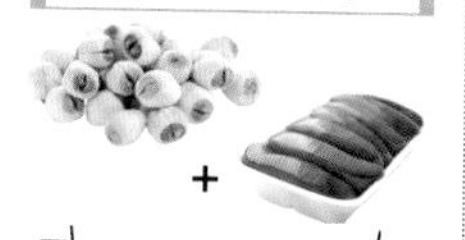

燉湯食用

二者合用可補脾止瀉、養心安神、補腎助陽，可用於治療腎虛遺精。

蓮子+酸棗仁

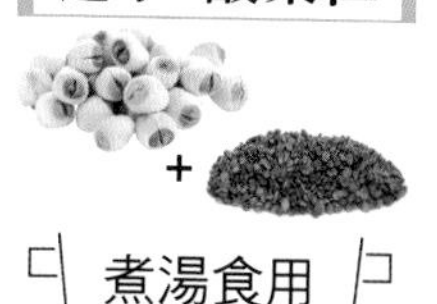

煮湯食用

二者合用可養心安神、緩解情緒，適用於因夏季炎熱煩躁引起的失眠。

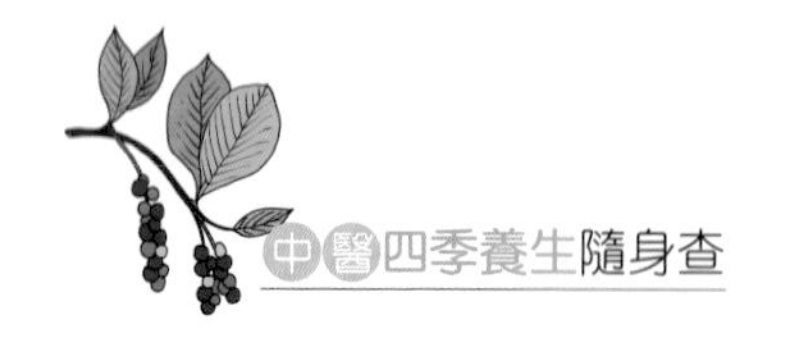

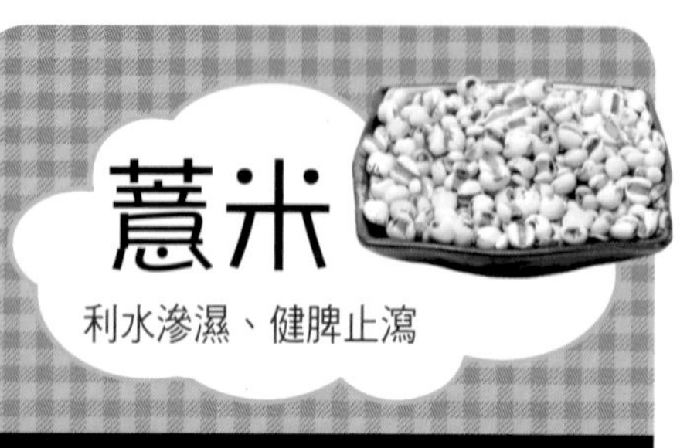

薏米

利水滲濕、健脾止瀉

- 性味歸經：
  性涼，味甘淡；歸脾、肺經
- 產季：秋季
- 每日適用量：50~100克

薏米可利水滲濕、健脾止瀉、通絡除痹、清熱排膿，可治療泄瀉、濕熱痹痛、水腫、腸癰、肺癰、小便不利、白帶異常、扁平疣等。薏米清熱除濕，適合夏季食用。薏米忌與杏仁同食，會引起嘔吐、泄瀉。

夏季養生搭配

薏仁+茉莉

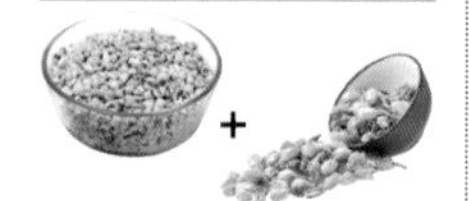

煎水飲用

二者合用可健脾利濕、清肝明目、瀉熱止渴、養心安神，適合夏季食用。

薏仁+冬瓜

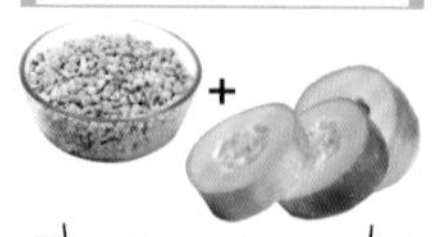

煮湯食用

二者合用可健脾化濕、利水消腫，用於脾虛濕盛引起的食欲不振、腹脹等症。

小麥

養心益腎、鎮靜益氣

- 性味歸經：
  性涼，味甘；歸心經
- 產季：春、夏兩季
- 每日適用量：100克

小麥可養心神、斂虛汗、生津止汗、養心益腎、鎮靜益氣、健脾厚腸、除熱止渴，對心血不足、體虛多汗、舌燥口乾、心煩失眠、心悸不安、失眠多夢、體虛、自汗、盜汗、多汗等病症有一定的輔助療效。

夏季養生搭配

小麥+黃芪

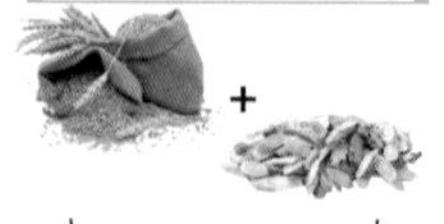

煮粥食用

二者合用可益氣補虛、固表斂汗、養心安神，可用於易汗出、失眠煩躁等症。

小麥+大棗

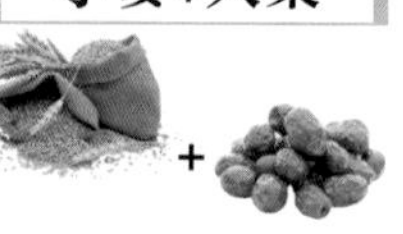

煮湯食用

二者合用可補血益氣、斂虛汗、養心安神，可治更年期綜合症。

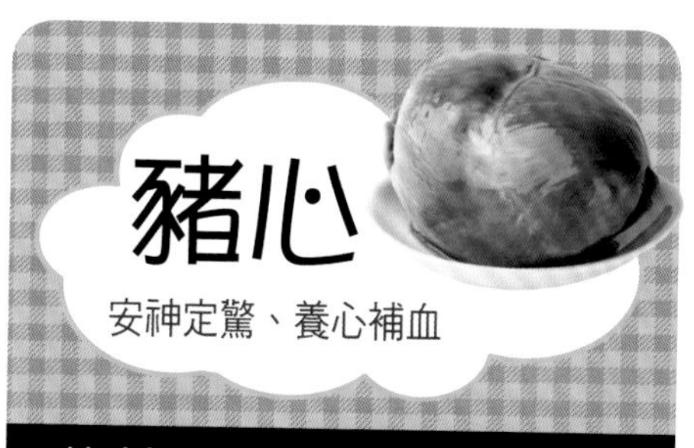

- 性味歸經：
  性平、味甘鹹、無毒；歸心經
- 產季：一年四季
- 每日適用量：100克

豬心可補虛、安神定驚、養心補血，主治心虛多汗、自汗、驚悸恍惚、失眠多夢等症。適宜心虛多汗、自汗、驚悸、怔忡、失眠多夢之人食用，也適宜精神分裂症、癔病者食用。豬心忌與吳茱萸合食。

夏季養生搭配

豬心+丹參

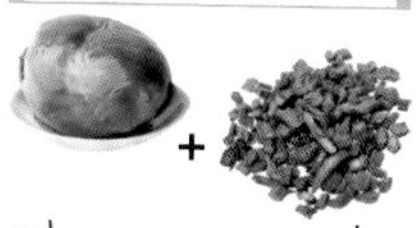

燉湯食用

二者合用具有滋陰潤肺、活血化瘀、養心安神的功效，可治冠心病。

豬心+五味子

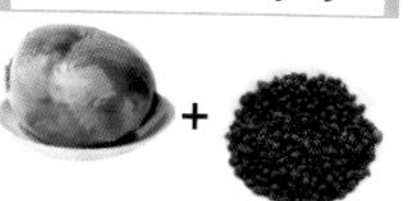

燉湯食用

二者合用可補虛斂汗、安神定驚、養心補血，可治自汗、盜汗等症。

鯽魚

益氣健脾、利水消腫

- 性味歸經：
  性平，味甘；歸脾、大腸經
- 產季：一年四季
- 每日適用量：40克

鯽魚能補陰血、通血脈、補體虛，益氣健脾、利水消腫、通絡下乳、祛風濕。鯽魚肉還對促進智力發育、降低膽固醇和血液黏稠度、預防心腦血管疾病有明顯作用。夏季濕邪屬陰，易致脾胃受損，可食鯽魚。

夏季養生搭配

鯽魚+玉米鬚

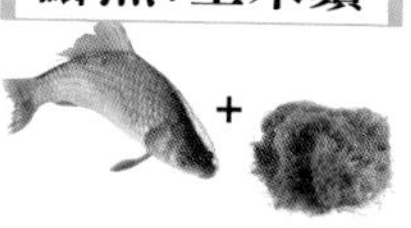

煮湯食用

二者合用可降壓降脂、健脾益胃，可治高血壓。

鯽魚+蝦仁

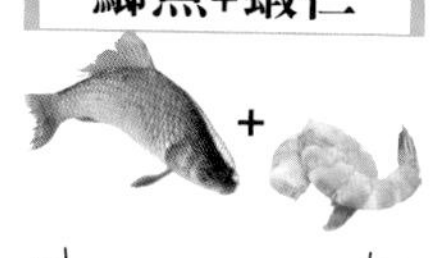

燉湯食用

二者合用可通絡下乳、健脾益胃、補充鈣質，適用於產後乳汁不出。

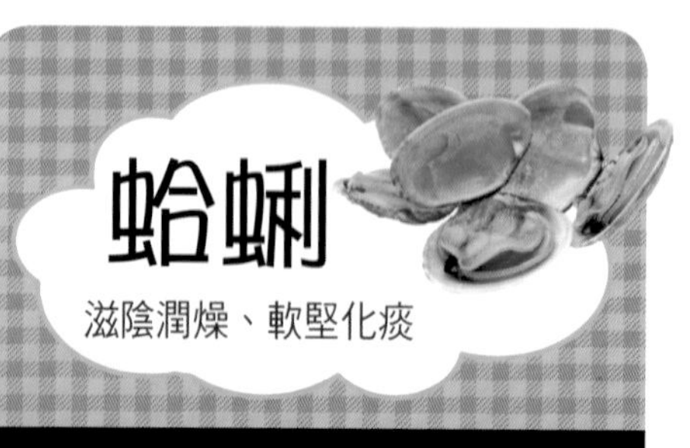

蛤蜊

滋陰潤燥、軟堅化痰

- 性味歸經：
  性寒、味鹹；歸胃經
- 產季：夏季
- 每日適用量：50克左右

蛤蜊可滋陰軟堅、化痰，能用於五臟陰虛消渴、自汗、乾咳、失眠、目乾等病症的調理和治療，對淋巴結腫大、甲狀腺腫大也有較好療效。蛤蜊含蛋白質多而含脂肪少，適合血脂偏高或高膽固醇血症者食用。

夏季養生搭配

蛤蜊+紫菜

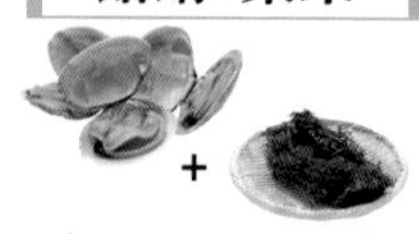

煮湯食用

二者合用可化痰軟堅、滋陰補血、清熱利水、補腎養心，可治甲狀腺腫大。

蛤蜊+玉竹

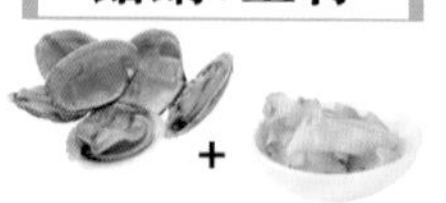

煮湯食用

二者合用具有滋陰潤肺、清熱化痰、斂汗的功效，可治陰虛潮熱盜汗。

綠豆

降壓降脂、滋補強壯

- 性味歸經：
  性涼、味甘；歸心、胃經
- 產季：一年四季
- 每日適用量：40克

綠豆可降壓降脂、滋補強壯、調和五臟、保肝、清熱解毒、消暑止渴、利水消腫。夏季宜多食綠豆，能解暑熱，利水消腫。綠豆忌與蕃茄同食，否則會傷人元氣，引起身體不適。

夏季養生搭配

綠豆+南瓜

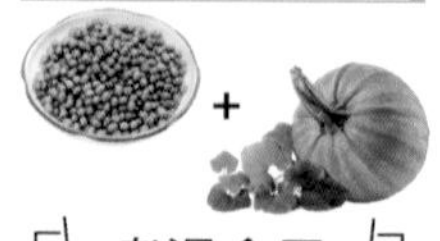

煮湯食用

綠豆可清熱解毒，南瓜補中益氣，二者同食有很好的保健作用。

綠豆+百合

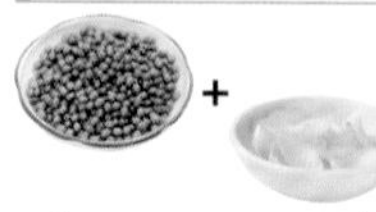

煎湯服用

百合具有潤燥的功效，與解熱的綠豆同食，潤肺清心的效果更佳。

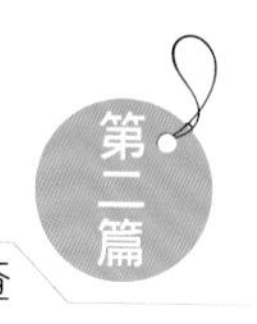

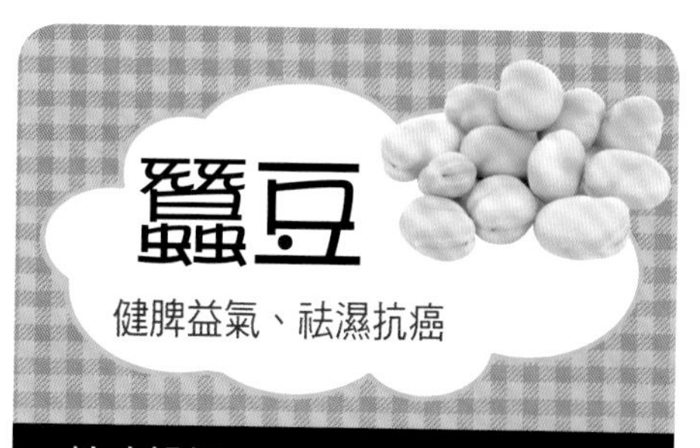

●性味歸經：
性平，味甘；歸脾、胃經
●產季：夏季
●每日適用量：30克

蠶豆可健脾益氣、祛濕、抗癌，對於脾胃氣虛、胃呆少納、不思飲食、大便溏薄、慢性腎炎、腎病水腫、食管癌、胃癌、宮頸癌等病症有輔助療效。夏季養生應注意運脾化濕，多食蠶豆，能健脾祛濕。

夏季養生搭配

蠶豆+花菜

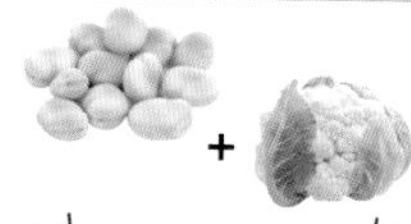

炒食

二者合用可養心安神、健脾益氣，對胃癌、食管癌有一定的食療效果。

蠶豆+豬肚

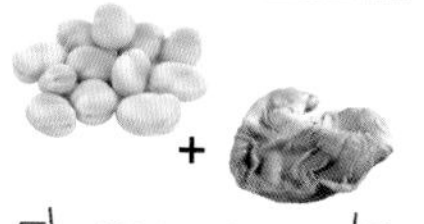

燉湯食用

二者合用可健脾益胃、利水滲濕，治療脾虛腹瀉。

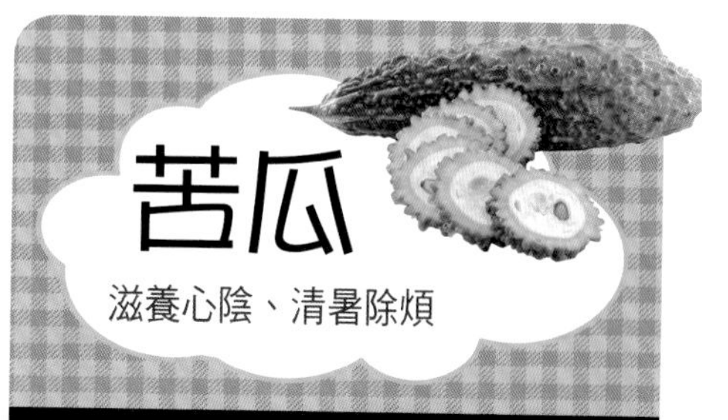

●性味歸經：
性寒，味苦；歸心、肝經
●產季：夏季
●每日適用量：80克

苦瓜可滋養心陰、清暑除煩、清熱消暑、解毒明目、降糖、補腎健脾、提高人體免疫力。對治療痢疾、瘡腫、熱病煩渴、痱子過多、眼結膜炎、小便短赤等病有療效。夏季常食苦瓜，能清熱除煩，養心宜神。

夏季養生搭配

苦瓜+百合

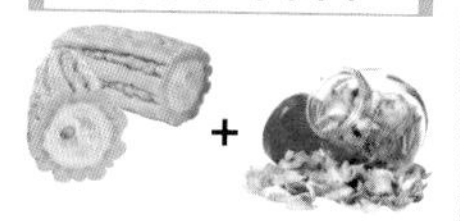

清炒食用

二者合用可清暑除煩、生津消食，適合胃火旺盛、口渴陰虛者食用。

苦瓜+海帶

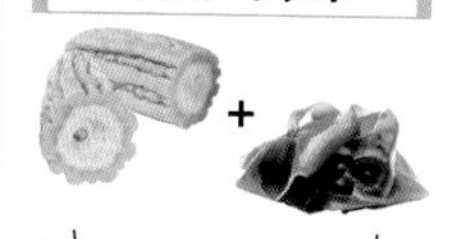

煮湯食用

二者合用可清心瀉火、降糖降壓，適合夏季上火、心煩易怒、失眠的人群。

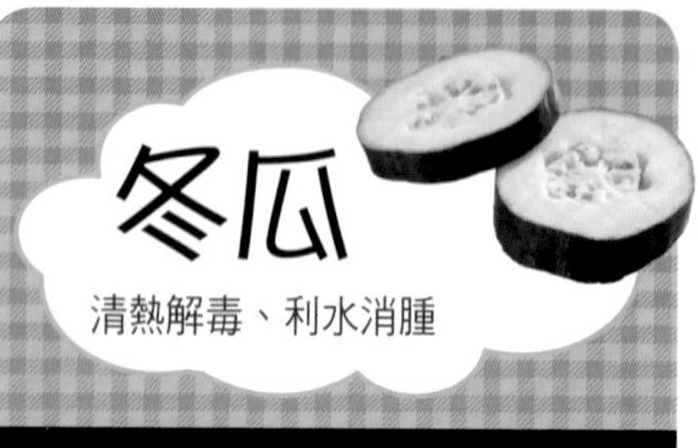

- 性味歸經：
  性涼，味甘；歸肺、大腸經
- 產季：夏季
- 每日適用量：60克

冬瓜能清熱解毒、利水消腫、減肥美容，減少體內脂肪，有利於減肥。冬瓜對慢性支氣管炎、腸炎、肺炎等感染性疾病有一定的食療作用。夏季宜常食用冬瓜，能去濕熱，同時能利水排毒，有益身體健康。

夏季養生搭配

冬瓜+薏米

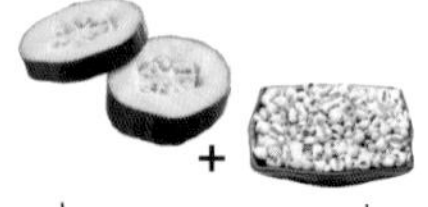

煮湯食用

二者合用可健脾化濕、利水消腫，適合脾虛濕盛引起的食欲不振、腹脹患者。

冬瓜+鯉魚

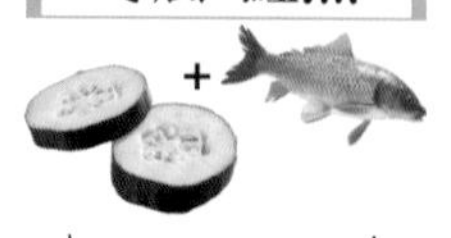

煮湯食用

二者合用可清熱利尿、散血止血，可用於慢性腎炎患者。

絲瓜

清暑涼血、解毒通便

- 性味歸經：
  性涼，味甘；歸肝、胃經
- 產季：夏季
- 每日適用量：60克

絲瓜能清暑涼血、解毒通便、祛風化痰、美容、通經絡、行血脈、下乳汁、調理月經不順，能治療熱病身熱煩渴、痰喘咳嗽、腸風痔漏、血淋、產婦乳汁不下等症。夏季暑熱重，絲瓜清熱解暑，適合夏季食用。

夏季養生搭配

絲瓜+黃瓜

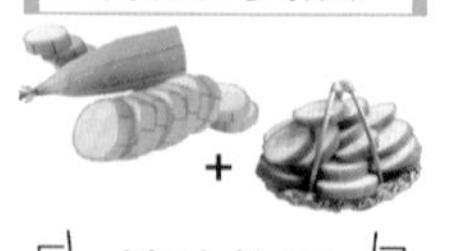

榨汁飲用

二者合用可解毒利尿、清暑涼血，可治中暑。

絲瓜+馬蹄

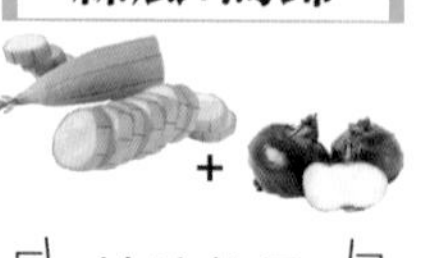

榨汁飲用

二者合用可消炎殺菌、清熱消腫，可治尿路感染。

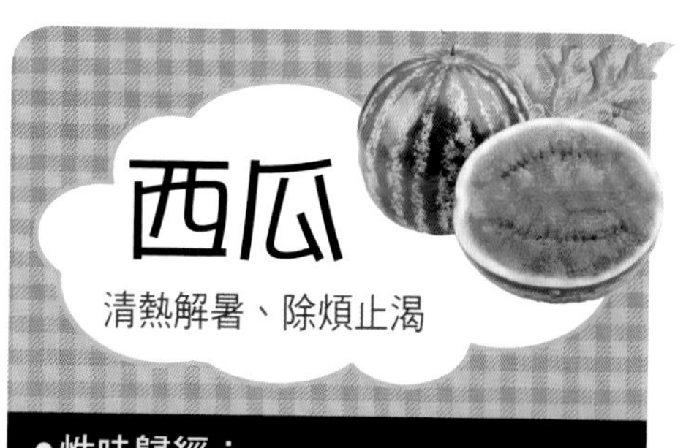

西瓜

清熱解暑、除煩止渴

- 性味歸經：
  性寒、味甘；歸心、胃、膀胱經
- 產季：夏季
- 每日適用量：50克

西瓜能清熱解暑、除煩止渴、降壓美容、利水消腫。西瓜富含多種維生素，可平衡血壓、調節心臟功能、預防癌症、促進新陳代謝，有軟化及擴張血管的功能。常吃可使頭髮秀麗稠密。忌與海蝦同食，會引起嘔吐。

夏季養生搭配

西瓜+葛根

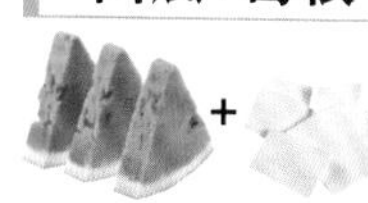

煮湯食用

二者合用可清熱解暑、生津止渴、瀉火除煩，適用於夏季上火。

西瓜+柳丁

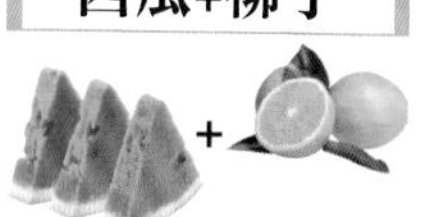

榨汁飲用

二者合用既可清熱防暑，又可避免因暑熱汗出過多導致體虛。

蕃茄

清熱解毒、生津止渴

- 性味歸經：
  味甘酸，性涼；歸肝、胃經
- 產季：夏季
- 每日適用量：100克

蕃茄能清熱解毒、生津止渴、健胃消食、涼血平肝，可防治夏季的口渴和食欲不振。另外，蕃茄還富含胡蘿蔔素和維生素A、C，可以防曬、美容、抗衰老，以及對治夏季的真菌、感染性皮膚病。

夏季養生搭配

蕃茄+芹菜

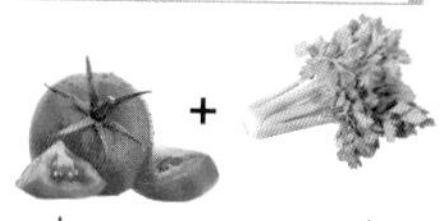

清炒食用

二者合用能降壓降脂、生津止渴、健胃消食，夏季食用可有降脂減肥的作用。

蕃茄+雞蛋

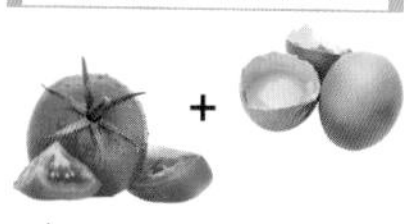

清炒食用

二者合用能減肥瘦身、消除疲勞、增進食欲，適宜夏季食用。

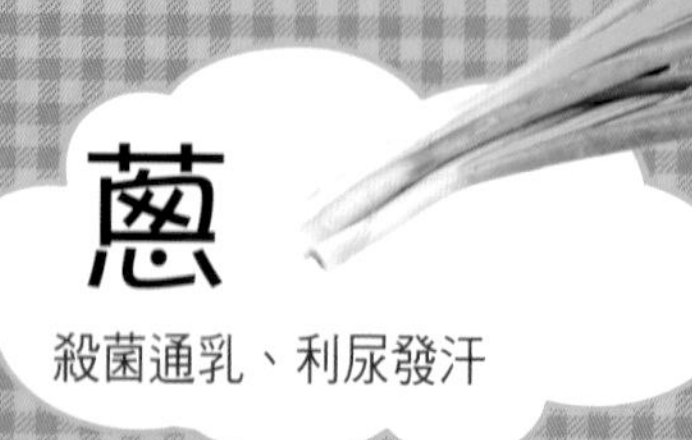

蔥

殺菌通乳、利尿發汗

- 性味歸經：
  性溫、味辛；歸肺、胃經
- 產季：一年四季
- 每日適用量：40克左右

蔥含有揮發性硫化物，具有特殊辛辣味，是重要的解腥調味品。中醫學上，蔥可殺菌通乳、利尿發汗和安眠，對風寒感冒輕症、癰腫瘡毒、痢疾、脈微、寒凝腹痛、小便不利等病症有食療作用。

夏季養生搭配

蔥+生薑

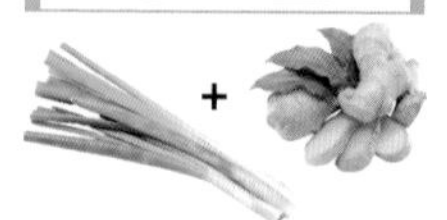

煎水服用

二者合用有發汗解肌、增進食欲的功效，可用於夏季汗出不暢、食欲不振。

蔥+豬蹄

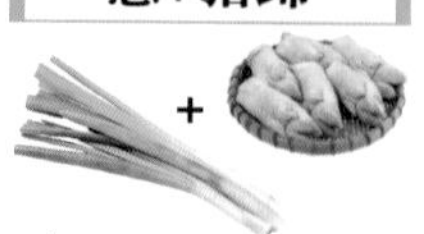

燉湯食用

二者合用能通乳利尿、滋潤皮膚，可治產後乳汁不下。

洋蔥

健胃發汗、祛痰殺菌

- 性味歸經：
  性溫，味甘；歸肝、脾經
- 產季：一年四季
- 每日適用量：50克

洋蔥可散寒健胃、發汗、祛痰、殺菌、降血脂、降血壓、降血糖、抗癌。夏季宜常食洋蔥，可以穩定血壓、降低血管脆性、保護人體動脈血管，還能幫助防治夏季流行感冒。洋蔥忌與蜂蜜同食，會傷害眼睛。

夏季養生搭配

洋蔥+胡蘿蔔

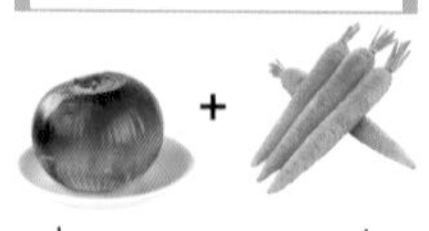

清炒食用

二者合用可發汗解表、增進食欲、促進消化，改善胸悶腹脹。

洋蔥+玉竹

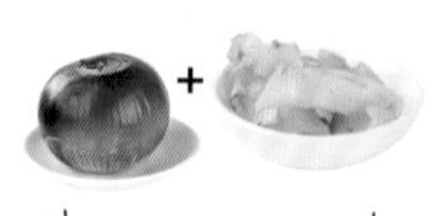

清炒食用

二者合用具有散寒健胃、潤腸通便、滋陰潤肺的功效，可治糖尿病。

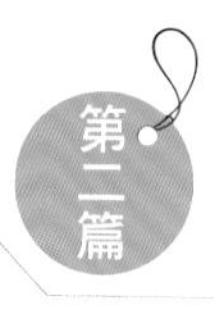

荷葉甘草茶

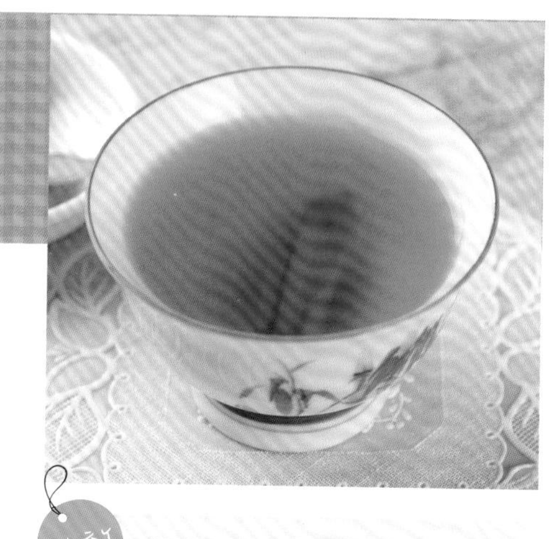

材料：

鮮荷葉20克，甘草6克，白糖10克

做法：

荷葉洗淨、切碎；甘草洗淨，備用。將荷葉、甘草放入水中煮10餘分鐘，濾去荷葉渣，加適量白糖調勻即可。

功效

本品具有消暑解渴、清心安神、排毒瘦身等功效。

山楂五味子茶

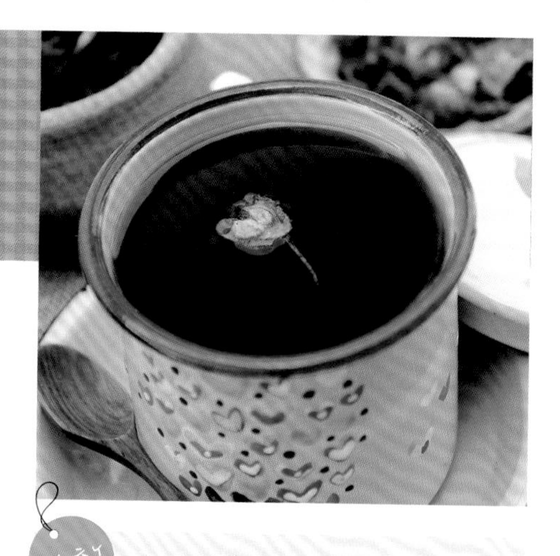

材料：

山楂10克，五味子6克，白糖5克

做法：

山楂、五味子洗淨，放入鍋裡，加適量清水，煎煮10分鐘。煎兩次，取汁混勻，調入白糖攪勻即可。

功效

本品具有健脾開胃、養心安神、解鬱除煩等功效。

桑葉清新茶

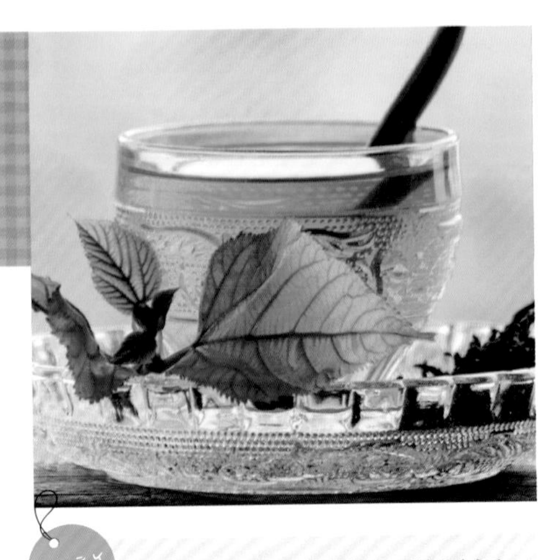

材料：

大青葉6克，桑葉6克，麥冬5克，冰糖6克

做法：

大青葉、桑葉、麥冬洗淨瀝乾；砂鍋洗淨，加水，將大青葉、麥冬、桑葉放入砂鍋，加入冰糖，拌勻，以大火煮沸，煮到水剩約400毫升後，去渣取汁，待冷即可。

功效

本品能滋陰清熱、利尿解毒，對小兒夏熱、結膜炎、肺熱咳嗽等有療效。

雙花飲

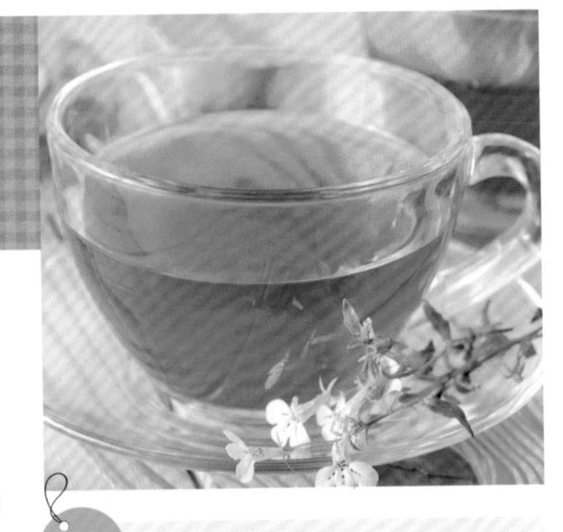

材料：

金銀花3克，白菊花5克，冰糖5克

材料：

金銀花、白菊花洗淨；將金銀花、白菊花放入淨鍋內，加水煎煮，最後調入冰糖，煮至溶化即可。

功效

本品能清熱解毒、澀腸止瀉，對細菌性腸炎引起的泄瀉、流感等有療效。

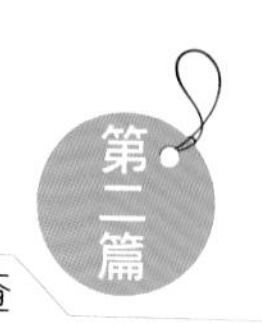

魚腥草茶

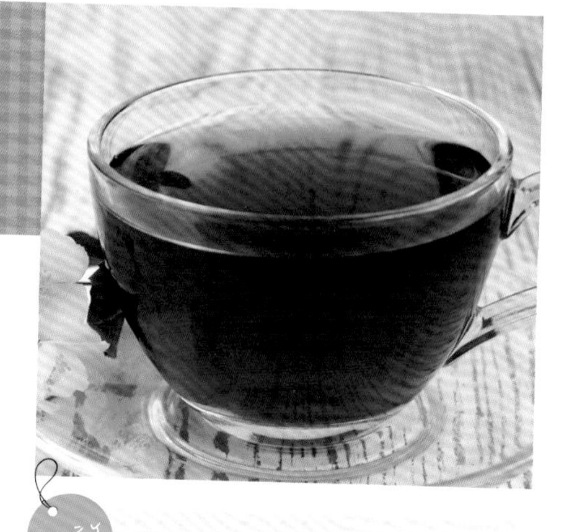

材料：

魚腥草10克，紅棗10克

做法：

魚腥草洗淨；紅棗洗淨，切開去核。將魚腥草、紅棗放入鍋中，加水3000毫升，煮沸後轉小火再煮20分鐘，最後濾渣即可。

功效

本品能清熱解毒、排膿消腫，對痔瘡、肛周膿腫、肺熱痰稠等症有療效。

枸杞菊花茶

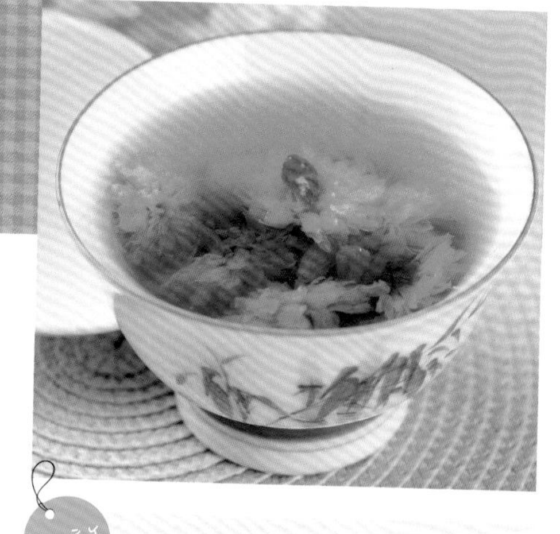

材料：

白菊花5克，枸杞10克

做法：

菊花、枸杞洗淨，放入壺中，用沸水沖泡，加蓋燜10～15分鐘即可。

功效

本品能清熱瀉火、滋陰明目，對結膜炎、白內障、高血壓等症有療效。

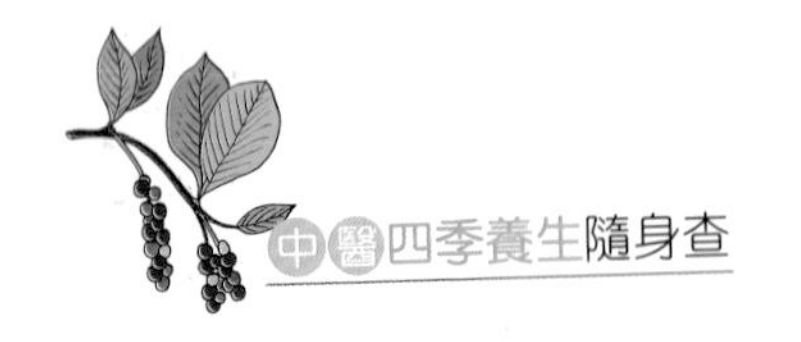

天冬茶

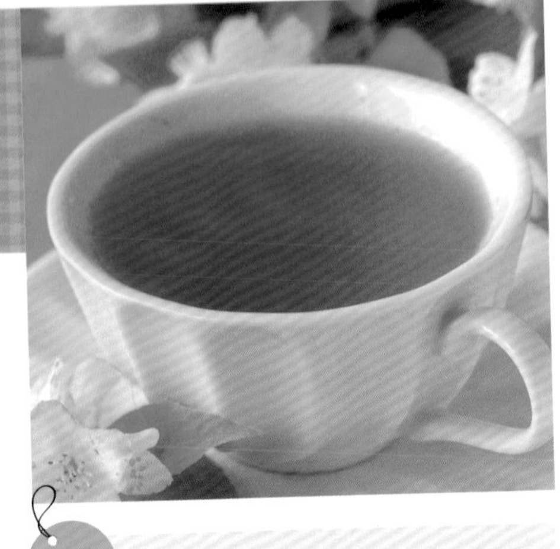

材料：

天冬5克，甘草6克，冰糖5克

做法：

天冬和甘草洗淨，放入杯中，倒入熱水沖泡，加入冰糖，燜泡10分鐘，完全泡開即可飲用。

功效 **本品具有滋養心陰、生津潤燥、改善便秘的功效。**

薄荷茶

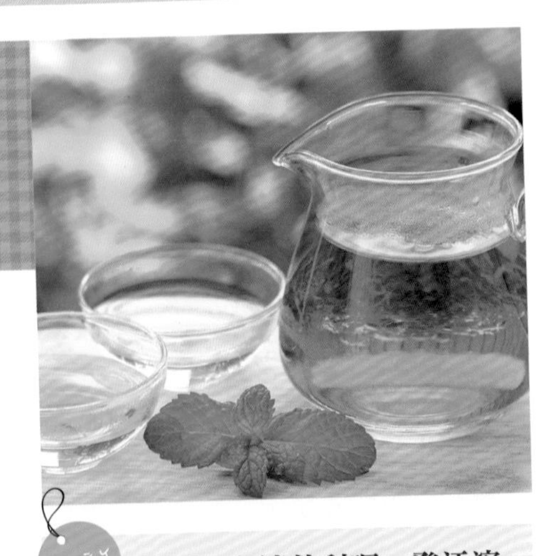

材料：

薄荷5克，茶葉3克，冰糖5克

做法：

茶葉、薄荷分別洗淨，放在杯內，以適量熱開水沖泡，加蓋燜10分鐘，將冰糖放入，調勻即可。

功效 **本品具有清熱利咽、發汗瀉火、解表散熱的功效，可提神醒腦。**

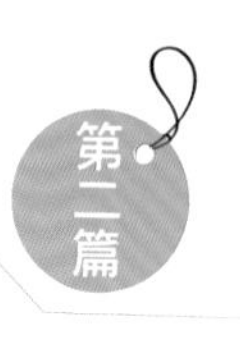

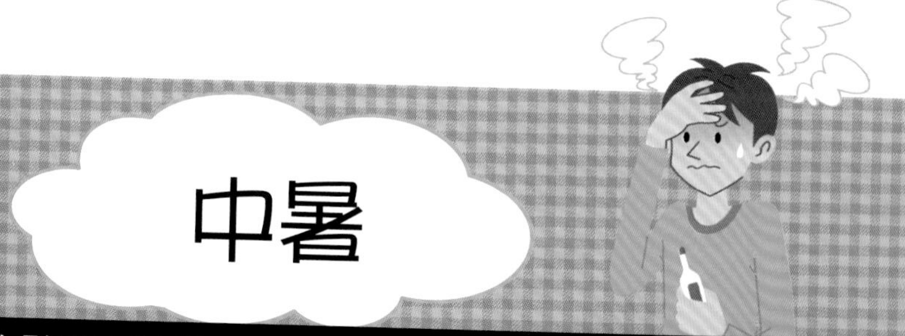

中暑

由於在烈日下或高溫環境中工作，身體調節體溫的能力不能適應外界，體內產生的熱量不能適當地向外散發，積聚而產生高熱，稱為中暑。

◎ 對症藥材

金銀花、菊花、藿香、澤瀉、茯苓、薄荷、葛根、薏米、知母、石斛、荷葉

◎ 對症食材

西瓜、絲瓜、冬瓜、蓮花、火龍果、綠豆、南瓜、檸檬、銀耳、火龍果

對症食療

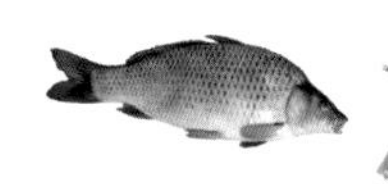

鯽魚

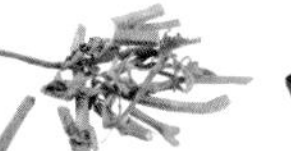

藿香

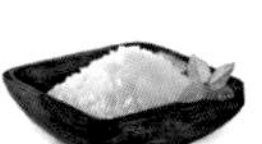

鹽

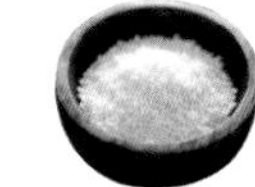

西米

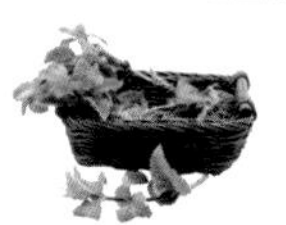

嫩薄荷葉

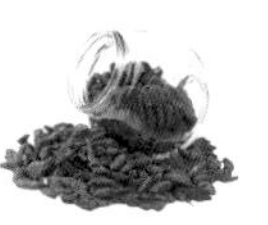

枸杞

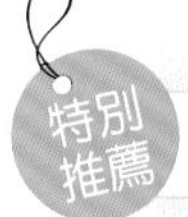

特別推薦 藿香鯽魚

材料：鯽魚1條，藿香15克，鹽適量

做法：鯽魚宰殺，洗淨；藿香洗淨。燉鍋中放入適量清水，倒入備好的鯽魚和藿香，大火燒開，改小火續煮片刻，使食材入味，加適量鹽調味即可。

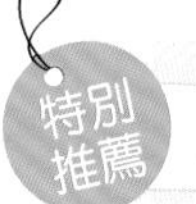

特別推薦 薄荷西米粥

材料：西米100克，嫩薄荷葉15克，枸杞適量，鹽3克

做法：西米洗淨，用溫水泡至透亮；薄荷葉洗淨，切碎；枸杞洗淨。鍋置火上注水，放西米，用旺火煮至米粒開花；放薄荷葉、枸杞子，小火煮至粥成，加鹽調味即可。

小兒夏熱

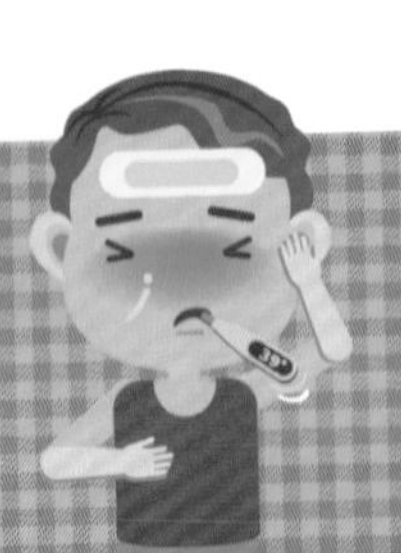

小兒夏熱是一種兒童夏季常見病，在夏季溫度高時發生，主要症狀為持續發熱口渴、尿多、汗少。起病緩慢，有夜熱早涼的，也有早熱暮涼的。

◎ 對症藥材

麥冬、北沙參、天花粉、天冬、金銀花、太子參、薄荷、百合、蓮子、葛根

◎ 對症食材

蓮藕、銀耳、冬瓜、蓮子、絲瓜、生菜、黃瓜、苦瓜

對症食療

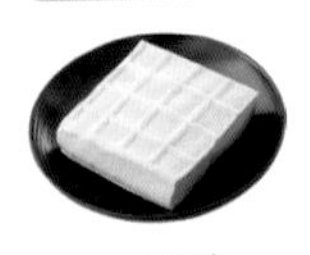

豆腐

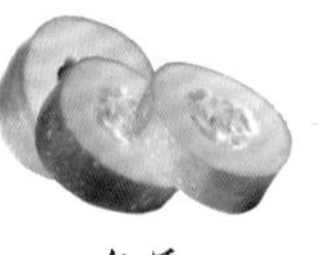

冬瓜

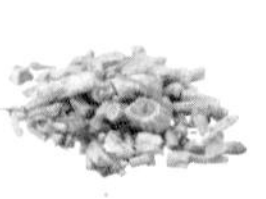

沙參

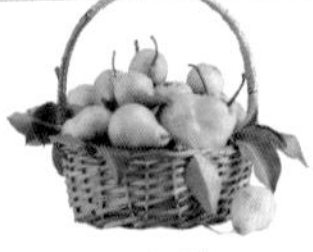

雪梨

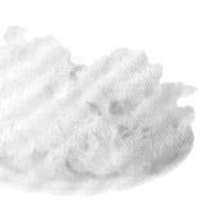

銀耳

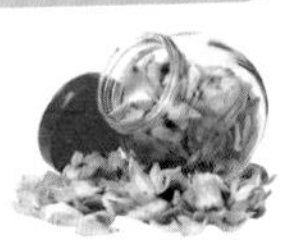

百合

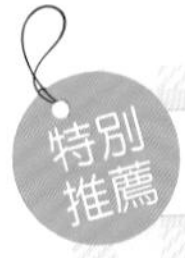

特別推薦

沙參豆腐冬瓜湯

材料：豆腐250克，冬瓜200克，沙參10克，葛根10克，鹽適量

做法：豆腐洗淨，切塊；冬瓜去皮，洗淨，切片；北沙參、葛根洗淨。鍋中加水，放入豆腐、冬瓜、沙參、葛根同煮，煮沸後加少量鹽調味即可。

特別推薦

雪梨銀耳百合湯

材料：雪梨1個，銀耳40克，百合30克，蜂蜜適量

做法：雪梨洗淨，去核；百合、銀耳洗淨，泡發。鍋內加入適量水，將雪梨、百合、銀耳放入鍋中，煮至熟透，調入蜂蜜攪拌均勻即可。

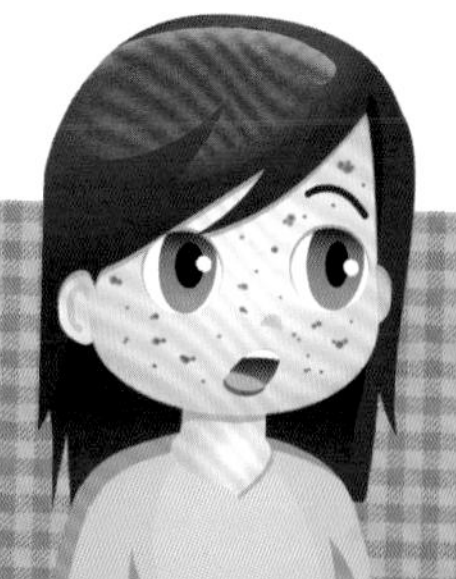

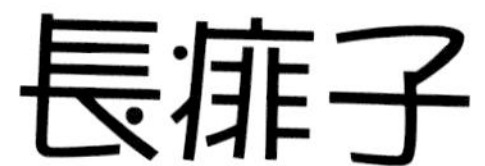

長痱子

痱子是夏季因汗出不暢所出現的一種常見皮膚病，它是由汗孔阻塞引起的，多發生在頸、胸背、肘窩、膕窩等部位，小孩可發生在頭部、前額等處。

◎ 對症藥材

金銀花、菊花、藿香、葛根、蒲公英、桑葉、薄荷、蓮子

◎ 對症食材

綠豆、苦瓜、絲瓜、冬瓜、西瓜、檸檬、鴨肉、青菜、芥菜、海帶

對症食療

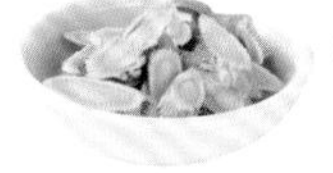

黃芩

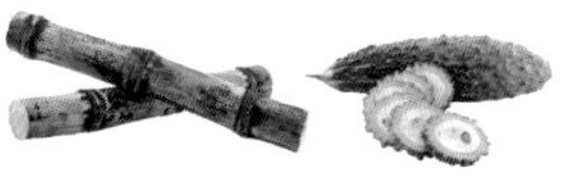

甘蔗

苦瓜

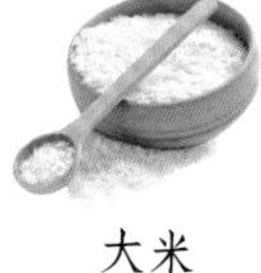

大米

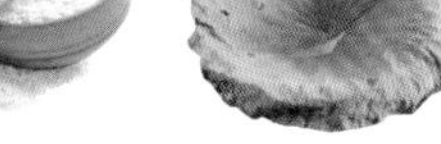

荷葉

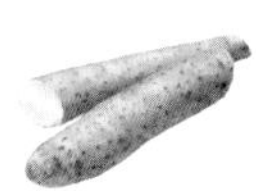

淮山

特別推薦 苦瓜甘蔗雞骨湯

材料：雞胸骨1副，甘蔗、苦瓜各200克，黃芩10克，枇杷葉8克，鹽適量

做法：雞胸骨汆水，撈出；食材切好。鍋中加水，放入雞胸骨、甘蔗，大火煮沸，小火續煮1小時，將黃芩、枇杷葉和苦瓜放入，再煮30分鐘，加鹽調味即可。

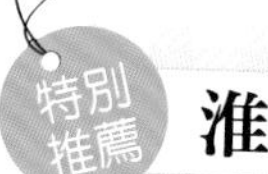

特別推薦 淮山荷葉大米粥

材料：大米100克，荷葉15克，淮山10克，鹽3克

做法：大米洗淨，泡發；荷葉洗淨，切片；淮山去皮洗淨，切塊。鍋中注水，放入大米，用大火煮至米粒開花，再放入淮山、荷葉，改用小火煮至粥濃稠時，加鹽調味即可。

腹瀉

腹瀉多因飲食不節、冷熱混食所造成，主要症狀為：排便次數明顯超過平日習慣的頻率，糞質稀薄，水分增加，或含未消化食物，或膿血、黏液。

◎ 對症藥材

砂仁、山藥、芡實、金銀花、薏米、馬齒莧、菊花、魚腥草

◎ 對症食材

大蒜、花椒、胡椒、粳米、綠豆、絲瓜、冬瓜、扁豆、蘋果

對症食療

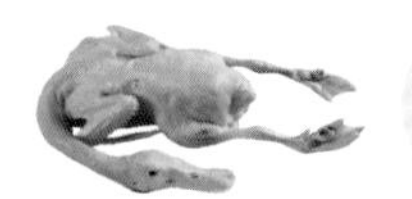
鴨肉

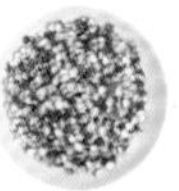
芡實

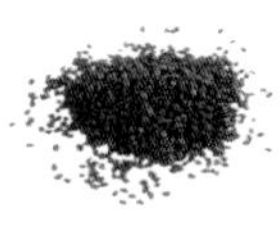
補骨脂

豬肚　芡實

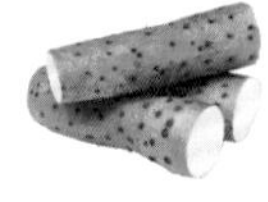
山藥

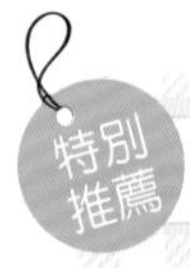

補骨脂芡實鴨湯

材料：鴨肉300克，芡實50克，補骨脂15克，鹽2克

做法：鴨肉洗淨汆水，撈出；芡實、補骨脂洗淨，與鴨肉一起放入鍋中，加水，蓋過所有材料；大火煮開，轉小火續燉約30分鐘，快熟時加鹽調味即可。

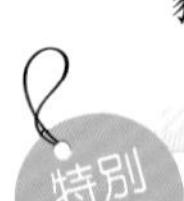

蒜肚湯

材料：豬肚1000克，芡實、山藥各50克，大蒜、生薑各適量，鹽4克

做法：豬肚去脂膜，洗淨，切塊；芡實洗淨；山藥去皮，洗淨，切片；大蒜去皮，洗淨。所有材料放入鍋內，加水煮2小時，至大蒜煮爛、豬肚熟，加鹽調味即可。

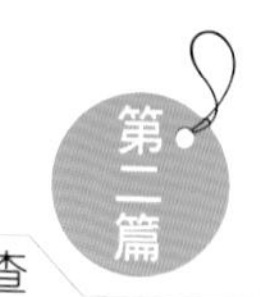
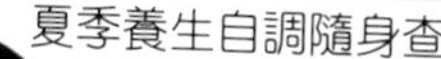

痢疾

痢疾為急性腸道傳染病之一，多發於夏季。症狀為發熱、腹痛、大便膿血相兼、有穢臭。若感染疫毒，發病急劇，伴突然高熱、神昏驚厥者，為疫毒痢。

◎ 對症藥材

秦皮、黃連、黃檗、木香、芍藥、白朮、蒼朮、厚樸、陳皮

◎ 對症食材

雞蛋、石榴、柿子、蘋果、山藥、蓮子、綠豆、柿子

對症食療

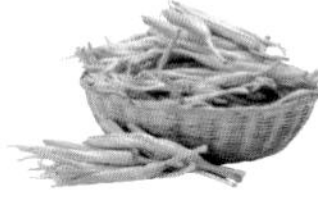
金針

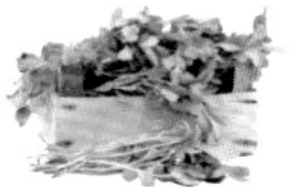
馬齒莧

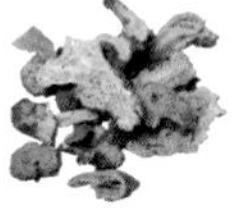
白朮

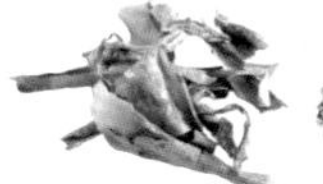
冬瓜皮

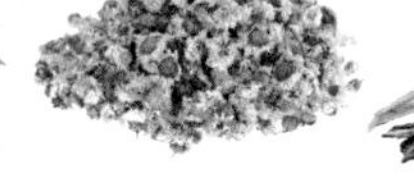
黃菊花

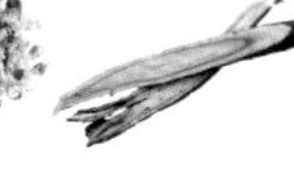
赤芍

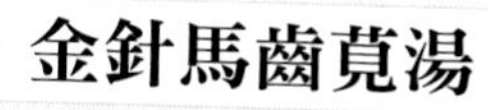

特別推薦

金針馬齒莧湯

材料：金針、馬齒莧各50克，白朮10克，黃檗、黃連各8克

做法：所有材料洗淨，放入鍋中，加適量水煮成湯即可。

特別推薦

赤芍菊花茶

材料：冬瓜皮20克，黃菊花15克，赤芍12克，秦皮10克，蜂蜜適量

做法：所有藥材和冬瓜皮洗乾，一起放入鍋中煎煮成藥汁，去除藥渣後，調入蜂蜜即可。

痔瘡

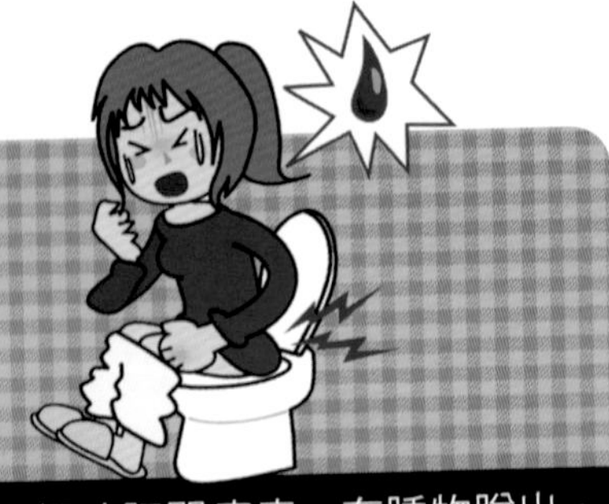

痔瘡包括內痔、外痔、混合痔，主要症狀有大便時肛門疼痛，有腫物脫出，或肛門外周有腫物，便時有少量滴血、肛門直腸墜痛、流出分泌物。

◎ 對症藥材

槐花、赤小豆、蘆根、當歸、茜草、荷葉、綠豆、金銀花、菊花

◎ 對症食材

紫菜、紅豆、黑芝麻、胡桃肉、竹筍、蜂蜜、青菜、核桃肉、香蕉

● 對症食療

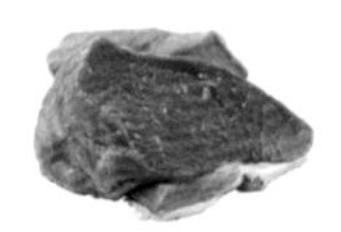
瘦豬肉

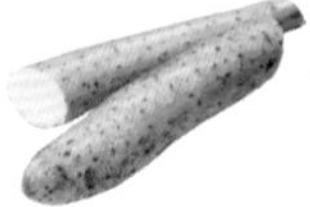
淮山

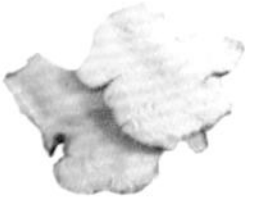
土茯苓

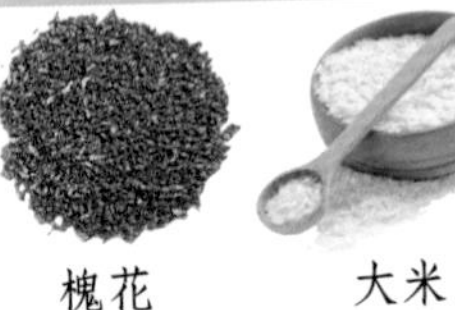
槐花

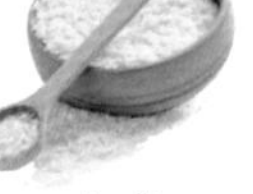
大米

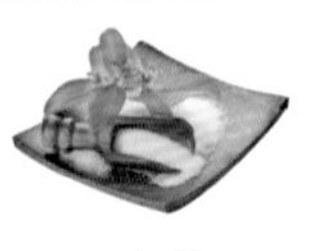
白糖

特別推薦 淮山土茯苓煲瘦肉

材料：瘦豬肉450克，淮山30克，土茯苓20克，鹽5克

做法：淮山、土茯苓洗淨，瀝乾；豬瘦肉切塊，汆水。鍋內加水，放入淮山、土茯苓、豬瘦肉，大火煮開後改用小火煲3小時，煲出藥材的藥性，加鹽調味即可。

特別推薦 槐花大米粥

材料：槐花適量，大米80克，白糖3克

做法：大米洗淨，置冷水中泡發半小時後，撈出瀝乾；槐花洗淨，用紗布袋包好，下入鍋中，加水熬取汁液備用。鍋置火上，倒入水、大米，大火煮至米粒開花，加槐花汁液熬煮至呈濃稠狀，調入白糖拌勻即可。

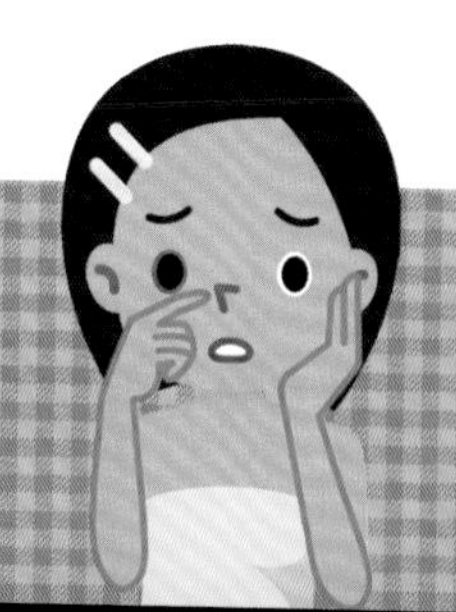

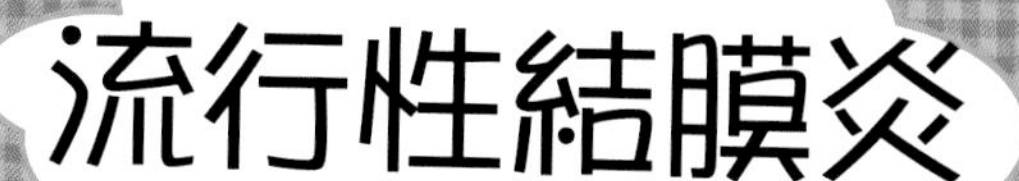

流行性結膜炎

俗稱「紅眼病」，為季節性傳染病，經常發生在夏秋季，傳染性極強。紅眼病多是雙眼先後發病，患病早期會感到雙眼發燙、燒灼畏光、眼紅。

◎ 對症藥材

桑葉、菊花、決明子、金銀花、枸杞、夏枯草、薄荷、薏米、蓮子、茉莉花

◎ 對症食材

苦瓜、花生、蚌、田螺、西瓜、絲瓜、冬瓜、蘿蔔、綠豆

對症食療

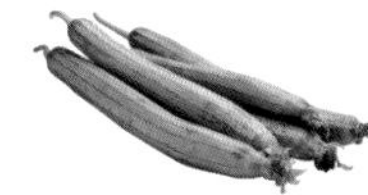

絲瓜

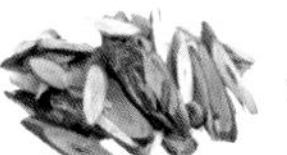

板藍根

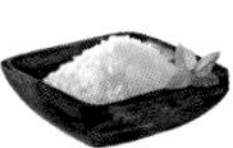

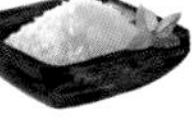

鹽

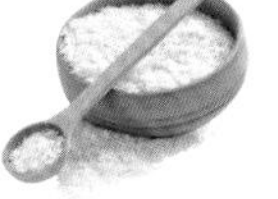

大米

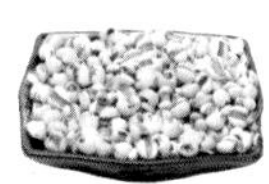

薏米

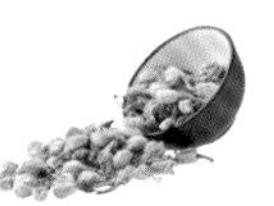

乾茉莉花

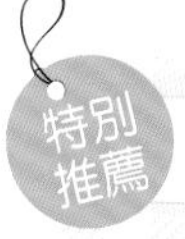

板藍根絲瓜湯

材料：絲瓜250克，板藍根20克，鹽適量

做法：板藍根洗淨；絲瓜洗淨，連皮切片。砂鍋內加適量水，放入板藍根、絲瓜片，大火燒沸，再改小火煮15分鐘至熟，去渣，加鹽調味即可。

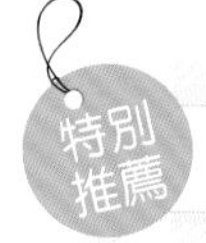

薏米茉莉粥

材料：大米70克，薏米30克，乾茉莉花8克，蔥花8克，白糖3克

做法：大米、薏米泡發洗淨；乾茉莉花洗淨。鍋置火上，加水、大米、薏米，大火煮至米粒開花，續煮至呈濃稠狀時，放茉莉花稍煮，加白糖拌勻，撒蔥花即可。

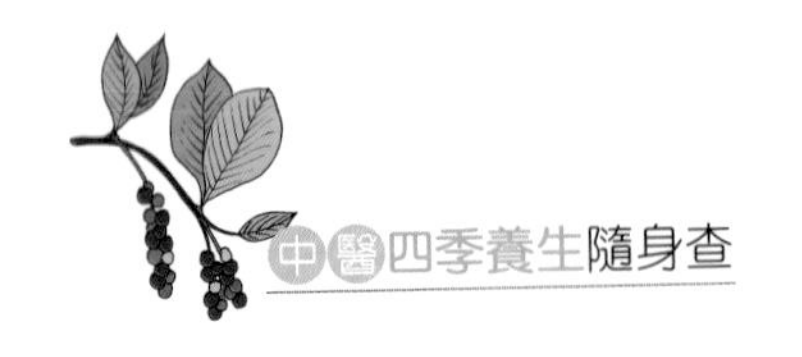

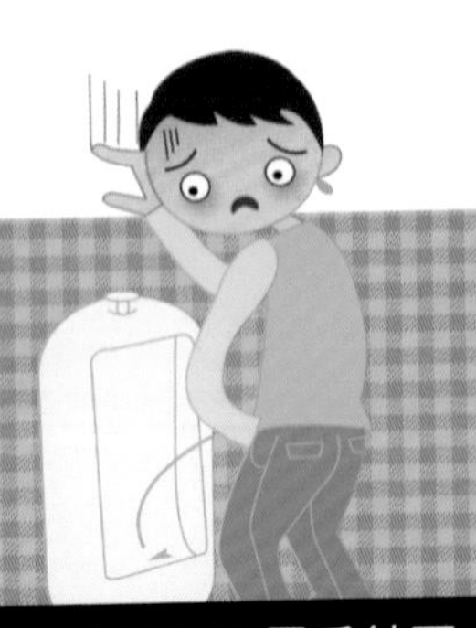

尿路結石

凡在人體腎盂、輸尿管、膀胱、尿道出現的結石，統稱為泌尿系結石，亦稱尿石症。症狀為結石處絞痛，為陣發性刀割樣疼痛，疼痛劇烈難忍等。

◎ 對症藥材

金錢草、車前子、海金沙、玉米鬚、雞內金、茯苓、澤瀉、桂枝、黃芪

◎ 對症食材

鯽魚、胡蘿蔔、冬瓜、絲瓜、薺菜、芹菜、海帶、田螺、牛蛙、瘦肉、西瓜

對症食療

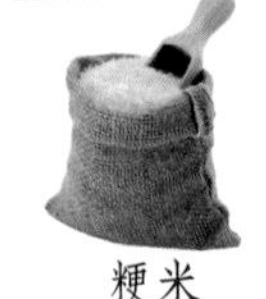
粳米

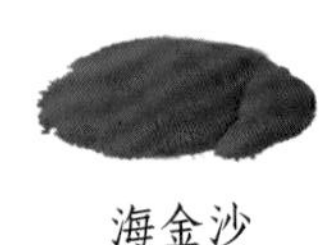
海金沙

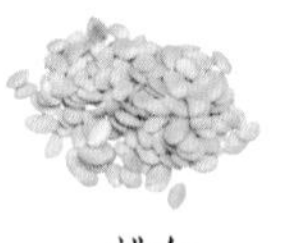
桃仁

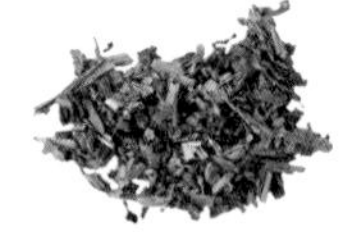
車前草

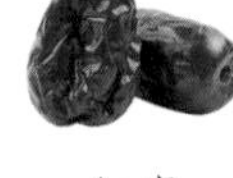
紅棗

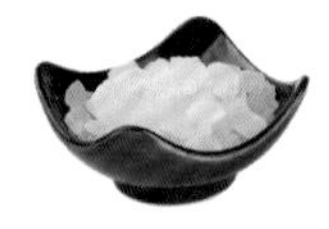
冰糖

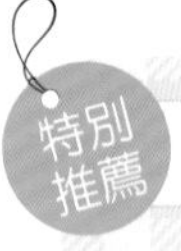

桃仁海金粥

材料：粳米100克，海金沙15克，桃仁10克

做法：粳米洗淨，桃仁搗碎，海金沙用布包紮好。鍋中加水600毫升，放入裝海金沙的布包，煮20分鐘後，去布包，入粳米煮粥；每日早、晚空腹溫熱服食即可。

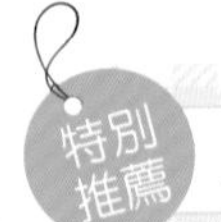

車前草紅棗湯

材料：車前草50克，紅棗5顆，冰糖10克

做法：紅棗洗淨，泡發；車前草洗淨。砂鍋倒入1000毫升的清水，以大火煮開後，放入車前草，改為小火，慢熬40分鐘，待熬出藥味後，加入紅棗，煮至裂開後，加冰糖，攪拌均勻即可。

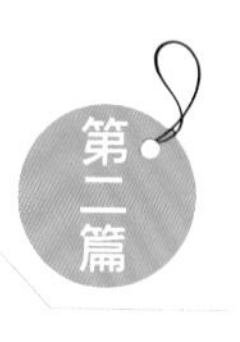

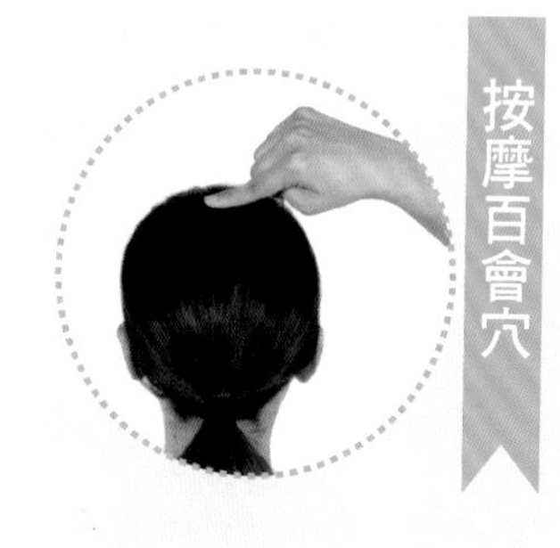

按摩百會穴

取穴方法：位於頭頂正中線與兩耳尖連線的交點處。

按摩方法：取坐位，用手指指腹向下用力按揉百會、強間等穴，有酸脹、刺痛感，對各穴按揉1～3分鐘。

功效：提神醒腦、升舉陽氣，能治療失眠、神經衰弱等症。

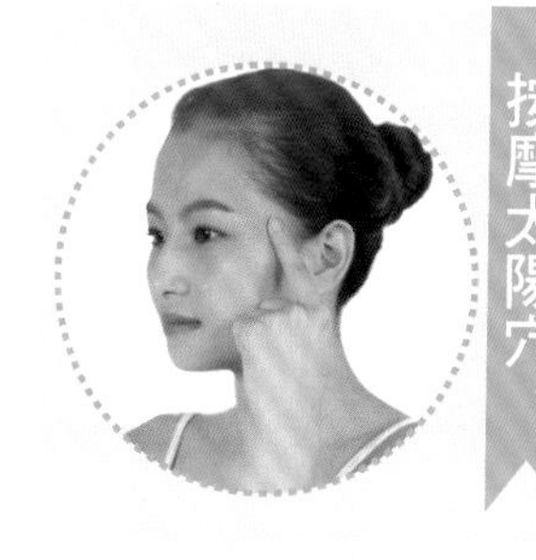

按摩太陽穴

取穴方法：位於耳郭前面，前額兩側，外眼角與眉梢之間向後約1橫指處。

按摩方法：用手指指腹同時按揉兩側太陽穴，做環狀運動，力度適中，感覺酸脹即可，按揉1～3分鐘。

功效：促進大腦血液循環、緩解疲勞、提神醒腦。

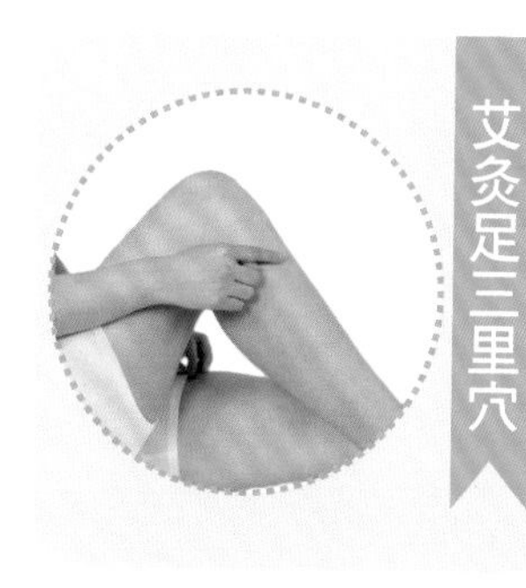

艾灸足三里穴

取穴方法：位於外膝眼下3寸，距脛骨前脊1橫指。

艾灸方法：用艾條溫和灸法灸治一側足三里穴10分鐘。對側以同樣的方法操作。隔1天灸1次為宜

功效：通經活絡、疏風化濕、扶正祛邪，可用於痔瘡患者。

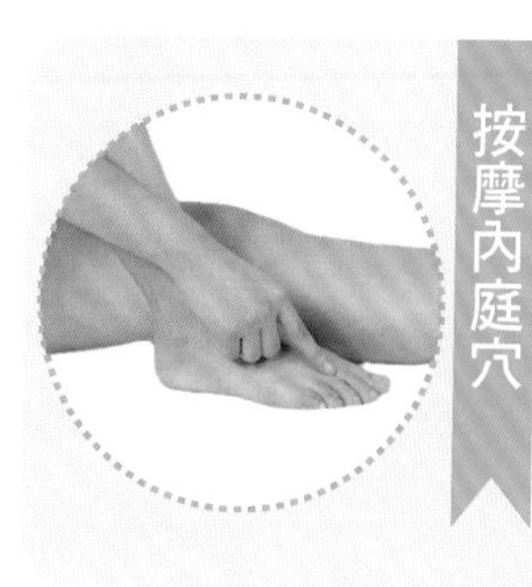

按摩內庭穴

取穴方法：足背二趾、三趾的趾縫紋頭後凹陷中。

按摩方法：用大拇指指尖掐、壓，力度以能感到酸麻脹為度，1~2分鐘，然後再按壓另一隻腳，如此反復2~3次。

功效：適用於胃火熾盛，症見煩渴多飲，或渴欲冷飲、口臭嘈雜、牙齦腫痛、大便秘結等症。

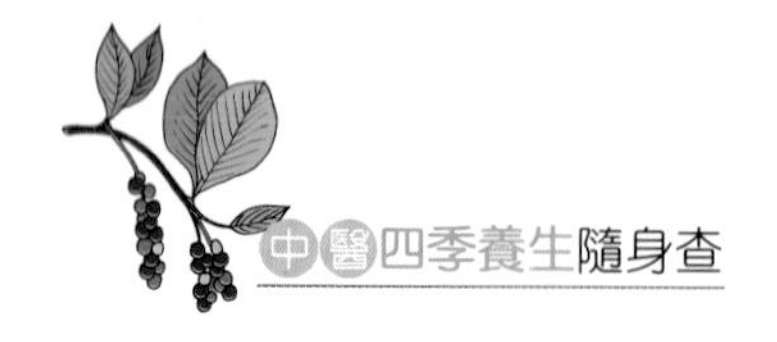

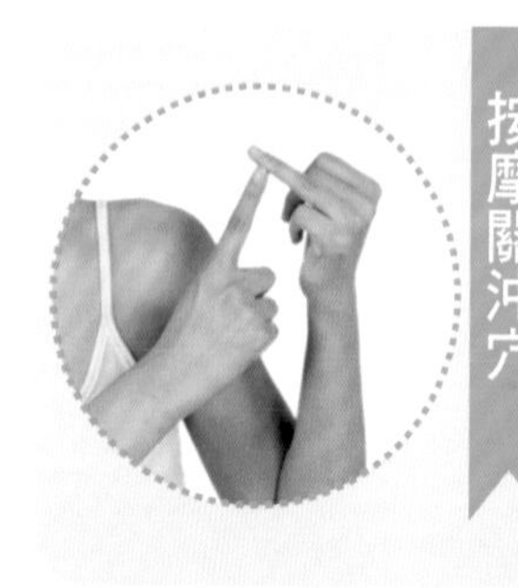

按摩關沖穴

取穴方法：無名指指甲旁靠近小指一側。

按摩方法：點按關沖穴，力度以能感到明顯酸麻脹為宜，並堅持30秒至1分鐘，然後再按壓另一隻手的關沖穴，每日2～3次。

功效：瀉熱開竅、清利頭目。

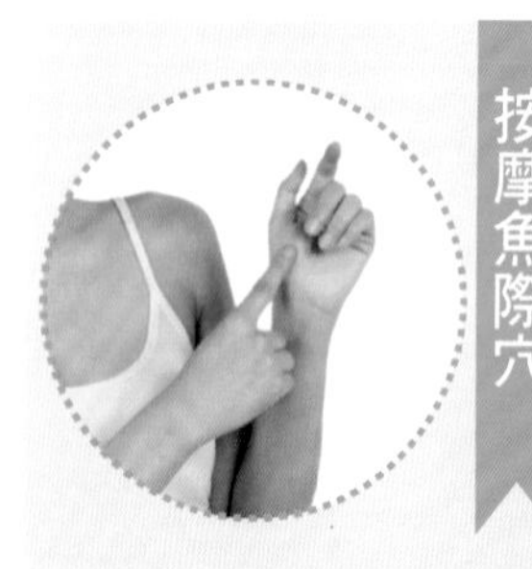

按摩魚際穴

取穴方法：手掌的大拇指根部肌肉明顯突起，形狀似魚際處。

按摩方法：經常點按對搓，至發熱，連續搓3分鐘，每日2～3次。

功效：清熱利咽、調理肺氣，適用於肺熱見咳嗽。

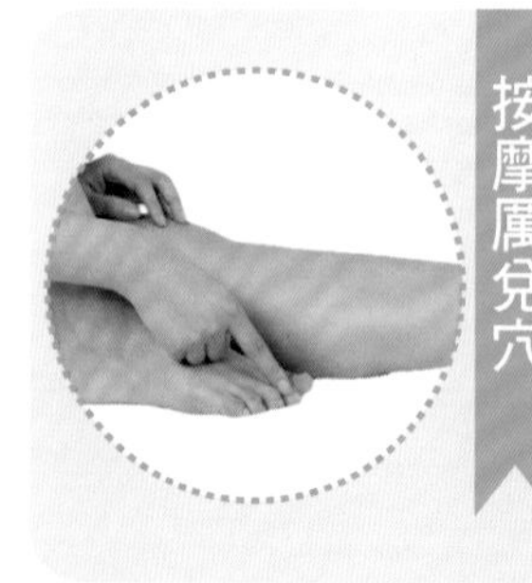

按摩厲兌穴

取穴方法：第2趾末節外側，趾甲根角側後方0.1寸。

按摩方法：用大拇指指腹和食指指腹掐按厲兌穴，力道略重，先左後右，掐1～3分鐘。

功效：清熱利濕、通調腸胃，對夏季出現的脘腹脹滿、厭油膩、噁心嘔吐、尿少面赤、身癢發熱等有療效。

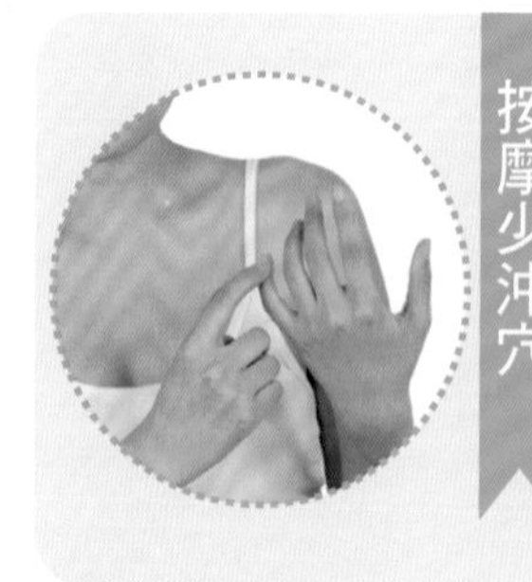

按摩少沖穴

取穴方法：在小指內側（橈側）指甲角外約1公分處。

按摩方法：用大拇指用力按壓此穴位，要有酸麻脹的感覺，並持續1分鐘，兩手交替進行，每日2次。

功效：行氣活血、清熱醒神，適用於暑熱天常感覺心中煩熱或夜寐不安、口渴思飲、口舌生瘡、尿黃等症。

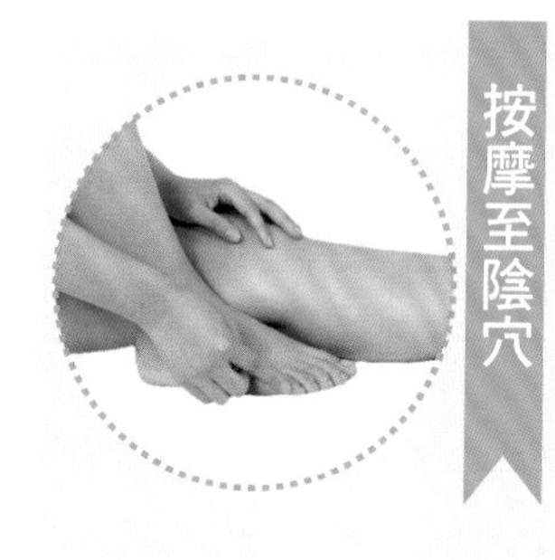

按摩至陰穴

取穴方法：在小趾外側，趾甲角外約1公分處。

按摩方法：可在每日下午三至五時，膀胱經最旺盛的時辰，用大拇指按壓此處，並堅持1～2分鐘，然後再換另一隻腳，每日2次。

功效：清熱散風、通利下焦，對尿黃澀痛有效果。

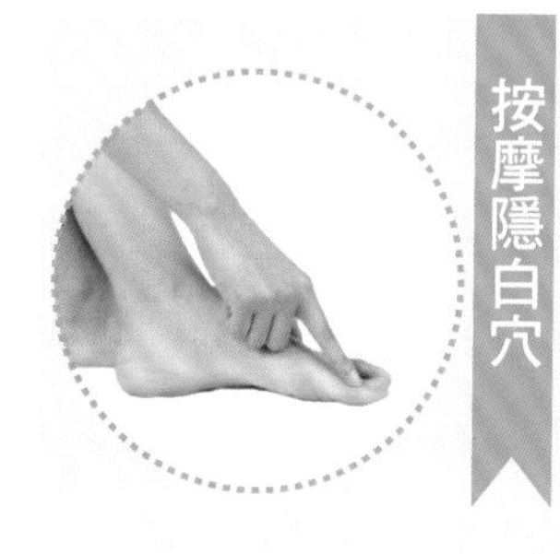

按摩隱白穴

取穴方法：在足大趾內側趾甲角外約1公分處。

按摩方法：用拇指和食指揉捏足大趾末節兩側，按壓時要注意力度稍重，每次按摩5分鐘，每日按摩2次。

功效：幫助氣血流通，排出體內代謝廢物，可促進胃腸蠕動，改善便秘和痔瘡疼痛症狀。

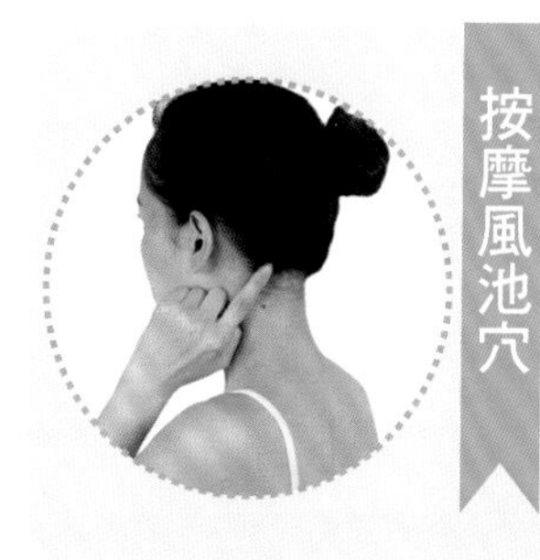

按摩風池穴

取穴方法：位於項部，枕骨之下，與風府穴（後髮際正中直上1寸）相平。

按摩方法：取俯臥位，兩手拇指分別置於兩側風池穴，拇指環形轉動按揉穴位1分鐘，至感到有酸脹感，反復5次。

功效：提神和緩解眼睛疲勞。

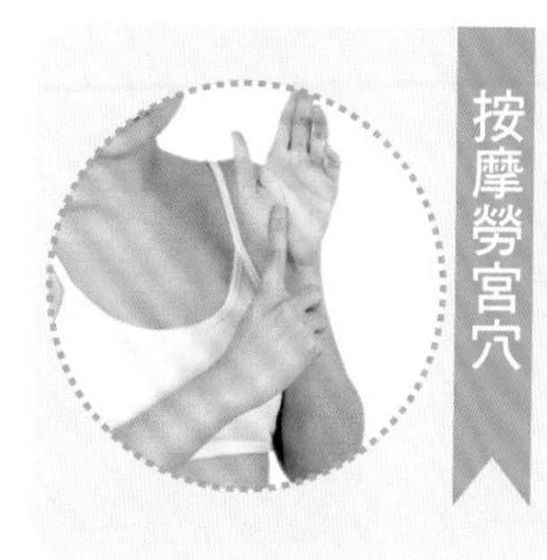

按摩勞宮穴

取穴方法：位於手掌心，當第2、3掌骨之間，偏第3掌骨，握拳屈指時中指尖處。

按摩方法：用大拇指按壓勞宮穴，逐個按每個指尖，左右手交替按壓。

功效：理氣活血、寧心安神、清熱散邪。

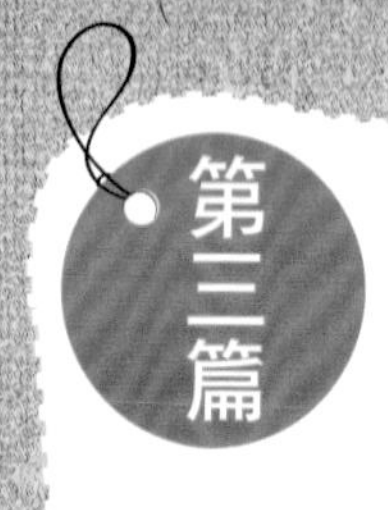

第三篇 秋季養生自調隨身查

秋季是一個金風送爽、氣候宜人的季節，人們剛剛度過炎熱的盛夏，當涼風吹來時，不覺為之頭腦清醒，精神振奮。但由於秋季太乾燥，也被比喻為「秋老虎」，意思是指燥氣容易傷人。因此，秋季養生要立足於滋陰潤燥、養肺固表、益腎斂精、疏肝和胃等方面。

秋季時要多食用蜂蜜、水果、蔬菜等柔軟、含水分較多的甘潤食物，也要適量飲用清熱潤肺的花草茶，並配合適當的按摩。

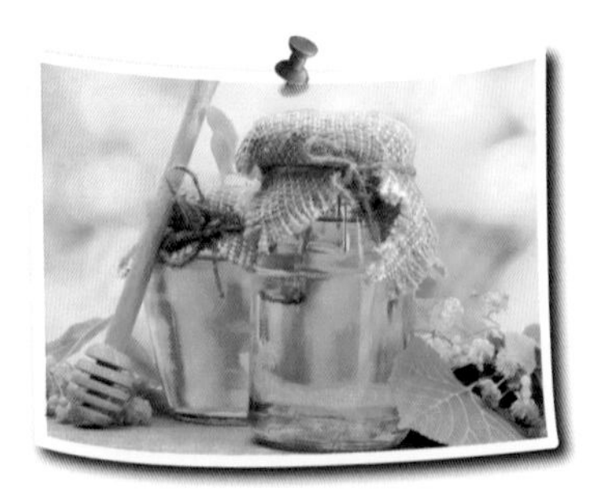

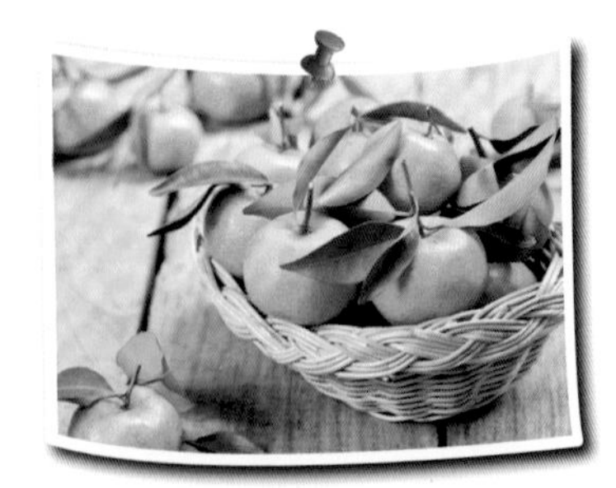

《黃帝內經》中的秋季養生常識速查

從立秋開始，就進入了秋季。秋三月是指立秋、處暑、白露、秋分、寒露、霜降等六個節氣。秋季的特點是乾燥。秋季養生，除需要瞭解季節對人體的影響、重點調養的臟器外，還需關注生活起居、運動、精神等方面。

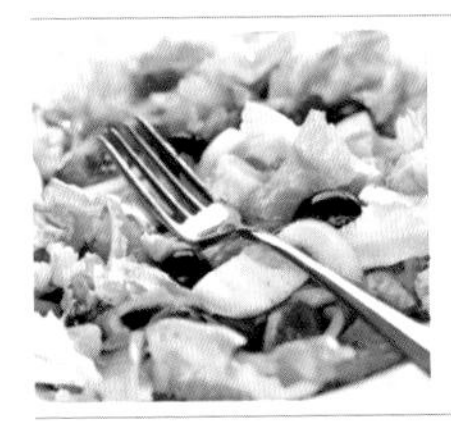
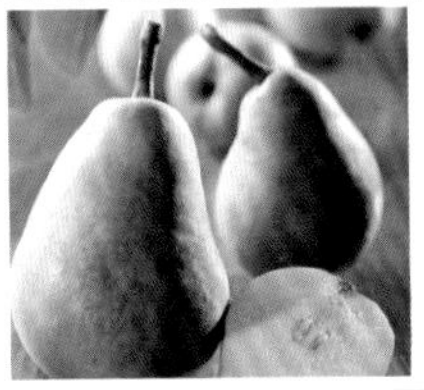
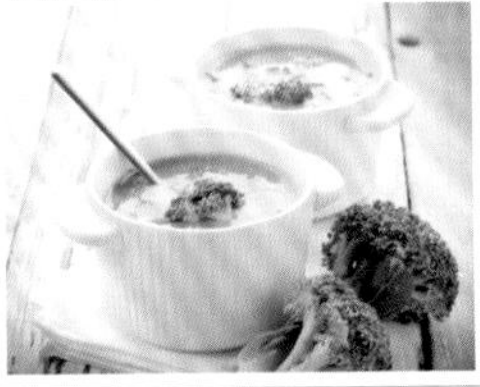
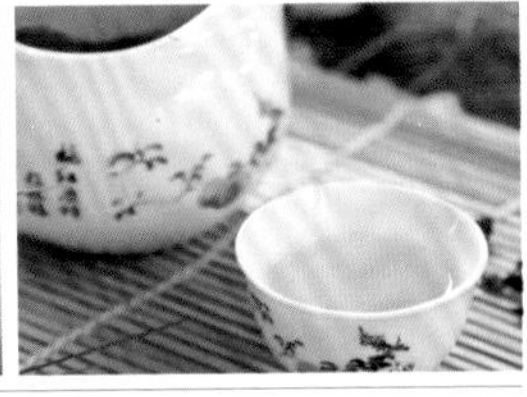

合理膳食，防燥護陰

秋季天高氣爽、氣候乾燥，容易傷肺。因此，秋季飲食宜清淡，多食新鮮蔬菜水果，多吃些潤肺生津、養陰清燥的食物；儘量少食或不食蔥、薑、蒜、辣椒、烈性酒等燥熱之品，及油炸、肥膩之物。百合蓮子粥、銀耳冰片粥、黑芝麻粥等都是非常好的食物，還可多吃些紅棗、蓮子、百合、枸杞子。另外，要特別注意飲食清潔衛生，保護脾胃，多進溫食，節制冷食、冷飲，以免引發腸炎、痢疾等疾病。

積極參與運動

秋季天高氣爽，是戶外活動的好時節。秋季要早睡早起，晨起後要積極參加活動健身鍛煉，如登高、慢跑、快走、練拳等項目。另外，秋季氣候乾燥，早、晚溫差大，為細菌、病毒繁殖與傳播創造有利條件。隨著乾燥的灰塵，一些細菌、病毒在空氣中飛揚，常會引起呼吸道疾病的傳播，是慢性支氣管炎和哮喘病的高發時節。因此，老年人及體弱者在運動時要加強保暖。

保持樂觀情緒，靜養心神

秋季萬物成熟，是收穫的美好時節；但秋天同時也是萬物逐漸凋謝、呈現衰敗景象的季節。在此時節容易引起衰落、頹廢等傷感情

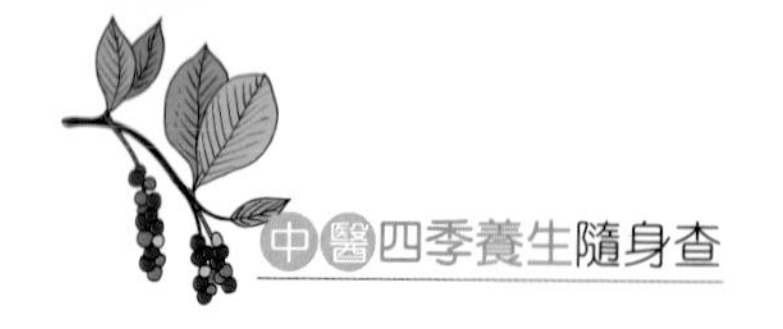

緒，尤其是老年人，非常容易引發不佳情緒。因此，秋季要注意調養情智，學會調適自己，要保持樂觀情緒，保持內心的寧靜，適當延長夜間睡眠時間；可經常和朋友、家人談心，或到公園散步，適當看看電影、電視，聽聽音樂，或養花、垂釣，這些活動都有益於修身養性，陶冶情操。

衣裝適宜，謹防著涼

俗話說，「春捂秋凍」，秋季氣溫逐漸下降，早、晚溫差較大，在此季節，既要注意防寒保暖，又不能過早、過多地添加衣物。其實，只要不是過於寒冷，就要儘量讓身體保持在涼爽的狀態，讓身體得到鍛煉，使其具有抗禦風寒的能力。但是老年人要適當注意保暖，以防止感冒和引發呼吸道等各種疾病，要根據天氣情況，及時增減衣服，防寒保暖，防病保健。

適度飲水

水是生命之源。秋季天氣乾燥，失水較多，尤其要注意多飲水。適度飲水是秋天潤燥、防燥不可少的保養措施。

一般來說，秋季飲水以少量、頻飲為佳，不宜暴飲。一次飲大量水，會給胃腸增加負擔，引起不適。只有少量慢飲，「潤物細無聲」，才能保護口、鼻、咽、喉、食管以及氣管。成年人每天大約需要飲水2公升。另外，不能等到口渴了才喝水，要養成隨時喝水的習慣。

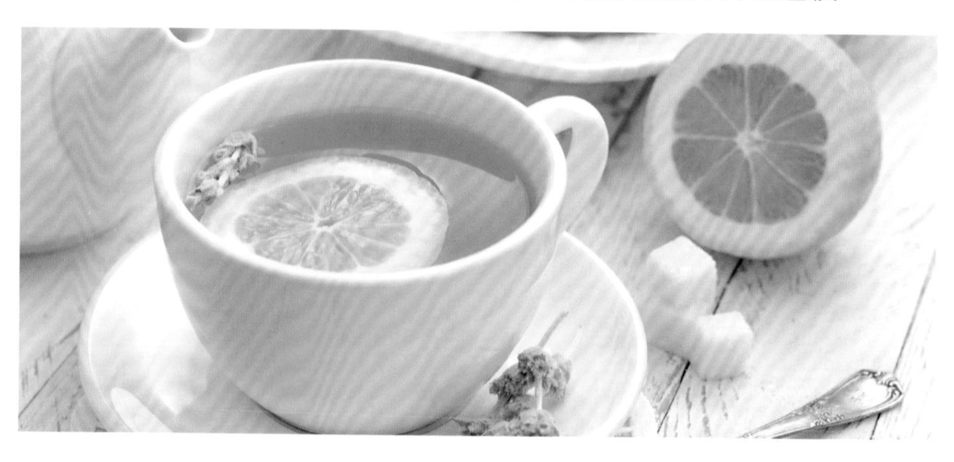

秋季飲食養生原則速查

秋季飲食養生既要與氣候特點相結合，多食用一些滋陰潤燥、潤肺健脾的食物，又要結合個人體質進補，只有這樣才能達到良好的效果，同時又要結合個人體質狀況，只有這樣，進補才能達到良好的效果。

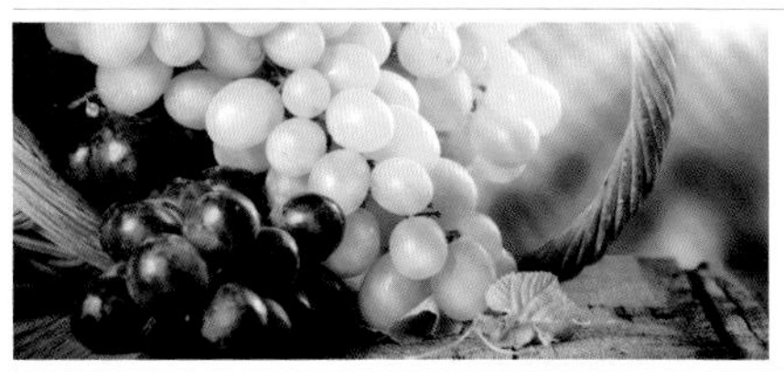
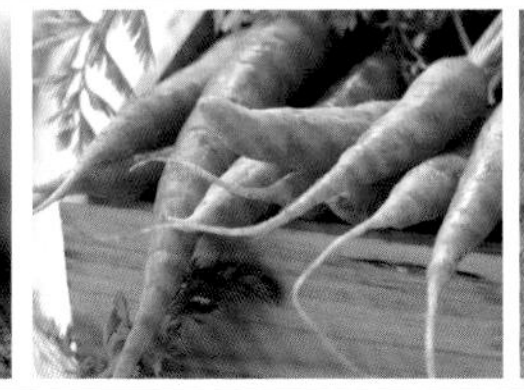
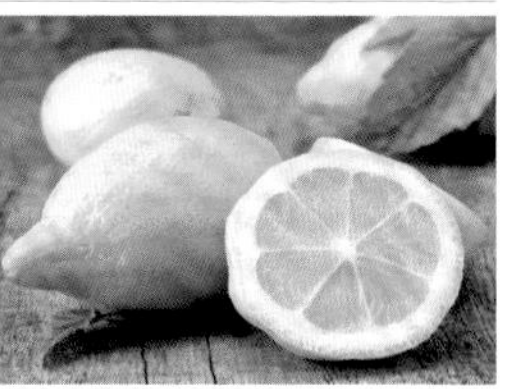

秋季飲食宜講究涼潤

燥是秋季的主氣，因此，肺容易被燥所傷。所以，秋季進補時要注意潤補，要多食用芝麻、蜂蜜、水果等柔軟、含水分較多的甘潤食物。如晨飲淡鹽水，晚飲蜂蜜水，既是補水分、防便秘的好方法，又是秋季養生抗衰老的重要內容。此外，要多食如蘿蔔、胡蘿蔔、豆腐、柿子、香蕉、橄欖、鳳梨等維生素含量豐富的水果。在整體上，要平衡膳食，增加副食種類。

秋季飲食宜「多酸少辛」

秋季天氣乾躁，要多吃些滋陰潤燥的食物，避免燥邪對人體造成傷害。秋季飲食宜「多酸少辛」，這是因為肺主辛味，肝主酸味，辛味能勝酸，所以多攝入酸性食物，可加強肝臟功能。

從食物的屬性上來講，少吃辛、多吃酸食，有助於生津止渴，緩解秋燥，但食用辛味食物也不能過量。對於脾胃保健，可多吃些易消化的食物。

秋季養肺宜注意飲食

肺是人體重要的呼吸器官，肺氣的盛衰，關係到壽命的長短。秋季氣候乾燥，很容易傷及肺陰，使人患鼻乾喉痛、咳嗽胸痛等呼吸疾病，所以飲食應注意養肺。要多

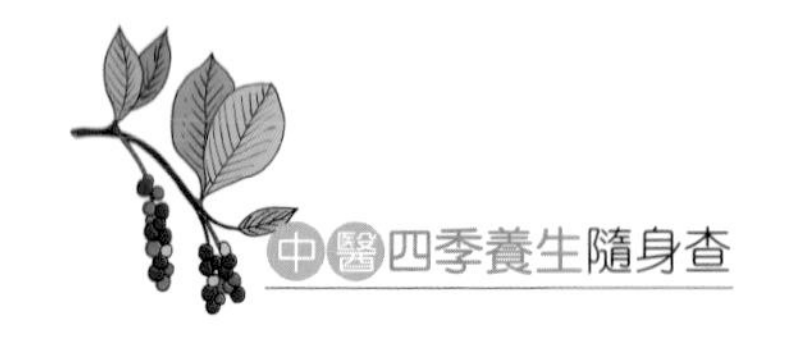

吃些滋陰潤燥的食物，如銀耳、甘蔗、燕窩、梨、藕、菠菜、烏骨雞、豆漿、蜂蜜、橄欖等。此外，還可適當食用一些藥膳，如蜂蜜蒸百合、橄欖酸梅湯等。

秋季預防中毒忌食生蜂蜜

秋季食用採製的生蜂蜜（養蜂人在蜂房旁現採現賣的「生蜜」），容易發生蜂蜜中毒。蜂蜜中毒的原因與植物花蜜所含的有毒成分有關。入秋以後，絕大部分無毒植物花期已過，有毒植物則正是開花季節，此時蜜蜂若採集有毒植物的花粉釀成蜜，多會混進有毒物質——生物鹼。吃了這種含有毒素又未進行加工處理的生蜜，會出現過敏、氣喘、皮膚出現斑疹或頭暈頭痛、噁心嘔吐、腹瀉腹痛，也可能造成人的精神煩躁、易怒，還會影響睡眠。

秋季進補忌與鞣酸類水果同食

進補品裡一般富含蛋白質和鈣等礦物質，特別是食補裡面的魚、蝦、海參、羊肉等葷食中，鈣和蛋白質的含量較多，但這些進補品是不能與鞣酸類水果同時進食的。鞣酸類水果主要包括柿子、葡萄、山楂、青果等，如果與進補品同食，會降低進補品中蛋白質和鈣等礦物質的吸收率，甚至還可能與蛋白質等結合成不易被人體消化的鞣酸蛋白質，刺激腸胃，導致消化不良，甚至發生過敏反應。

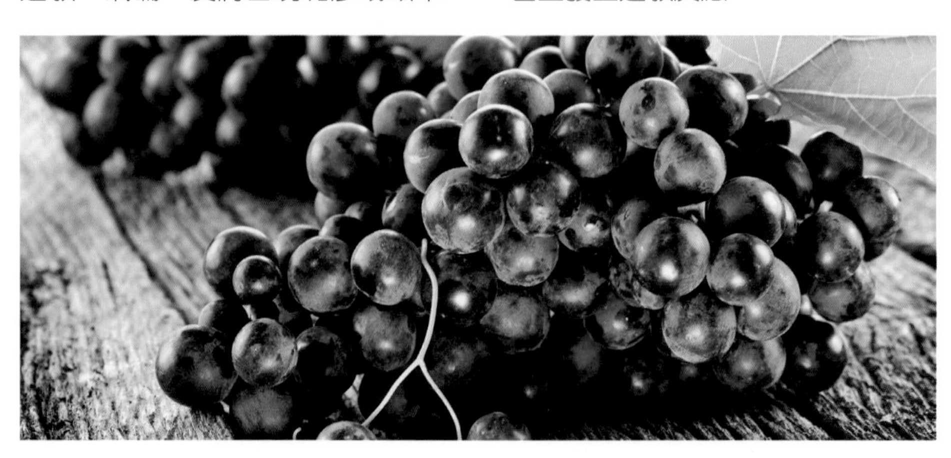

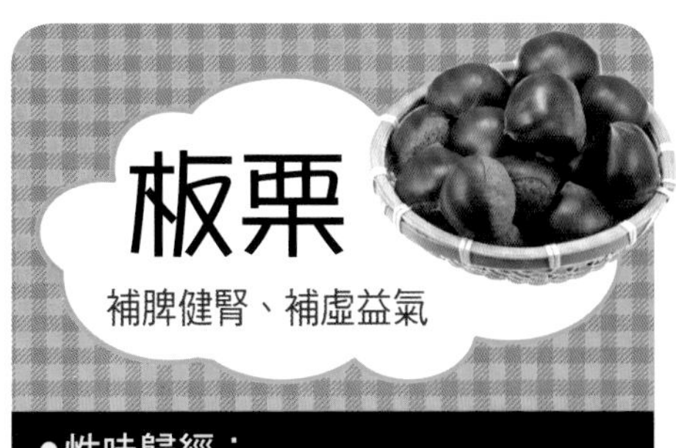

板栗

補脾健腎、補虛益氣

- 性味歸經：
  性溫，味甘；歸脾、胃、腎經
- 產季：秋季
- 每日適用量：50克

板栗素有「乾果之王」的美譽，富含多種營養成分，尤其是各種維生素的含量比一般乾果都高，能養胃健脾、壯腰補腎、活血止血，適用於秋季脾胃虛寒引起的慢性腹瀉及腎虛所致的腰酸膝軟、小便頻繁等症。

秋季養生搭配

板栗+雞肉

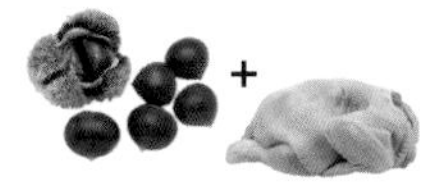

煲湯食用

二者搭配能補腎虛、益脾胃，適合秋季腸胃不佳者食用。

板栗+紅棗

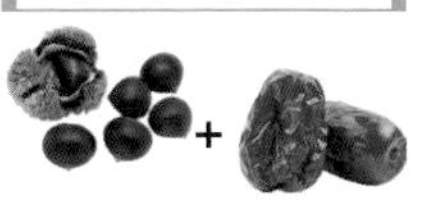

煲湯食用

二者搭配能補腎虛、治腰痛，適合秋季腎虛腰痛者食用。

豬肉

滋陰潤燥、補虛養血

- 性味歸經：
  性溫，味甘；歸脾、胃、腎經
- 產季：一年四季
- 每日適用量：100克

豬肉具有滋陰潤燥、補虛養血的功效，對消渴、便秘、燥咳等病症有食療作用。豬肉可提供血紅素和促進鐵吸收的半胱氨酸，所以能從食療方面來改善缺鐵性貧血。秋季平補，豬肉是較好的選擇。

秋季養生搭配

豬瘦肉+紅棗

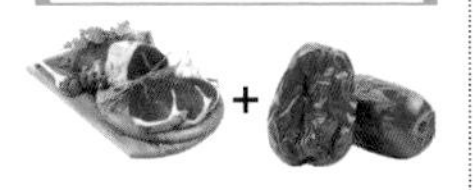

煮湯食用

二者搭配能健脾胃、補虛弱，治療病後體虛。

豬瘦肉+石斛

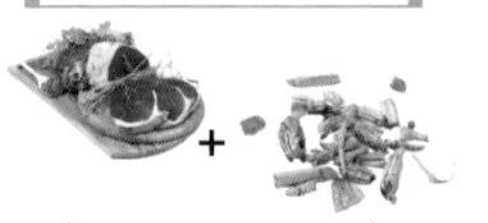

煮湯食用

二者搭配能潤燥解熱，對秋季陰虛燥咳有調理功效。

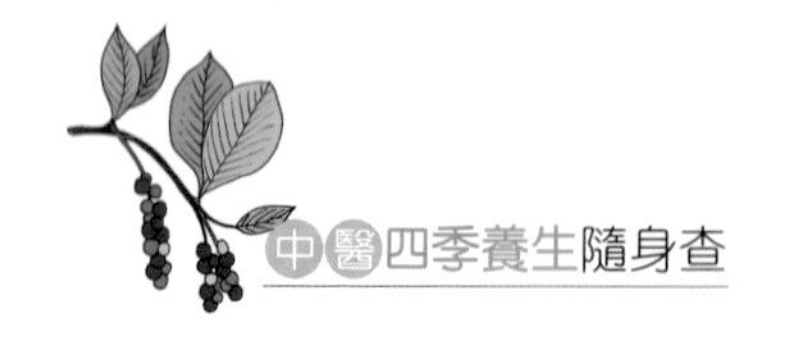

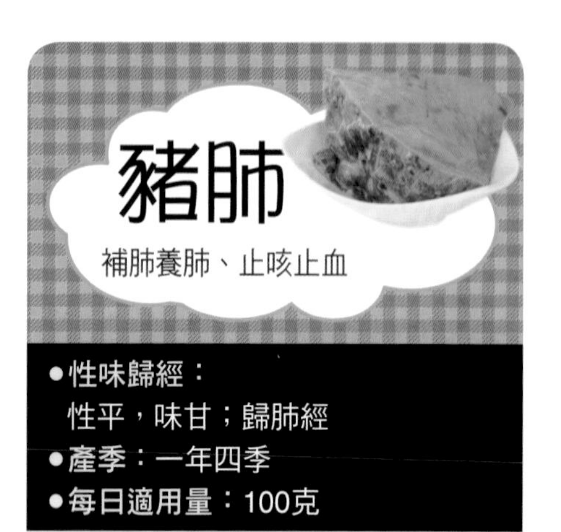

豬肺

補肺養肺、止咳止血

- 性味歸經：
  性平，味甘；歸肺經
- 產季：一年四季
- 每日適用量：100克

豬肺具有補肺、止咳、止血的功效，主治肺虛咳嗽、咯血等症。中醫有以臟養臟之說，而秋燥易傷肺，宜多食豬肺補養肺氣，緩解肺虛、肺燥症狀。凡肺氣虛弱者，以豬肺作為食療之品，最為有益。

秋季養生搭配

豬肺+白果

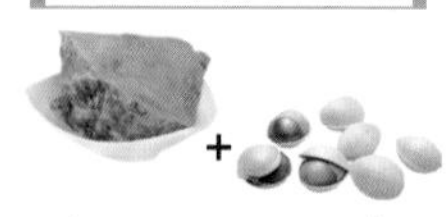

煮湯食用

二者搭配能養肺潤肺，可以輔助治療秋季肺熱、肺結核。

豬肺+桔梗

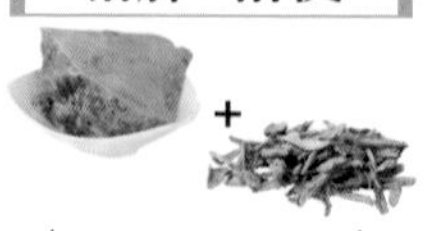

煮湯食用

二者搭配能清熱潤肺、止咳化痰，治療秋季肺熱咳痰。

豬腰

健腎壯腰、補虛固精

- 性味歸經：
  性平，味甘、鹹；歸腎經
- 產季：一年四季
- 每日適用量：100克

豬腰具有健腎壯腰、補虛固精、利水消腫的功效，主治腎虛腰痛、遺精盜汗、產後虛羸、身面水腫等症。一般人群皆可食用豬腰，尤其適合腰酸背痛、腎虛陽痿遺精、盜汗者。秋季可常食豬腰，以補腎固精。

秋季養生搭配

豬腰+桑寄生

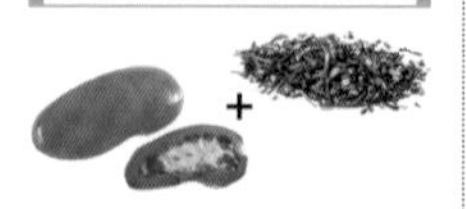

煮湯食用

二者搭配能治療腰膝酸痛，尤其適合秋季食用。

豬腰+核桃仁

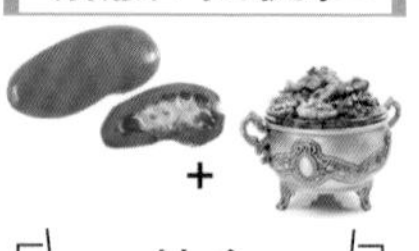

炒食

二者搭配能補腎壯陽，治療秋季腎虛陽痿。

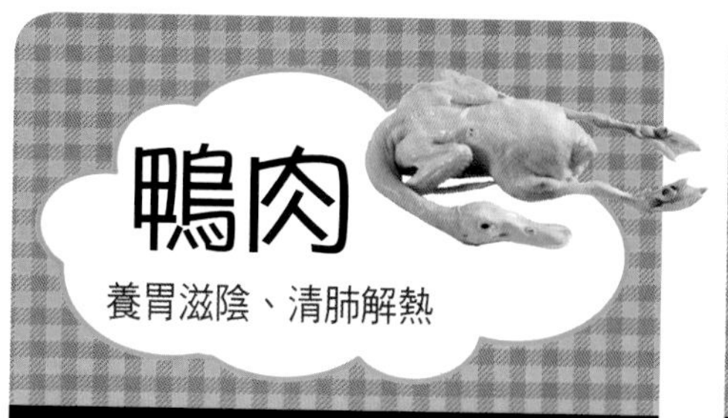

- 性味歸經：
  性涼，味甘、鹹；歸脾、肺經
- 產季：一年四季
- 每日適用量：150克

鴨肉具有養胃滋陰、清肺解熱、大補虛勞、利水消腫之功效，用於治療咳嗽痰少、咽喉乾燥、陰虛陽亢之頭暈頭痛、水腫、小便不利。秋季宜潤補，鴨肉清熱滋陰，是秋季不可多得的滋補佳品。

秋季養生搭配

鴨肉+赤小豆

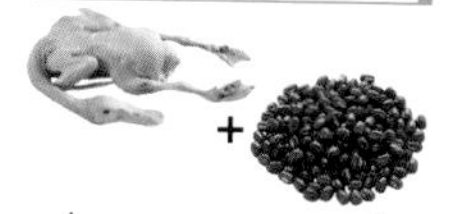

燉湯食用

二者搭配能養腎補虛，利水消腫，可以輔助治療秋季腎炎水腫。

鴨肉+淮山

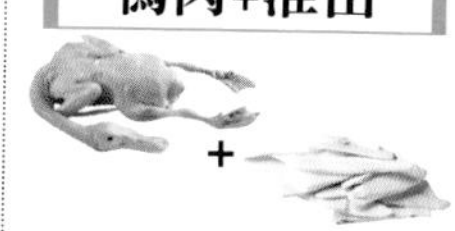

燉湯食用

二者搭配能益氣補虛，可改善秋季體質虛弱的症狀。

甲魚

益氣補虛、滋陰壯陽

- 性味歸經：
  性平、味甘；歸肝經
- 產季：一年四季
- 每日適用量：100克

甲魚具有益氣補虛、滋陰壯陽、益腎健體、淨血散結等功效，尤其適合體虛者以及腹瀉、肺結核有低熱、貧血等慢性消耗性疾病的患者食用。秋季是慢性消耗性疾病的高發季節，甲魚是此類疾病患者不錯的選擇。

秋季養生搭配

甲魚+花菜

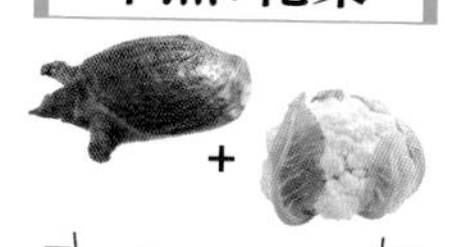

煮湯食用

二者搭配可以養胃和胃，對於輔助治療胃癌具有一定食療功效。

甲魚+百部

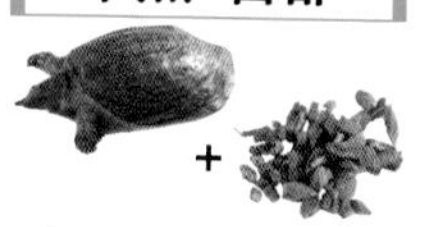

燉湯食用

二者搭配可潤肺養肺，輔助治療秋季肺燥、肺結核。

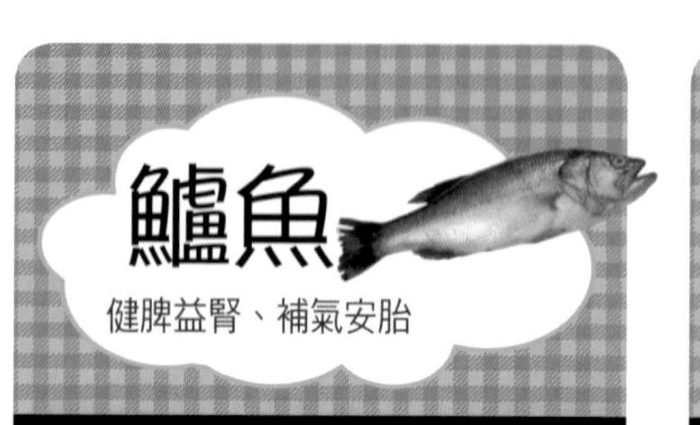

鱸魚

健脾益腎、補氣安胎

- 性味歸經：
  性平，味甘、淡；歸肝、脾、腎經
- 產季：夏、秋兩季
- 每日適用量：80~100克

鱸魚具有健脾益腎、補氣安胎、健身補血等功效，尤其適合體虛易感冒、貧血頭暈、慢性腎炎、產後乳汁缺乏等患者食用。秋季補養，鱸魚是不錯的選擇，可增強體質，為冬季禦寒打下牢固的基礎。

秋季養生搭配

鱸魚+南瓜

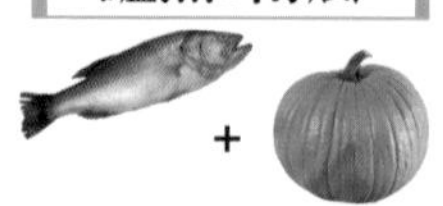

燉湯食用

二者搭配有助於增強免疫力，可預防秋季感冒。

鱸魚+黃豆

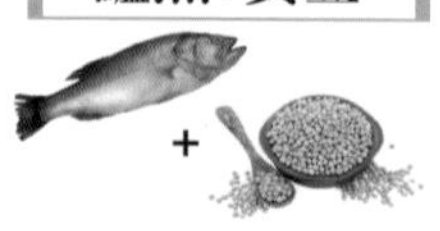

煮湯食用

二者搭配能夠補充鈣質，可增強體質，改善骨質疏鬆。

銀耳

滋補生津、潤肺養胃

- 性味歸經：
  性平，味甘；歸肺、胃、腎經
- 產季：一年四季
- 每日適用量：30克

銀耳具有滋補生津、潤肺養胃的功效，主要用於治療虛勞、咳嗽、痰中帶血、津少口渴、病後體虛、氣短乏力等病症。秋季較乾燥，銀耳是滋陰潤燥的佳品，可緩解秋季咽乾口燥、肺燥咳嗽症狀。

秋季養生搭配

銀耳+薄荷

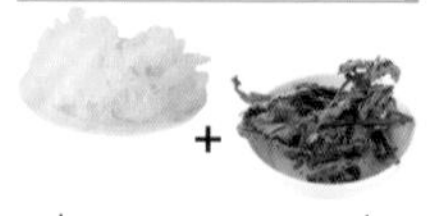

煮湯食用

二者搭配可清熱生津，有利於治療秋季乾燥性咽炎。

銀耳+紅棗

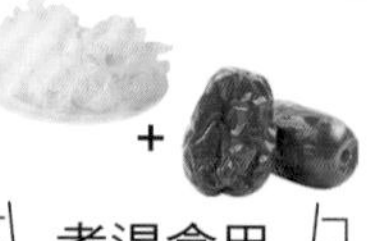

煮湯食用

二者搭配有滋陰潤肺、養血補血的功效，適合秋季進補。

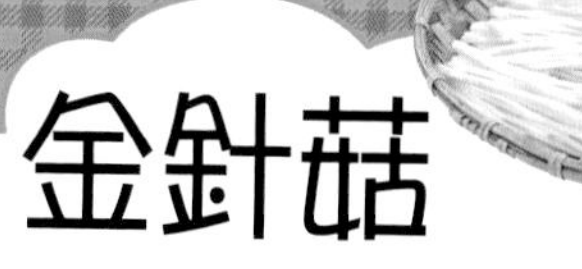

金針菇

補肝益腎、養腸和胃

- 性味歸經：
  性涼，味甘；歸脾、大腸經
- 產季：一年四季
- 每日適用量：80~100克

金針菇具有補肝、益腸胃、抗癌之功效，對肝病、胃腸道炎症、潰瘍、腫瘤等病症有食療作用。晚秋因受冷空氣影響，胃腸易發生痙攣性收縮而引發腸胃疾病，這時金針菇是不可多得的良藥。

秋季養生搭配

金針菇+黑木耳

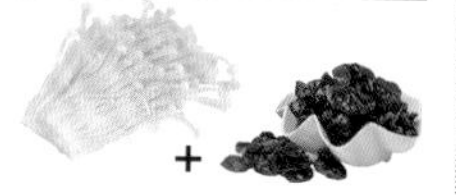

清炒食用

二者搭配能降血壓，可輔助治療高血壓。

金針菇+白蘿蔔

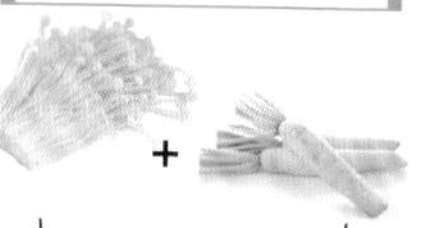

煮湯食用

二者搭配能防治消化不良，可治秋季腸胃不適。

香菇

化痰理氣、益胃和中

- 性味歸經：
  性平，味甘；歸胃、腎、肝經
- 產季：一年四季
- 每日適用量：30克

香菇具有化痰理氣、益胃和中、透疹解毒之功效，尤其適合肝硬化、高血壓、糖尿病、肥胖症、癌症、腎炎、氣虛、貧血者食用。香菇是秋季滋補佳品，既能止咳潤肺、健脾益胃，還能抗癌防癌。

秋季養生搭配

香菇+胡蘿蔔

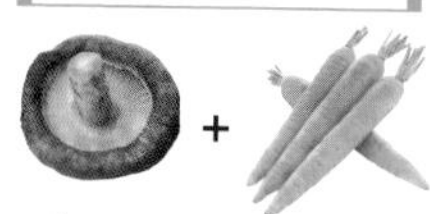

清炒食用

二者搭配能潤腸通便，可治療秋季乾燥所導致的便秘。

香菇+木耳

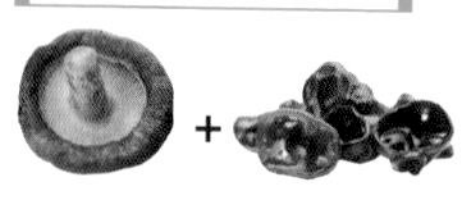

清炒食用

二者搭配能潤腸降壓，可輔助降低血壓。

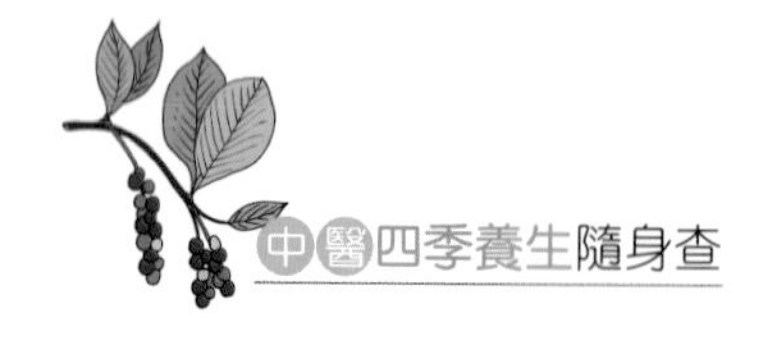

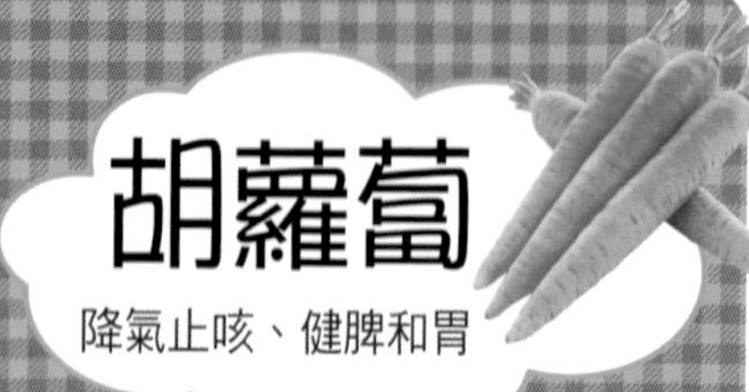

胡蘿蔔

降氣止咳、健脾和胃

- 性味歸經：
  性平，味甘；歸肺、胃經
- 產季：夏、秋兩季
- 每日適用量：100克

胡蘿蔔具有降氣止咳、健脾和胃、補肝明目、清熱解毒等功效，尤其適合癌症、高血壓、夜盲症、乾眼症、營養不良、食欲不振、皮膚粗糙者食用。秋季肺虛易發咳嗽者，可常食胡蘿蔔。

秋季養生搭配

胡蘿蔔+枸杞

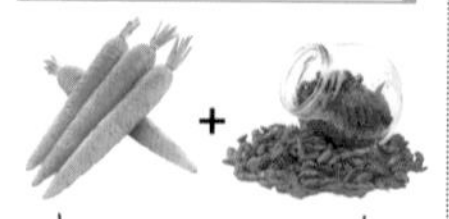

煎炒食用

二者搭配能清肝明目，可緩解秋季眼部乾澀。

胡蘿蔔+雞肉

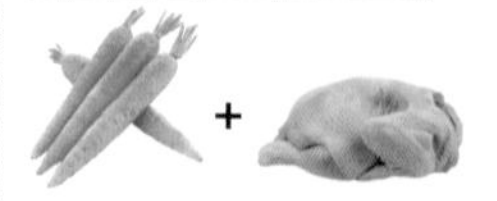

燉湯食用

二者搭配能健脾和胃、營養滋補，可改善秋季營養不良。

梨

止咳化痰、清熱降火

- 性味歸經：
  性寒、味甘、微酸；歸肺、胃經
- 產季：秋季
- 每日適用量：100克

梨具有止咳化痰、清熱降火、養血生津、潤肺去燥、鎮靜安神等功效，主治口渴便秘、肺熱咳嗽、咽喉乾癢腫痛、肝陽上亢所致的頭昏目眩、失眠多夢。秋季常食梨，可緩解秋燥症狀。

秋季養生搭配

梨+金銀花

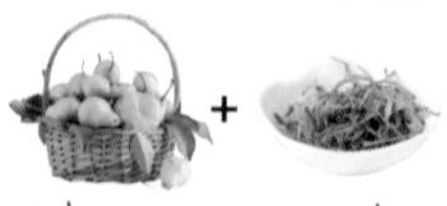

煮水飲用

二者搭配能潤肺解毒，可治療秋季燥熱導致的咽喉腫痛。

梨+香蕉

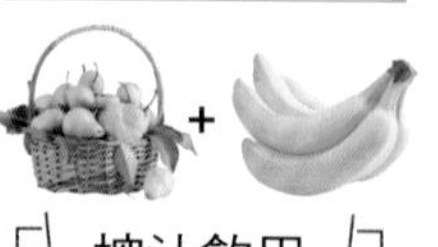

榨汁飲用

二者搭配能潤腸通便，可治療秋季燥熱導致的便秘。

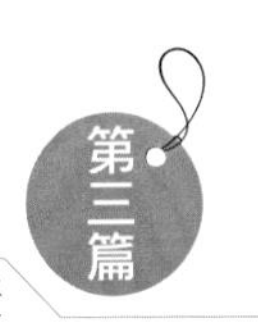

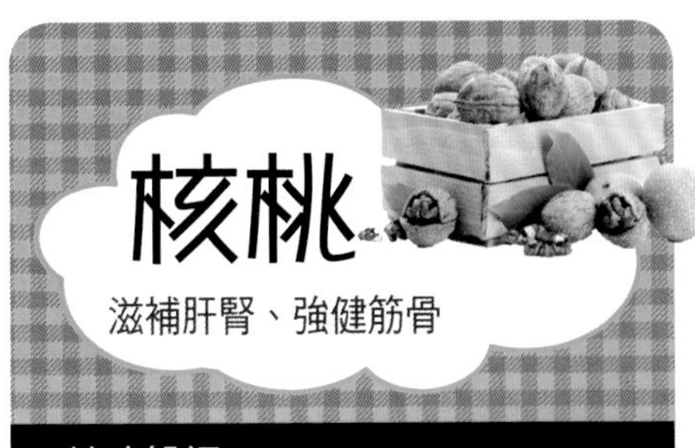

核桃

滋補肝腎、強健筋骨

- 性味歸經：
  性溫，味甘；歸肺、腎經
- 產季：秋季
- 每日適用量：50克

核桃仁具有滋補肝腎、強健筋骨之功效，尤其適合腎虧腰痛、肺虛久咳、氣喘、便秘、健忘怠倦、食欲不振、腰膝酸軟、氣管炎、便秘、神經衰弱、心腦血管疾病患者食用。秋季補腎、健腦、養肺，宜食用核桃。

秋季養生搭配

核桃仁+杏仁

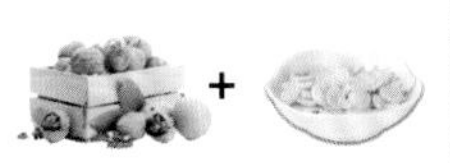

煮成羹食用

二者搭配能潤肺止咳，可治療秋季肺虛久咳。

核桃仁+黑芝麻

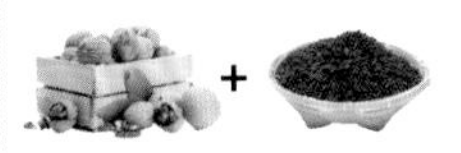

煎水服用

二者搭配能烏髮生髮，可治療秋季腎虛導致的鬚髮早白。

蜂蜜

滋陰潤燥、潤膚止咳

- 性味歸經：
  性平，味甘；歸肺、大腸經
- 產季：一年四季
- 每日適用量：10克

蜂蜜可治療脘腹虛痛、肺燥乾咳、腸燥便秘、皮膚暗黃等症狀。蜂蜜尤其適合營養不良、氣血不足、食欲不振、年老體虛者。秋季常飲蜂蜜，可滋陰潤燥，既可改善皮膚乾燥現象，還可潤肺止咳，增強抵抗力。

秋季養生搭配

蜂蜜+杏仁

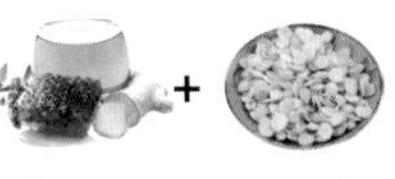

煮湯食用

二者搭配具有潤肺止咳的功效，可治療秋季肺燥咳嗽。

蜂蜜+菊花

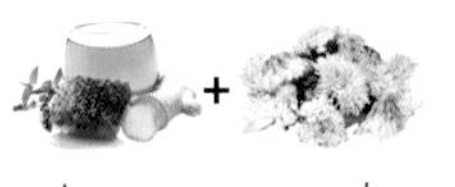

泡茶飲用

二者搭配有清肝明目的作用，可改善秋季燥熱引起的眼部疲勞。

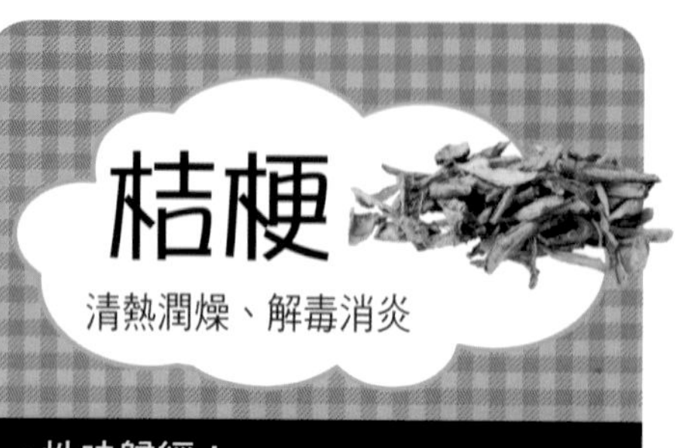

桔梗

清熱潤燥、解毒消炎

- 性味歸經：
  性平，味苦、辛；歸肺經
- 產季：秋季
- 每日適用量：10克

桔梗是止咳祛痰的常用良藥，具有開宣肺氣、祛痰排膿的功效，對治療外感咳嗽、咽喉腫痛、肺癰吐膿等症有效。秋燥傷肺，桔梗是秋季養肺的良藥。

秋季養生搭配

桔梗+雪梨

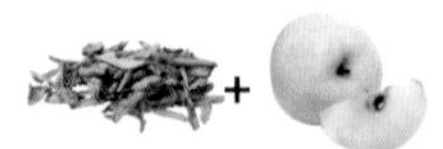

燉熟服用

二者搭配能清熱潤燥、化痰止咳，對於治療秋季肺熱咳嗽有一定的療效。

桔梗+薄荷

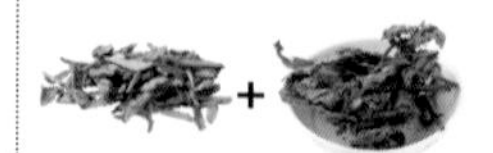

煎水飲用

二者搭配能清熱化痰、解毒消炎，可緩解秋季咽喉腫痛。

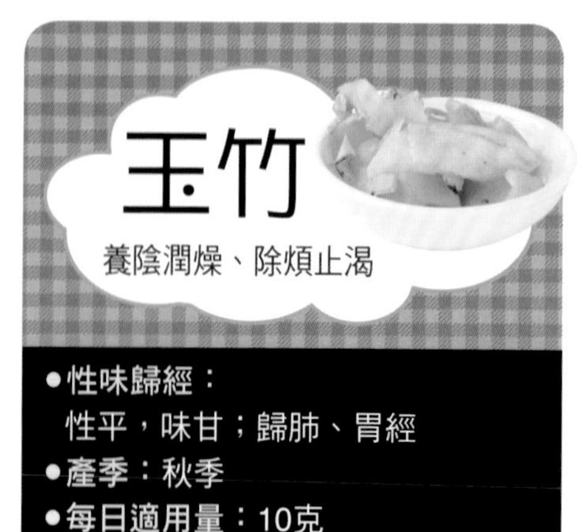

玉竹

養陰潤燥、除煩止渴

- 性味歸經：
  性平，味甘；歸肺、胃經
- 產季：秋季
- 每日適用量：10克

玉竹具有養陰潤燥、除煩止渴的功效，主治熱病陰傷、咳嗽煩渴、虛勞發熱等症。陰虛體質者可經常食用玉竹，尤其是陰虛咯血、肺結核、乾燥性咽炎、出虛汗、糖尿病、冠心病、高血脂等患者宜經常食用。

秋季養生搭配

玉竹+老鴨

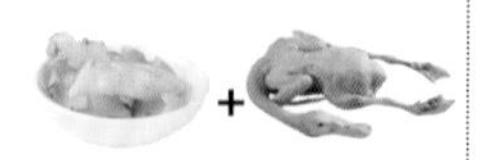

煲湯食用

二者搭配能清肺潤燥，可輔助治療秋季肺虛、肺結核。

玉竹+豬心

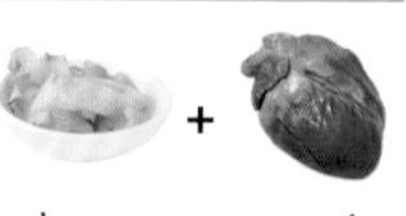

煲湯食用

二者搭配能養心護心，可輔助治療冠心病。

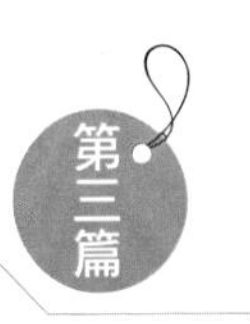

菊花

疏散風熱、清肝明目

- 性味歸經：
  性微寒，味辛、甘；歸肺經
- 產季：秋季
- 每日適用量：8克

菊花具有疏散風熱、清肝明目、清熱解毒的功效，主治風熱感冒、肺熱咳嗽、頭暈頭痛、目赤腫痛等秋季高發病症。早秋氣候燥熱，易出現肺熱咳嗽、咽乾、目赤等現象，喝菊花茶是一種既簡單又有效的食療方式。

秋季養生搭配

菊花+桑葉

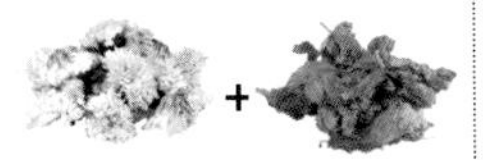

煎水服用

二者搭配能清熱解毒，可治療秋季風熱感冒。

菊花+枸杞

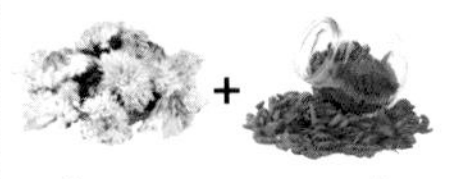

泡茶飲用

二者搭配能清熱降壓，還可清肝明目，緩解眼睛疲勞。

橄欖

清熱解毒、利咽生津

- 性味歸經：
  性平，味甘、酸、澀；歸肺、胃經
- 產季：秋季
- 每日適用量：10克

橄欖具有清熱解毒、利咽生津的功效。橄欖常用於治療秋季風熱上襲或熱毒蘊結而導致的咽喉腫痛、煩渴音啞，咳嗽痰黏等症。秋季容易受風熱侵襲，經常食用橄欖，可緩解咽喉乾燥、乾咳等症狀。

秋季養生搭配

橄欖+冰糖

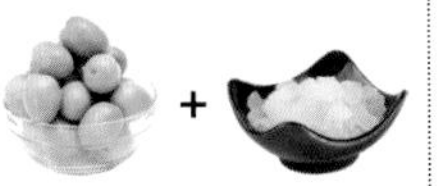

煎服

二者搭配能止渴生津，可治療秋季咽喉腫痛。

橄欖+蘿蔔

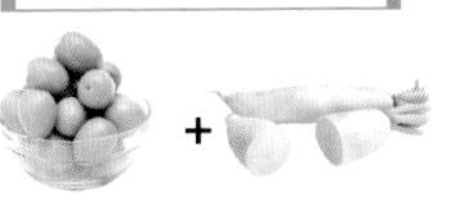

煎服

二者搭配能清熱解毒、利咽瀉火，適合秋季肺熱、咳嗽者食用。

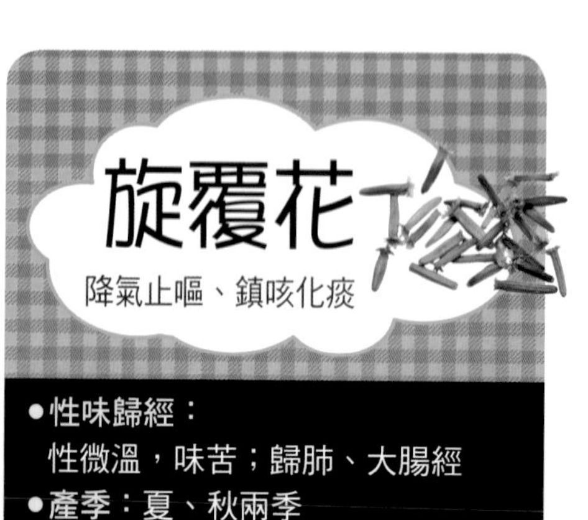

旋覆花

降氣止嘔、鎮咳化痰

- 性味歸經：
  性微溫，味苦；歸肺、大腸經
- 產季：夏、秋兩季
- 每日適用量：10克

旋覆花具有降氣消痰、行水止嘔等功效，可用於治療風寒咳嗽、痰飲蓄結、胸膈痞滿、嘔吐等症。此外，旋覆花還有鎮咳化痰、增加胃酸分泌等藥理作用，秋季適當服用旋覆花，可清肺潤肺、疏肝降氣。

秋季養生搭配

旋覆花+生薑

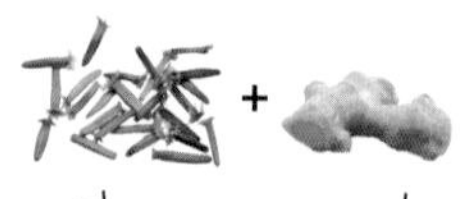

煎水服用

二者搭配能降氣行水，可治療秋季呃逆、嘔吐。

旋覆花+蔥

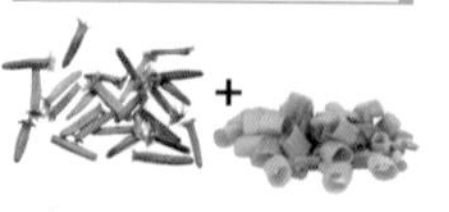

煎水服用

二者搭配能治療脅下疼痛脹滿，有硬塊感。

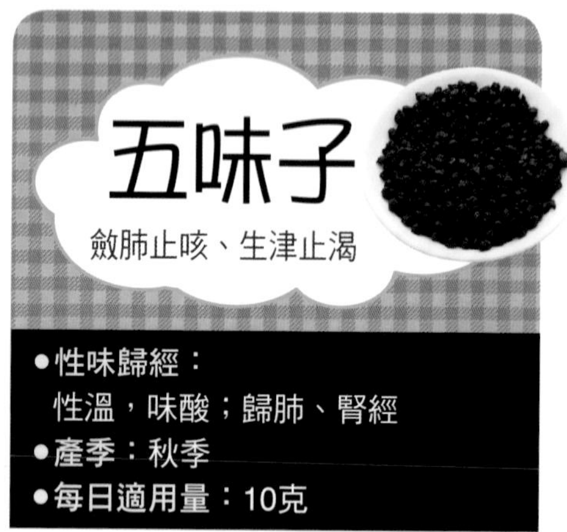

五味子

斂肺止咳、生津止渴

- 性味歸經：
  性溫，味酸；歸肺、腎經
- 產季：秋季
- 每日適用量：10克

五味子具有斂肺止咳、生津止渴、斂陰止汗、固腎澀精的功效，主治肺虛喘咳、口乾口渴、自汗盜汗、夢遺滑精、久瀉久痢等症。秋季乾燥易傷陰液，五味子是斂陰佳品，可適當服用。

秋季養生搭配

五味子+白朮

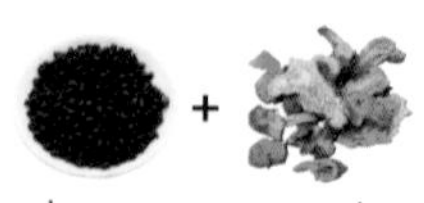

煎水服用

二者搭配能和胃健胃，有助治療胃潰瘍。

五味子+紫菀

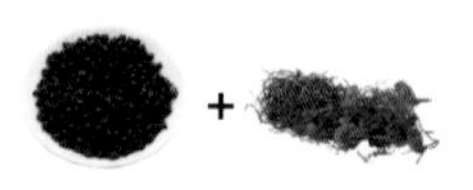

煎水服用

二者搭配能溫熱止咳，可輔助治療秋季虛寒性咳嗽。

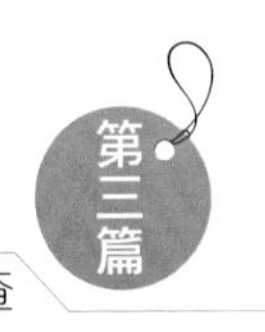

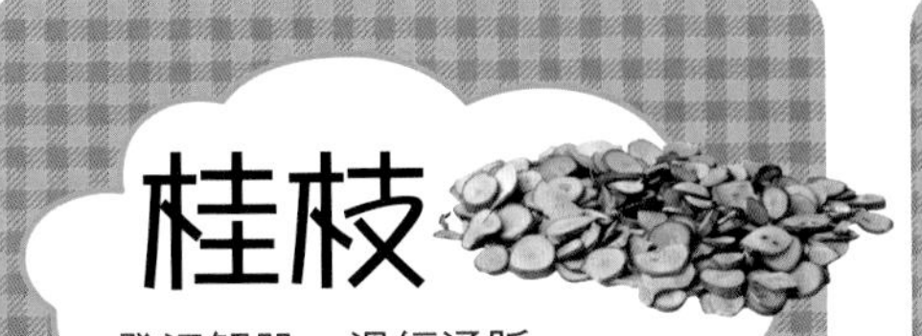

桂枝

發汗解肌、溫經通脈

- 性味歸經：
  性溫，味辛；歸肺、膀胱經
- 產季：春、夏兩季
- 每日適用量：10克

桂枝具有發汗解肌、溫經通脈、化氣利水的功效，主治風寒表症、肩背肢節酸疼、腹水等症。晚秋易感風寒，且天氣一寒冷，血管收縮，老年人易出現腦梗死、心肌梗死等症，所以桂枝適合在晚秋服用。

秋季養生搭配

桂枝+麻黃

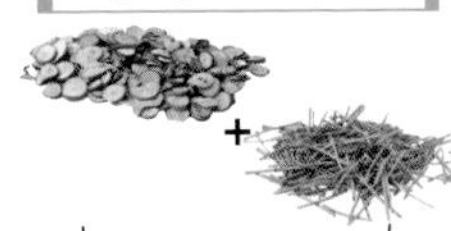

煎水服用

二者搭配能發汗散寒、解表，適合秋季風寒感冒者服用。

桂枝+紅花

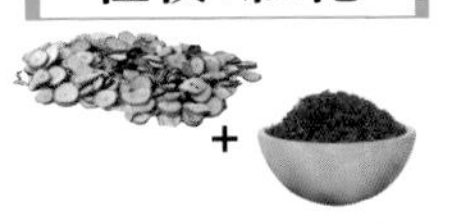

煎水服用

二者搭配能活血化瘀，可治療跌打損傷。

天冬

養陰生津、潤肺解毒

- 性味歸經：
  性微寒，味甘；歸心、肺經
- 產季：冬、春兩季
- 每日適用量：10克

天冬具有養陰生津、潤肺清心的功效，用於秋季肺燥乾咳、虛勞咳嗽、津傷口渴、心煩失眠、腸燥便秘等症，尤其適合乾燥的秋季食用，適合肺燥乾咳、咽炎、習慣性便秘、失眠、皮膚乾燥等患者服用。

秋季養生搭配

天冬+雪梨

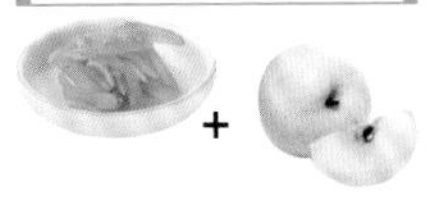

煮湯食用

二者搭配能清熱潤肺，可治療秋季肺燥乾咳。

天冬+淮山

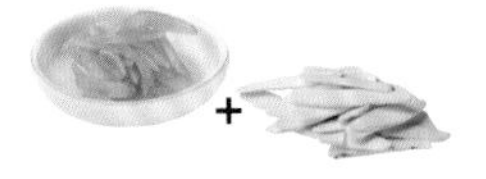

煎水服用

二者搭配能降低血糖，可輔助治療糖尿病。

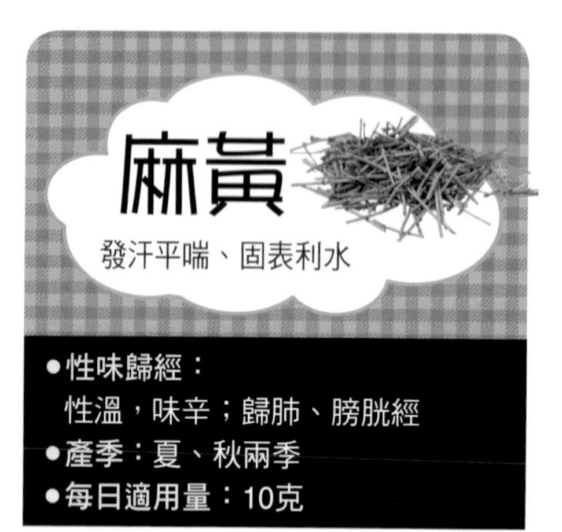

麻黃

發汗平喘、固表利水

- 性味歸經：
  性溫，味辛；歸肺、膀胱經
- 產季：夏、秋兩季
- 每日適用量：10克

麻黃具有發汗平喘、利水的功效，主治傷寒表實、發熱惡寒無汗、頭痛鼻塞、骨節疼痛、咳嗽氣喘。晚秋氣候寒燥，風邪較盛，體虛者易感風寒，麻黃是發汗固表良藥，對風寒感冒、無汗身重者有良效。

秋季養生搭配

麻黃+杏仁

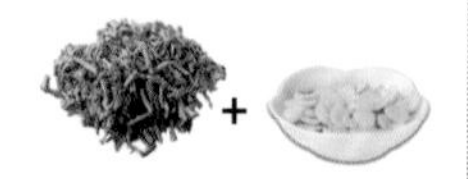

煎水服用

二者搭配能發散風寒，治療秋季風寒表實症。

麻黃+甘草

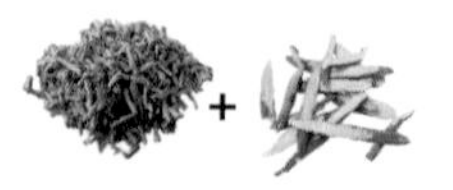

煎水服用

二者搭配能有效緩解秋季表寒裡熱型感冒。

佛手

疏肝理氣、健胃止嘔

- 性味歸經：
  性溫，味苦；歸肝、脾經
- 產季：冬季
- 每日適用量：15克

佛手具有疏肝理氣、健胃止嘔、消食除脹、化痰止咳的功效，用於消化不良、舌苔厚膩、胸悶氣脹、嘔吐咳嗽及神經性胃痛等。秋天應該重視調理脾胃，佛手是秋季疏肝健脾的良藥。

秋季養生搭配

佛手+香附

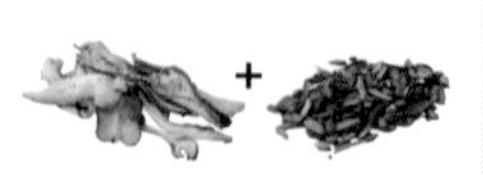

煎水服用

二者搭配能治療乳腺增生。

佛手+山楂

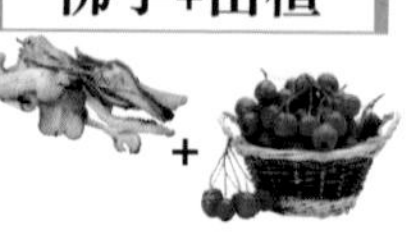

煎水服用

二者搭配能養心和胃、疏肝健脾，適合秋季服用。

- 性味歸經：
  性平，味甘、微苦；歸心經
- 產季：一年四季
- 每日適用量：10克

人參具有大補元氣、複脈固脫、補脾益肺、生津安神的功效，主治肺虛喘咳、津傷口渴、消渴、體虛、肢冷脈微、脾虛食少、陽痿宮冷、心力衰竭、心源性休克等症。體質非常虛弱者可在秋季選用人參調補。

秋季養生搭配

人參+雞肉

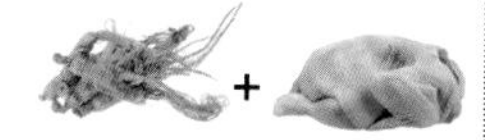

煲湯食用

二者搭配能生津止渴，可緩解秋燥、咳嗽等。

人參+沙參

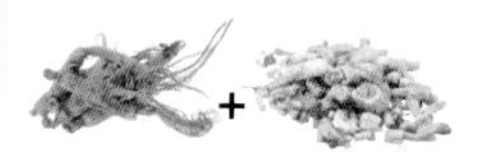

煎水服用

二者搭配能降低血糖，可輔助治療II型糖尿病。

靈芝

補氣安神、止咳平喘

- 性味歸經：
  性平，味甘；歸心、肝、脾經
- 產季：春、秋、冬三季
- 每日適用量：8克

靈芝具有補氣安神、止咳平喘的功效，主治眩暈不眠、心悸氣短、虛勞咳喘等症，尤其適合肺虛喘咳、心律失常等患者食用。秋氣通於肺，是肺部疾病的高發季節，肺虛者在秋季可食用靈芝以養肺氣。

秋季養生搭配

靈芝+豬心

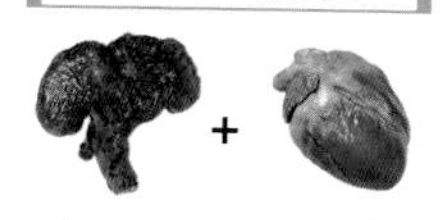

燉湯食用

二者搭配能養心安神，可輔助治療秋季燥熱引起的心悸失眠。

靈芝+鴿子

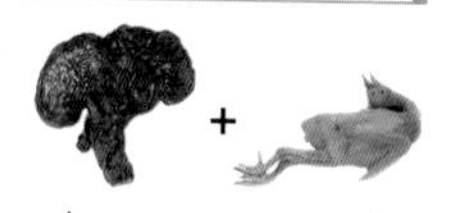

燉湯食用

二者搭配能益氣補虛、清肺熱，可輔助治療秋季肺虛喘咳等症。

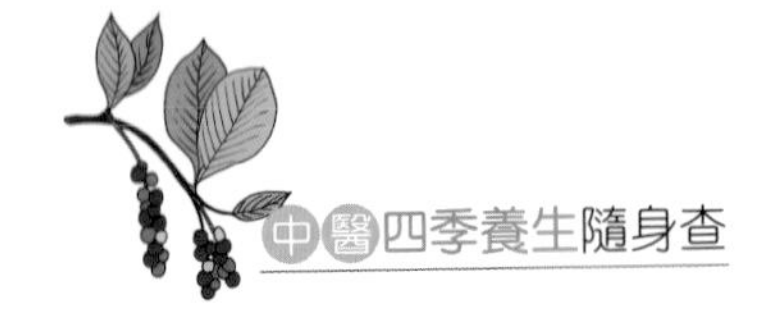

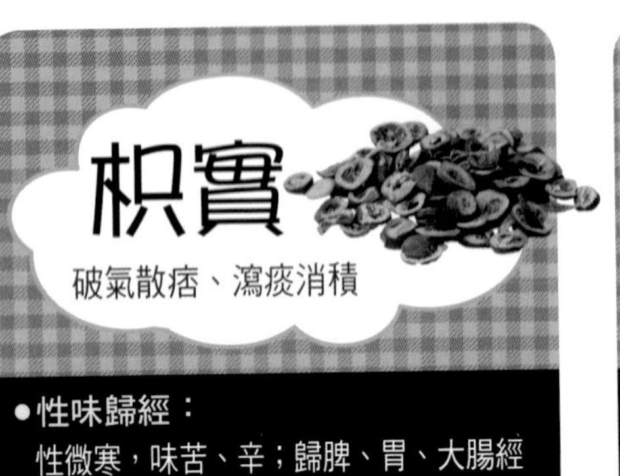

枳實

破氣散痞、瀉痰消積

- 性味歸經：
  性微寒，味苦、辛；歸脾、胃、大腸經
- 產季：夏、秋兩季
- 每日適用量：80~100克

枳實具有破氣散痞、瀉痰消積的作用，主治胸腹脹滿、心絞痛、咳嗽痰飲、水腫、食積腹脹、便秘、胃下垂等症。秋季天氣乾燥，應疏肝和胃，肝旺易犯胃克脾，因此秋季養生可適當選用枳實。

秋季養生搭配

枳實+吳茱萸

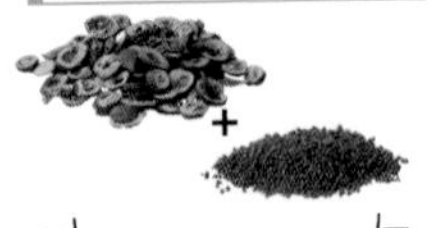

煎水服用

二者搭配能破氣散痞，治療秋季胃脘冷痛。

枳實+黃芪

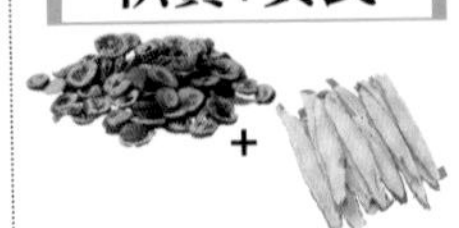

燉湯食用

二者搭配能和胃養胃，治療秋季腸胃不適。

芡實

固腎澀精、補脾止泄

- 性味歸經：
  性平，味甘、澀；歸脾、腎經
- 產季：秋季
- 每日適用量：20克

芡實藥食兩用，具有固腎澀精、補脾止泄、利濕止帶的功效。秋涼後人體的脾胃功能尚差，及時給予本品，既能健脾益胃，又能補充營養。秋季要健脾固腎，應該首選芡實。

秋季養生搭配

芡實+蓮子

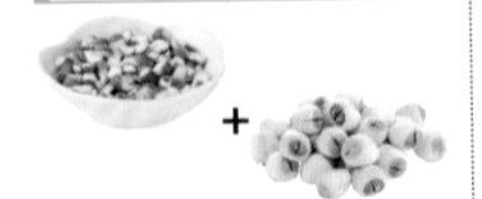

煮粥食用

二者搭配能健脾和胃，治療秋季脾虛腹瀉。

芡實+金櫻子

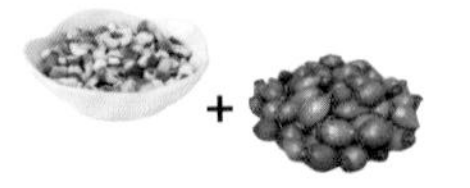

煎水服用

二者搭配能補腎壯陽，可輔助治療秋季腎虛導致的夜尿頻多。

羅漢三寶茶

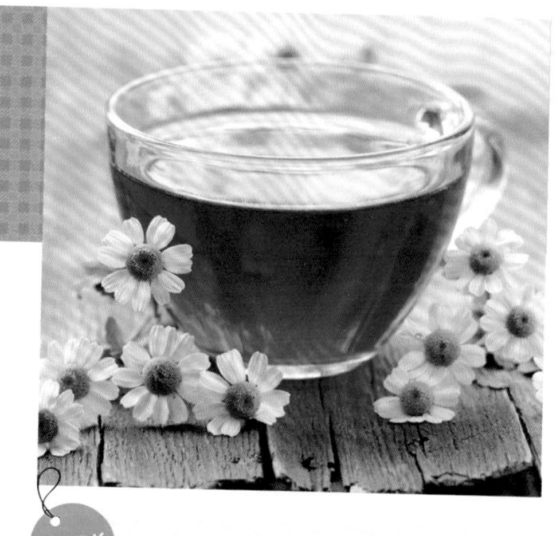

材料：

枸杞5克，貢菊、紅茶各3克，羅漢果、蜜棗、冰糖各10克

做法：

貢菊、枸杞洗淨；羅漢果洗淨，掰成小塊；將所有材料一起放入鍋中，加水煲20分鐘即可。

功效

本品具有清熱潤肺、止咳利咽、清肝明目等功效，非常適合秋季飲用。

玉竹西洋參茶

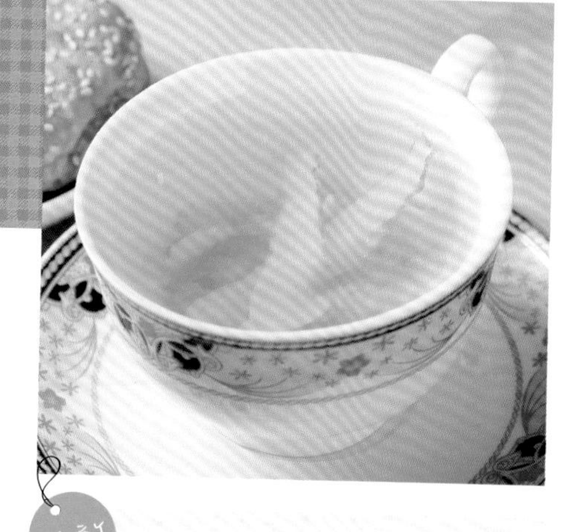

材料：

玉竹10克，西洋參6克，蜂蜜10毫升

做法：

將玉竹和西洋參用沸水600毫升沖泡30分鐘，濾去渣，待溫涼後加入蜂蜜，調勻即可。

功效

本品具有滋陰益氣、提神健腦、生津止渴等功效，適合秋季燥咳者飲用。

北沙參保健茶

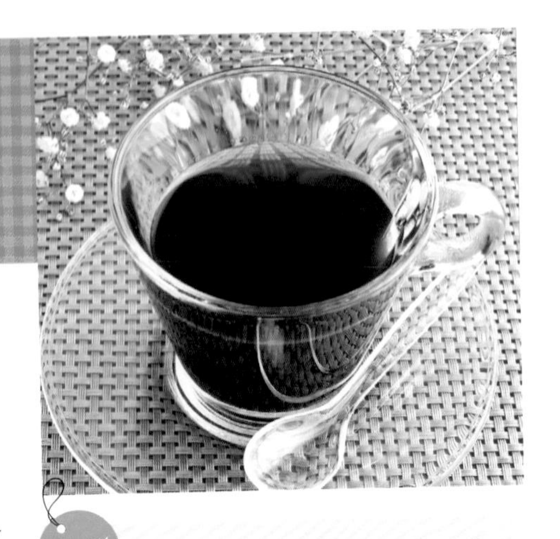

材料：

北沙參6克，何首烏、丹參各5克，白糖5克

做法：

將北沙參、丹參、何首烏洗淨，放入砂鍋，加水1000毫升，煎沸15分鐘，取汁倒入茶杯，加放白糖，攪勻待溫飲用。

功效 本品具有益氣生津、養心安神的功效，適合秋季燥熱、失眠者飲用。

靈芝麥冬茶

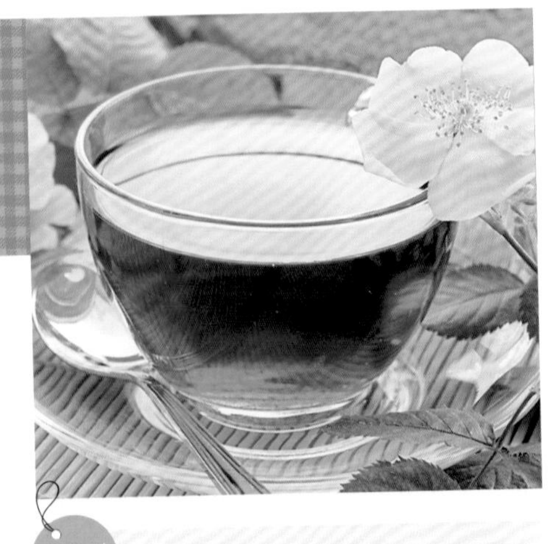

材料：

靈芝、玉竹、麥冬各5克，蜂蜜10毫升

做法：

將靈芝、玉竹、麥冬洗淨，加600毫升水，煮沸，待沸騰後轉小火再煮10分鐘，加入蜂蜜調勻即可。

功效 本品具有平衡陰陽、滋陰潤肺、補氣健脾等功效，適合秋季飲用。

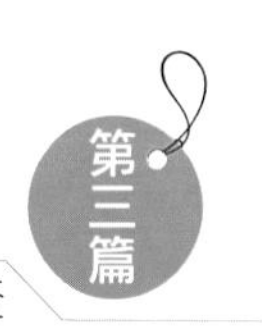

靈芝蜂蜜茶

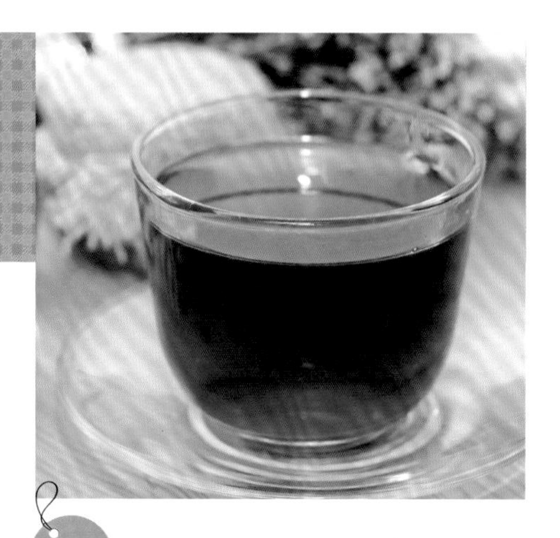

材料：

靈芝5克，蜂蜜10毫升

做法：

靈芝洗淨，放入砂鍋，加600毫升水，煮沸後轉小火再煮10分鐘，加入蜂蜜調勻即可。

功效 本品具有益氣補虛、養心安神等功效，對於秋季神經衰弱有調理功效。

桑白杏仁茶

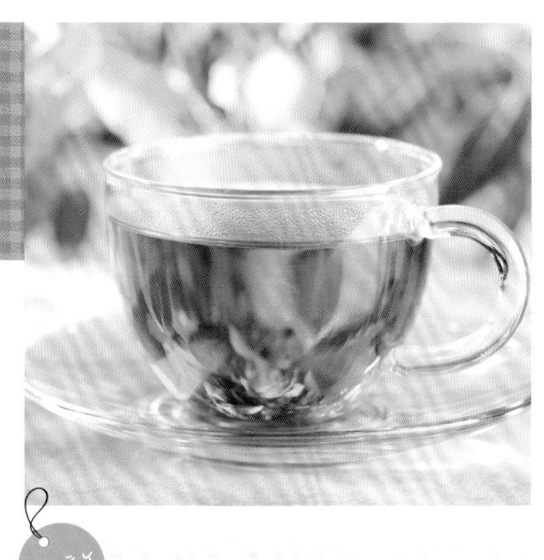

材料：

桑白皮10克，南杏仁6克，綠茶3克，冰糖10克

做法：

南杏仁洗淨打碎；桑白皮、綠茶洗淨。所有材料入鍋，加水，煎汁，去渣，加入冰糖攪勻即可。

功效 本品能瀉肺平喘、止咳化痰，可用於秋燥肺炎、咳嗽咳痰者的輔助治療。

淡竹葉麥冬茶

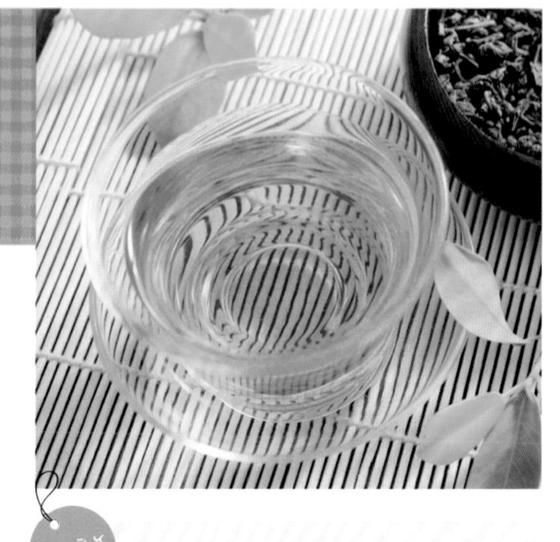

材料：

麥冬5克，淡竹葉10克，綠茶3克

做法：

麥冬、淡竹葉洗淨後和綠茶一同放進杯內，往杯內加入600毫升左右的沸水，蓋上杯蓋燜20分鐘，濾去渣後即可飲用。

功效

本品能滋陰潤肺、生津止渴，緩解秋季口腔潰瘍伴口乾咽燥等症。

麻黃飲

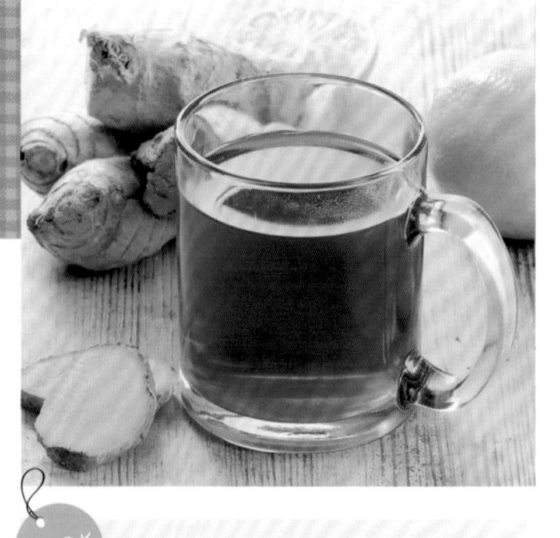

材料：

麻黃3克，生薑10克

做法：

將麻黃加適量水煎煮半小時，煮好的麻黃去渣取汁；生薑洗淨榨汁，兩種汁兌服即可。

功效

本品具有發散風寒、宣肺止咳等功效，適合秋季飲用。

秋燥肺炎

秋季雨水減少，空氣乾燥，易引發肺炎病症。肺炎是指終末氣道，肺泡和肺間質的炎症，有寒戰、高熱、呼吸急促等多種症狀。

◎ 對症藥材

杏仁、百合、桔梗、沙參、玉竹、羅漢果、蘆根、桑葉、前胡、桑白皮等

◎ 對症食材

冬瓜、絲瓜、梨、銀耳、蓮藕、無花果、綠豆、海帶、木耳等

● 對症食療

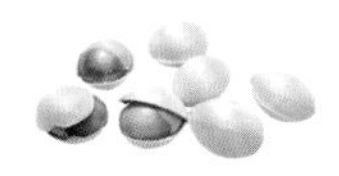
白果

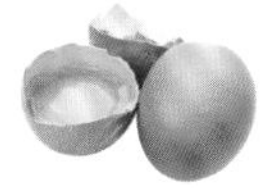
雞蛋

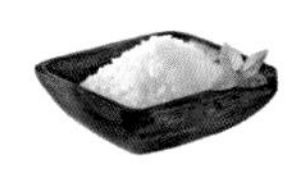
鹽

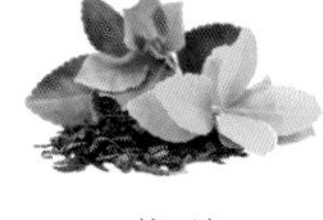
綠茶

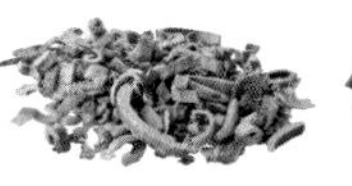
桑白皮

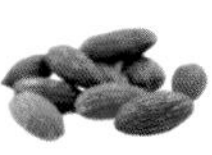
南杏仁

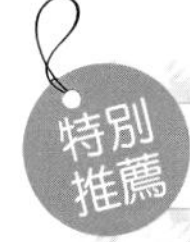

白果蒸雞蛋

材料：白果10顆，雞蛋2個，鹽1小匙

做法：將白果洗淨，剝皮；雞蛋打入碗內，加鹽打勻，加入白果；鍋中加水，待水滾後轉中小火隔水蒸蛋，約蒸15分鐘即可。

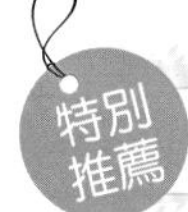

杏仁桑白茶

材料：綠茶12克，桑白皮、南杏仁各10克，冰糖20克

做法：南杏仁洗淨，打碎；桑白皮、綠茶洗淨。所有材料入鍋，加水煎汁，去渣，加入冰糖，攪至溶化即可。

咽炎

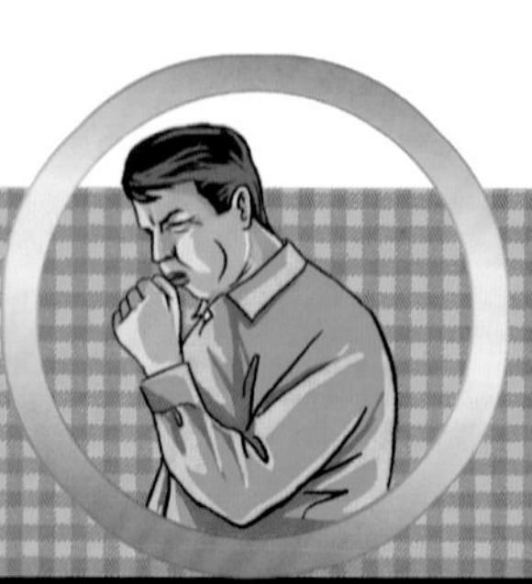

咽炎可分為急性咽炎和慢性咽炎。急性咽炎症狀包括咽部乾燥、疼痛、食欲不振和咳嗽。慢性咽炎的症狀為咽喉不適，有異物感。

◎ 對症藥材

薄荷、羅漢果、膨大海、金銀花、蒲公英、玉竹、玄參、荷葉、沙參等

◎ 對症食材

梨、絲瓜、綠豆、蘿蔔、香菇、猴頭菇、黑木耳、銀耳、草菇等

● 對症食療

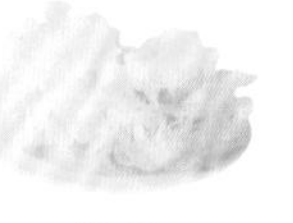
銀耳

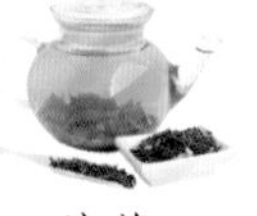
清茶

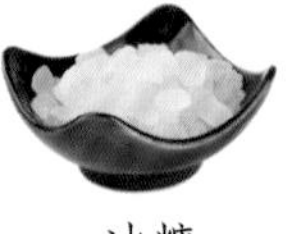
冰糖

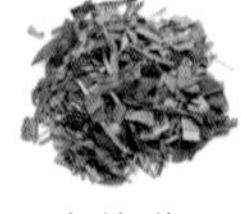
淡竹葉

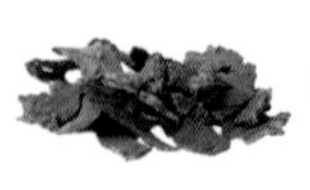
玄參

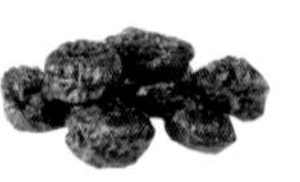
烏梅

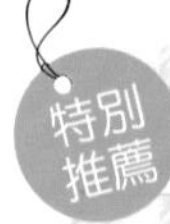

特別推薦 銀耳冰糖茶

材料：銀耳30克，清茶6克，枸杞少許，冰糖60克

做法：銀耳用水泡20分鐘；鍋中注水，將銀耳與清茶、枸杞一同放入鍋中，用小火煮，煮開後調入冰糖即可。

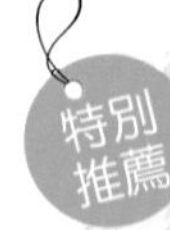

特別推薦 烏梅綠茶

材料：淡竹葉10克，玄參8克，烏梅5顆，綠茶1包

做法：將玄參、淡竹葉和綠茶、烏梅洗淨後一起放進杯內，往杯內加600毫升左右的沸水，蓋上杯蓋，燜20分鐘，濾去渣後即可飲用。

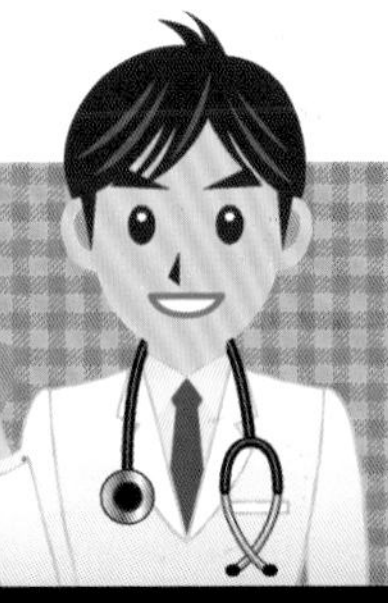

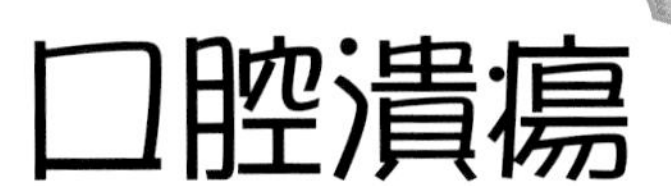

口腔潰瘍

口腔潰瘍是發生在口腔黏膜上的表淺性潰瘍，潰瘍面周圍充血、灼痛明顯，好發於唇、頰、舌緣等。秋季乾燥上火，是口腔潰瘍的多發季節。

◎ 對症藥材

土茯苓、石斛、金銀花、菊花、生地、玉竹、黃芩、黃連、決明子、桑葉等

◎ 對症食材

黃瓜、絲瓜、白蘿蔔、白菜、海帶、菠菜、豆類、牛奶、雞肝、香菇等

對症食療

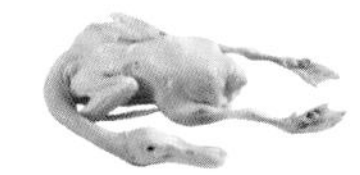
老鴨

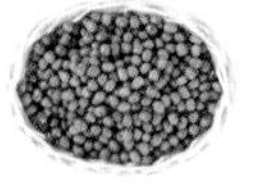
綠豆

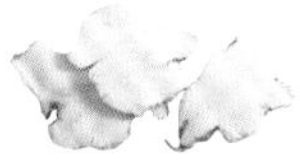
土茯苓

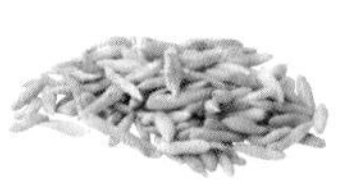
麥冬

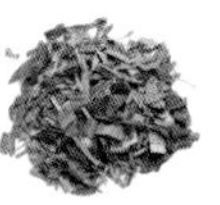
淡竹葉

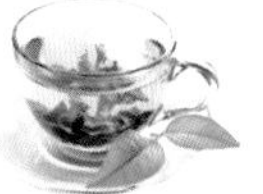
綠茶

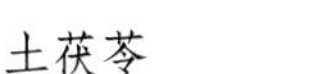

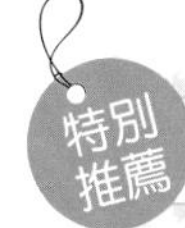

土茯苓綠豆老鴨湯

材料：老鴨500克，綠豆200克，土茯苓20克，陳皮3克，鹽少許

做法：老鴨洗淨、斬塊，土茯苓、綠豆和陳皮用清水浸透，洗淨；瓦煲內加水燒開，放土茯苓、綠豆、陳皮和老鴨，煮沸後，改用文火煲2小時左右，加鹽調味即可。

特別推薦

麥冬竹葉茶

材料：麥冬15克，淡竹葉10克，綠茶3克

做法：麥冬、淡竹葉洗淨，和綠茶混合放進杯內，往杯內加入600毫升左右的沸水，蓋上杯蓋燜20分鐘，濾去渣後即可飲用。

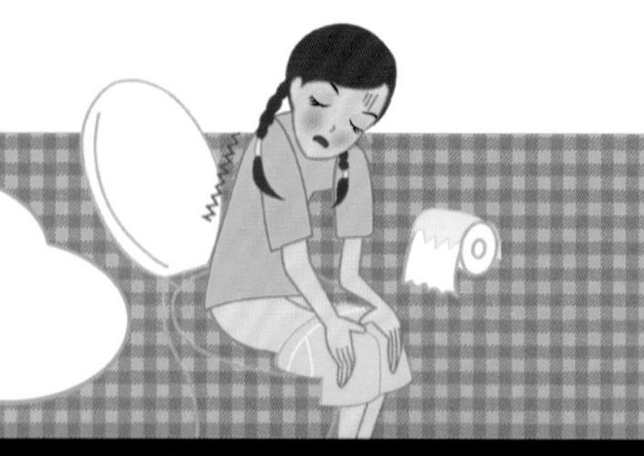

便秘

便秘是臨床常見的複雜症狀，主要是指排便次數減少，每次排便的量減少，糞便乾結，排便費力等。秋季因較乾燥，易發生便秘。

◎ 對症藥材

火麻仁、決明子、郁李仁、厚樸、番瀉葉、當歸、生地、女貞子、桑葚等

◎ 對症食材

堅果類、豆製品、燕麥、黑芝麻、杏仁、全麥麵包、動物肝臟等

● 對症食療

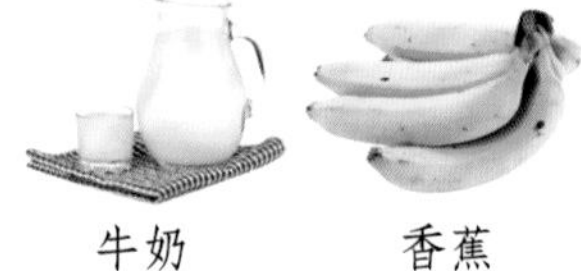

牛奶　香蕉

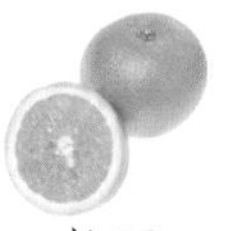

柳丁

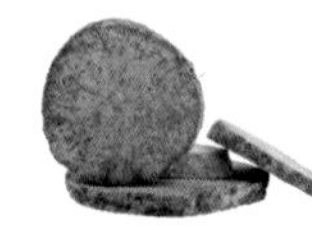

大黃

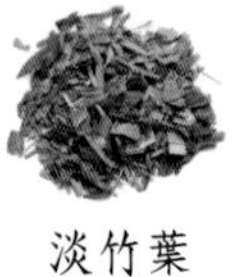

淡竹葉

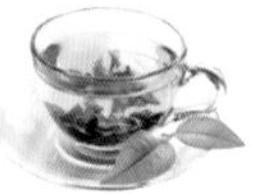

綠茶

特別推薦　香蕉蜂蜜牛奶

材料：牛奶200毫升，香蕉半根，柳丁半個，蜂蜜10克

做法：將香蕉、柳丁去皮，放入果汁機內攪拌，待攪至黏稠狀時，沖入熱牛奶，攪拌10秒鐘，待溫度適宜後加入適量蜂蜜，攪拌均勻即可。

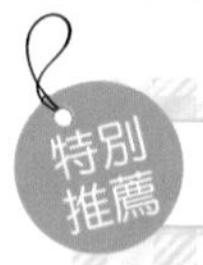

特別推薦　大黃綠茶

材料：大黃5克，淡竹葉10克，綠茶3克

做法：將大黃、淡竹葉和綠茶洗淨，放進杯內，往杯內加入600毫升左右的沸水，蓋上杯蓋燜20分鐘，濾去渣後即可飲用。

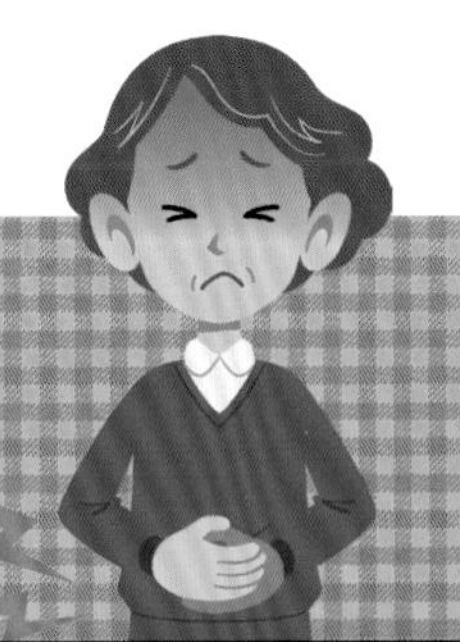

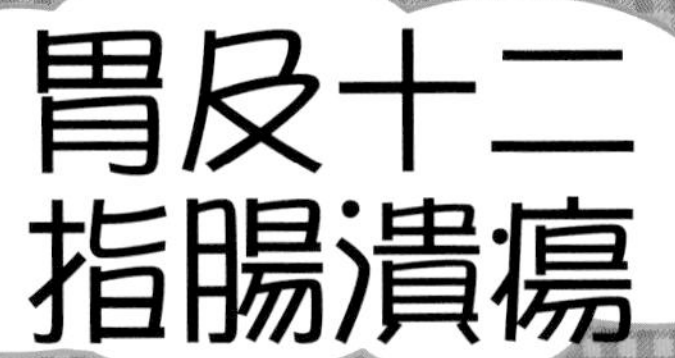

胃及十二指腸潰瘍

胃潰瘍引起的疼痛多發生在進食後半小時至1小時，十二指腸潰瘍引起的疼痛則多出現於食後3～4小時，輕微者有反胃、嘔吐、疼痛等症狀。

◎ 對症藥材

白及、田七、山楂、砂仁、甘草、白芍、白朮、山藥等

◎ 對症食材

豆腐、雞蛋、瘦肉、軟飯、油菜、水果、牛奶、牛肉、蜂蜜等

● 對症食療

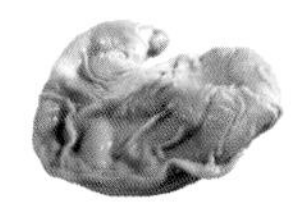
豬肚

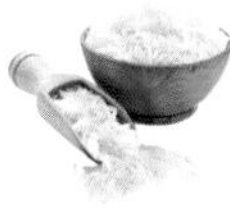
大米

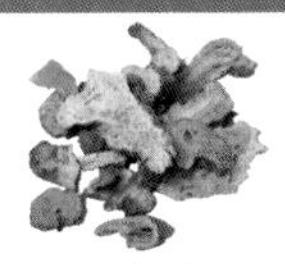
白朮

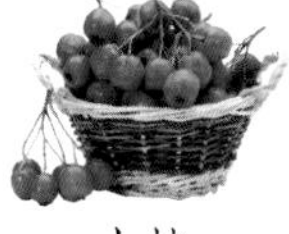
山楂

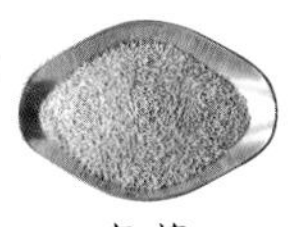
麥芽

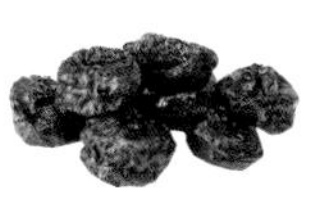
烏梅

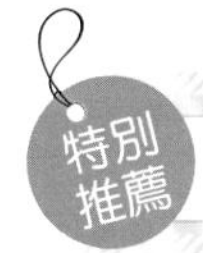

白朮豬肚粥

材料：豬肚100克，大米80克，白朮20克，升麻10克，蔥花少許，鹽3克，雞粉2克

做法：大米洗淨，浸泡；豬肚洗淨，切成細條；白朮、升麻洗淨。大米入鍋，加水燒沸，下豬肚、白朮、升麻，轉中火煮至粥濃稠，加鹽、雞粉調味，撒上蔥花即可。

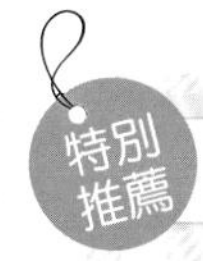

麥芽烏梅飲

材料：山楂10克，炒麥芽15克，烏梅2粒，糖少許

做法：將山楂、烏梅、麥芽洗淨，鍋中加水1000毫升，放入山楂、烏梅、麥芽，煮沸後改小火續煮20分鐘，濾渣加入糖調味即可。

神經衰弱

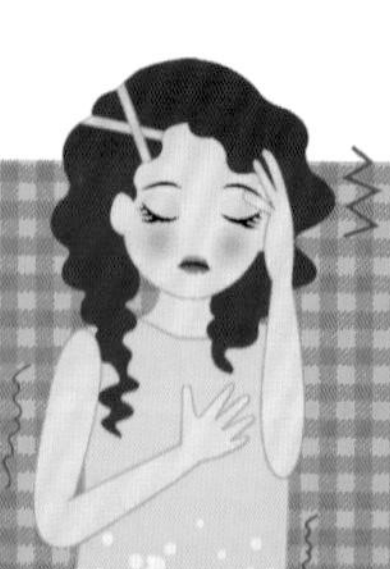

神經衰弱患者常感到疲乏，困倦，注意力不集中，做事沒有持久性，腦力遲鈍，記憶力減退，失眠，不易入睡，入睡後多夢，頭昏腦脹。

◎ 對症藥材

柏子仁、酸棗仁、百合、靈芝、遠志、冬蟲夏草、芡實、天麻等

◎ 對症食材

蓮子、玉米、小麥、魷魚、龍眼、龜、甲魚、豬心、鴿肉、金針菇等

對症食療

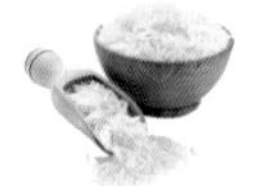

大米

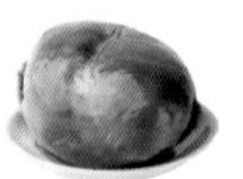

豬心

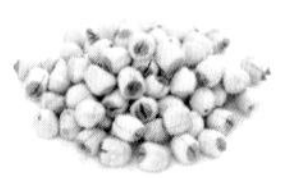

蓮子

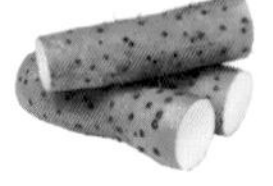

山藥

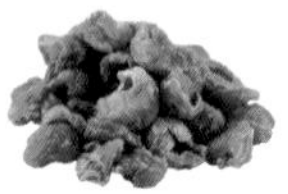

桂圓肉

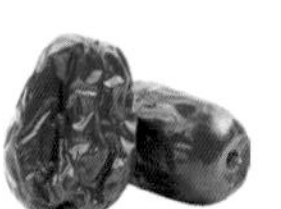

紅棗

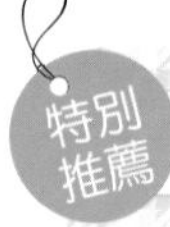

蓮子芡實豬心粥

材料：大米150克，豬心50克，蓮子、芡實、桂圓各10克，紅棗3枚，薑絲、鹽各適量

做法：豬心洗淨，切片；其他材料洗淨。鍋中注水，下大米煮沸，放豬心、紅棗、蓮子、芡實、桂圓、薑絲，轉中火熬煮成粥，加鹽調味即可。

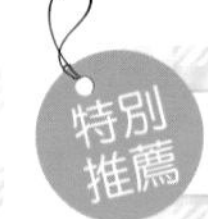

桂圓山藥紅棗湯

材料：新鮮山藥100克，新鮮桂圓肉50克，紅棗6顆，冰糖少許

做法：山藥削皮洗淨，切塊；紅棗、桂圓肉洗淨。鍋中加3碗水煮開，加山藥、紅棗，待山藥熟透、紅棗鬆軟，加桂圓肉煮開即可熄火，加冰糖調勻即成。

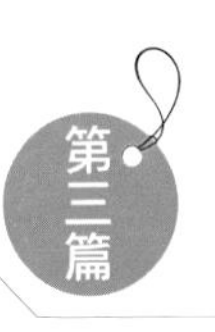

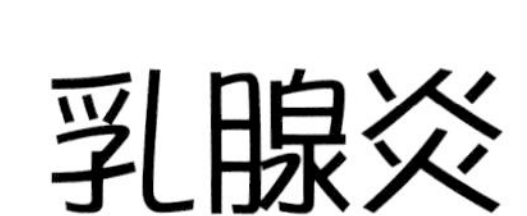

乳腺炎

急性單純乳腺炎初期乳房脹痛，局部皮溫高、壓痛。急性化膿性乳腺炎主要症狀為局部皮膚紅、腫、熱、痛，出現明顯硬結，觸痛更劇。

◎ 對症藥材

蒲公英、魚腥草、當歸、黃芪、金銀花、柴胡、黃芩、陳皮、白朮、黨參等

◎ 對症食材

豬蹄、鯽魚、金針、絲瓜、黃瓜、油菜、生菜、紅豆、花生、芝麻、綠豆等

● 對症食療

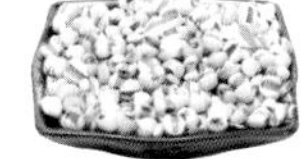

薏米

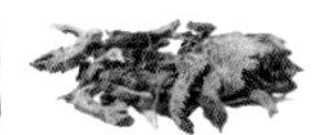

升麻

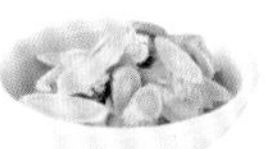

黃芩

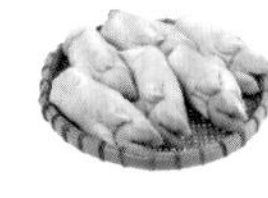

豬蹄

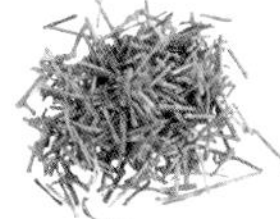

白茅根

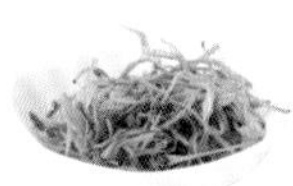

金銀花

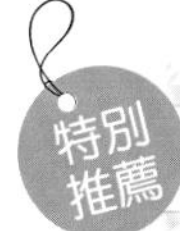

薏米黃芩飲

材料：薏米30克，升麻、黃芩、地骨皮、牛蒡子、生地各10克，枳殼8克，蜂蜜適量

做法：將薏米、升麻、黃芩、地骨皮、枳殼、牛蒡子、生地洗淨，淨鍋加水，將藥材下入煮20分鐘，過濾藥渣，調入蜂蜜即可。

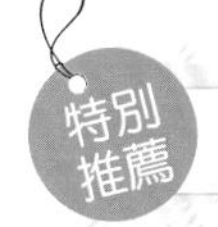

銀花茅根豬蹄湯

材料：豬蹄1支，白茅根30克，金銀花20克，黃瓜20克，鹽6克

做法：豬蹄洗淨，切塊、汆水；黃瓜、白茅根、金銀花洗淨。湯鍋置火上加水，下入豬蹄，調入鹽、白茅根、金銀花燒開，煲至快熟時加入黃瓜，略煮一下即可。

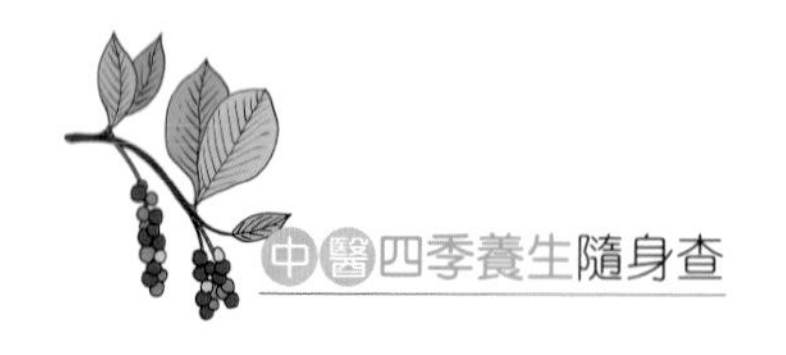

前列腺炎

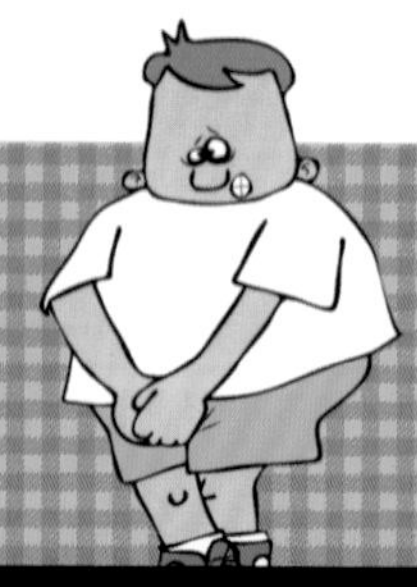

前列腺炎主要症狀為會陰或恥骨上區域有重壓感，若有小膿腫形成，疼痛加劇而不能解尿；尿道症狀為排尿時有燒灼感，尿急、尿頻、尿痛。

◎ 對症藥材

山茱萸、山藥、熟地、芡實、菟絲子、蓮子、車前子、魚腥草、薏米、茯苓等

◎ 對症食材

鯽魚、鱔魚、牛奶、貝類、板栗、蘋果、蕃茄、綠豆、椰子等

對症食療

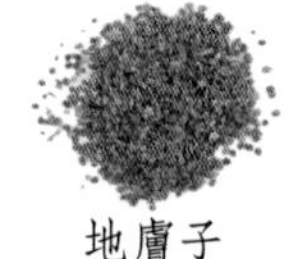
地膚子

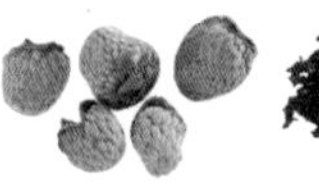
覆盆子

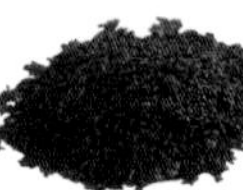
車前子

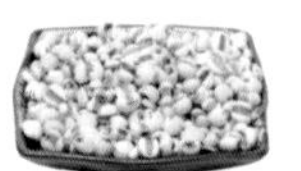
薏米

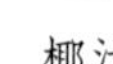
椰汁

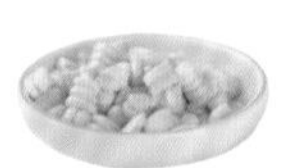
玉米粒

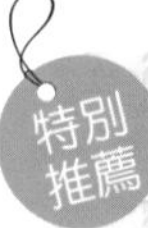

五子下水湯

材料：地膚子、覆盆子、車前子、菟絲子、梔子各10克，雞內臟1份，薑絲、鹽各少許

做法：雞內臟洗淨，切片；藥材洗淨放入布袋內紮好，放入鍋中，加水1000毫升煮沸，轉小火煮20分鐘，撈棄棉布袋，轉中火，放入雞內臟、薑絲，待湯再開，加鹽調味即可。

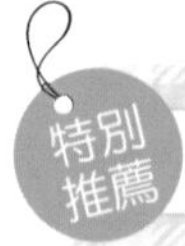

椰汁薏米羹

材料：薏米80克，椰汁50克，玉米粒、胡蘿蔔、豌豆各15克

做法：薏米洗淨，泡發；玉米粒、豌豆洗淨；胡蘿蔔洗淨，切丁；鍋中注水，加薏米煮開，加玉米粒、胡蘿蔔、豌豆，煮至米粒軟爛，加冰糖煮化，待涼時，加入椰汁即可。

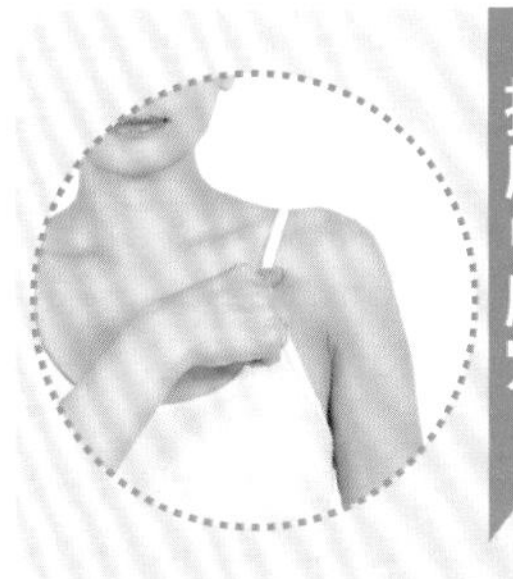

按摩中府穴

取穴方法：兩手叉腰立正，鎖骨外側端下緣的三角窩中心是雲門穴，此窩正中直下一橫指處即是。

按摩方法：用拇指指端按揉中府穴，做環狀運動，左右各1～3分種。

功效：清肺泄熱，能緩解秋季咳嗽症狀。

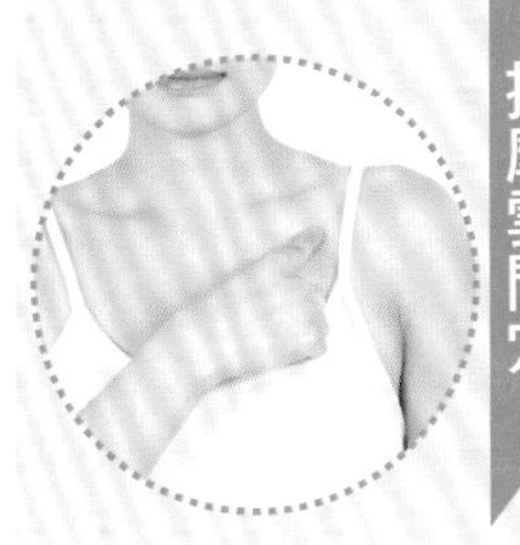

按摩雲門穴

取穴方法：雙手叉腰直立，胸廓上部鎖骨外側端下緣的三角肌凹窩正中即是。

按摩方法：雙手手指指腹按壓此穴，做環狀運動，力度適中，左右各1～3分鐘。

功效：有清肺理氣的作用，可緩解秋季咳嗽等症。

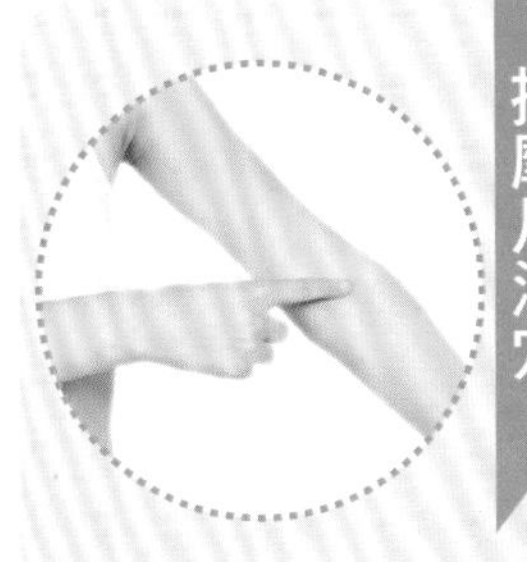

按摩尺澤穴

取穴方法：取穴時先將手臂抬起，在手臂內側中央處有粗腱，腱的外側即是。

按摩方法：用拇指指腹按壓尺澤穴，左右各按壓3分鐘。

功效：有清熱和胃、通絡止痛的作用，可緩解秋季咳嗽、氣喘、咽喉腫痛、肺炎、支氣管炎等病症。

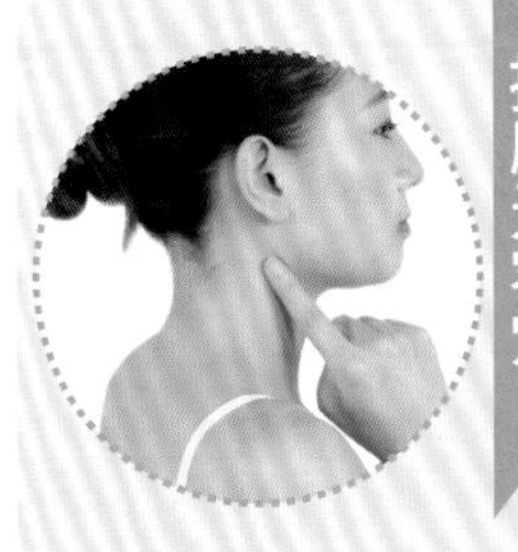

按摩天容穴

取穴方法：下頜角後方，在耳垂後凹陷直下1.5寸處。

按摩方法：用手指指腹端輕輕按揉，力度適中，做環狀運動，左右各1～3分鐘。

功效：有清熱利咽，消炎消腫的作用，主治秋季咽喉腫痛。

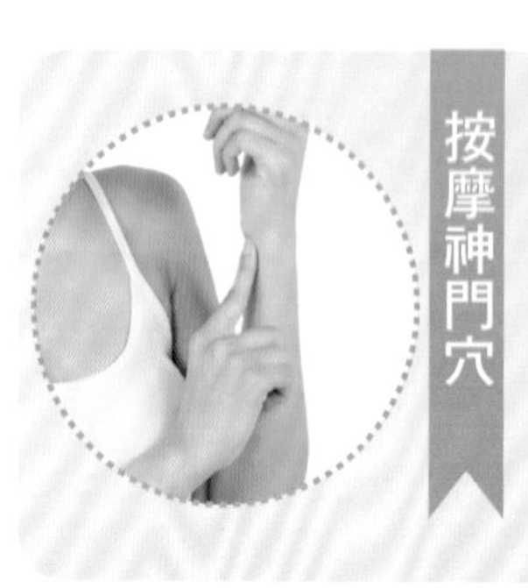

按摩神門穴

取穴方法：腕橫紋尺側端，尺側腕屈肌腱的橈側凹陷處即是。

按摩方法：彎曲大拇指，以指甲尖垂直掐按穴位，有酸脹和痛感，先左後右，各掐按3～5分鐘。

功效：安神通絡，能緩解秋燥導致的心煩、驚悸。

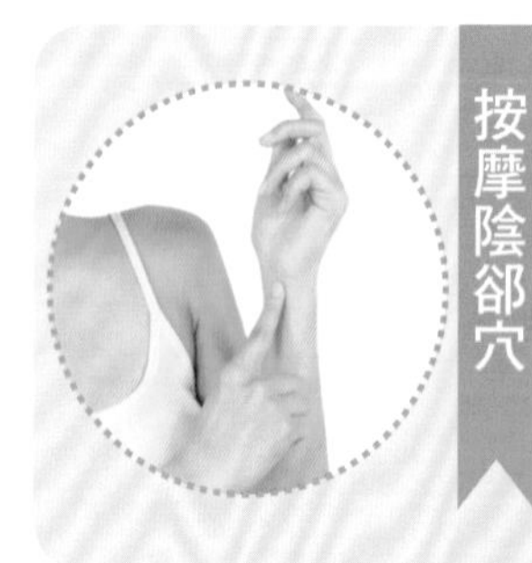

按摩陰郤穴

取穴方法：腕橫紋尺側端，尺側腕屈肌腱的橈側凹陷向上量取0.5寸處即是。

按摩方法：兩手手指指腹端按壓，左右各1～3分鐘。

功效：有清心安神的作用，能緩解秋季燥熱導致的腸胃不適、神經衰弱等病症。

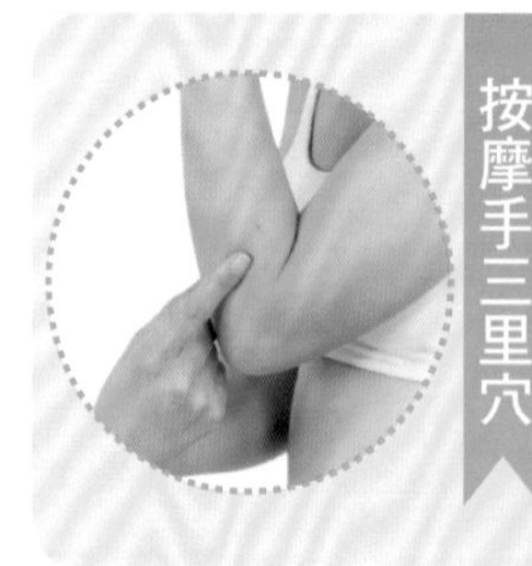

按摩手三里穴

取穴方法：屈肘，手臂內彎，從肘橫紋向下取三指寬，手指邊緣中點即是。

按摩方法：用雙手手指指腹端按壓穴位，左右各3分鐘。

功效：有通經活絡、清熱明目、調理腸胃的作用，主治秋季腹痛、腹瀉等症狀。

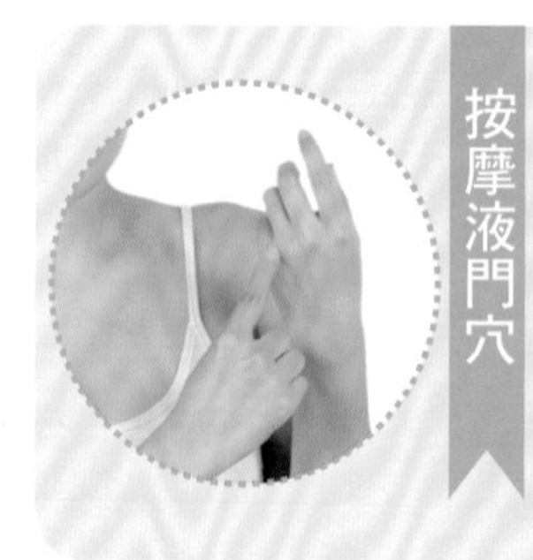

按摩液門穴

取穴方法：自然握拳，找到手背第4、第5掌指關節，在兩個關節中點前，皮膚顏色深淺交界處即是。

按摩方法：用拇指指尖垂直掐按穴位，各掐按3分鐘。

功效：有清頭目、利三焦、通絡止痛的作用，可有效緩解秋季燥熱導致的頭痛、目赤、咽炎等病症。

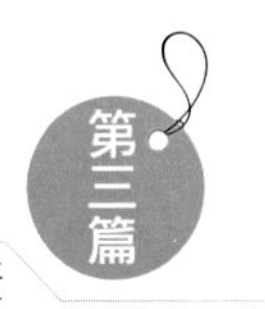

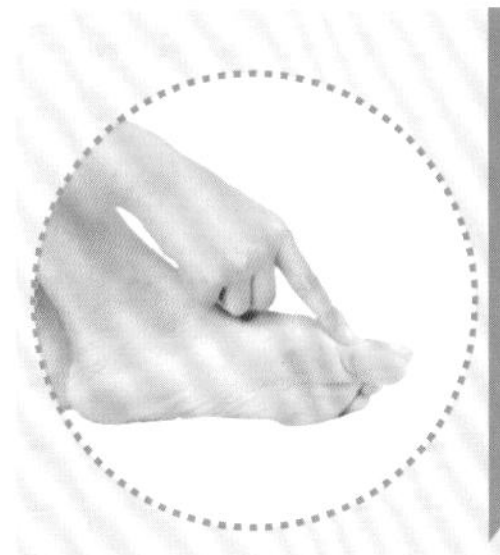

按摩大都穴

取穴方法：找到足大趾蹠趾關節，橫平足內側深淺紋線交界處即是。

按摩方法：用手指指腹端用力向下按揉，力度略重，左右各1～3分鐘。

功效：有健脾利濕的作用，能緩解秋季腸胃不適。

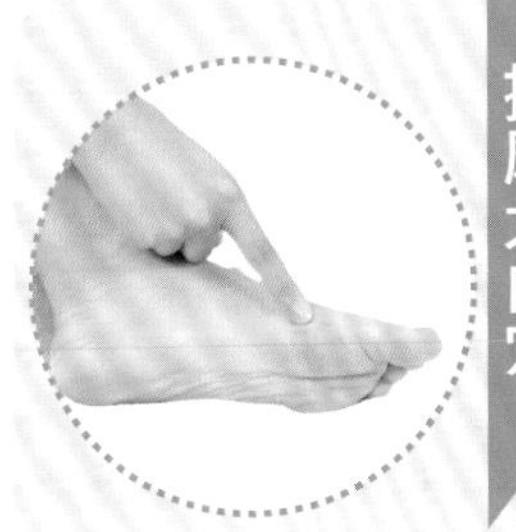

按摩太白穴

取穴方法：仰臥或正坐，平放足底的姿勢，足內側緣，當第一蹠骨小頭後下方凹陷處即是。

按摩方法：用拇指指腹垂直按壓穴位，左右各3分鐘。

功效：有健脾化濕、理氣和胃的作用，能緩解秋季腸胃不和、腹痛腸鳴、嘔吐腹瀉、胃痛、便秘等病症。

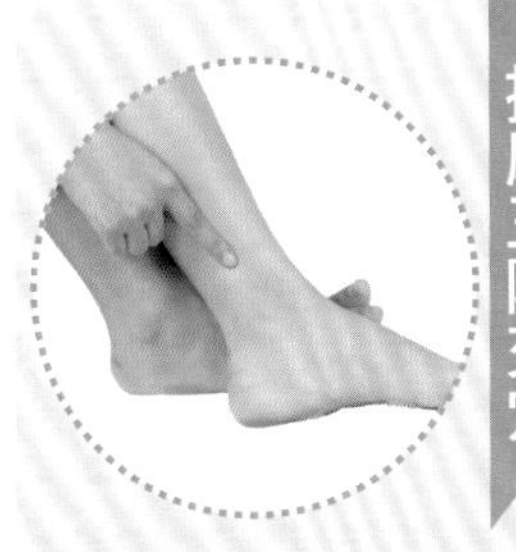

按摩三陰交穴

取穴方法：內踝尖向上，取自己的手指4指幅寬，按壓有一骨頭為脛骨，脛骨後緣靠近骨邊凹陷處即是。

按摩方法：用大拇指指尖垂直按壓，左右各按揉3分鐘。

功效：有健脾利濕的作用，對於秋季常見的消化不良、心悸、失眠等病症都有調理功效。

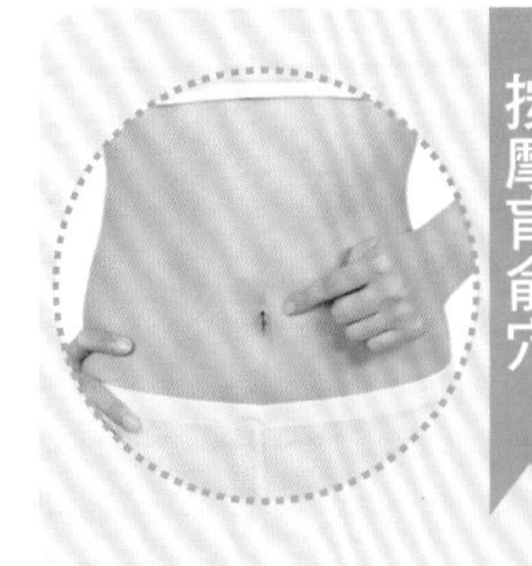

按摩肓俞穴

取穴方法：拇指置於臍中，其指邊緣穴位即是。

按摩方法：用手指指尖垂直下按穴位，力度略重，有熱痛感，左右各揉按1～3分鐘。

功效：有潤腸通便、理氣止痛的作用，能緩解秋季燥熱導致的便秘等症。

第四篇 冬季養生自調隨身查

冬季給大家的印象一般是天寒地凍、萬物蕭條，沒有一點生機。但中醫認為，冬季是匿藏精氣的時節，適合人們通過各種方式調養身心，達到補虛強身的目的。

本章首先介紹冬季養生的常識和原則，讓您對冬季養生有一個全方位的瞭解。接著重點介紹適宜冬季食用的明星食材，然後提供一些適宜冬季養生的花草茶和易患疾病的調養，最後針對冬季養生特點和易患疾病，介紹了12個穴位的調養方法。

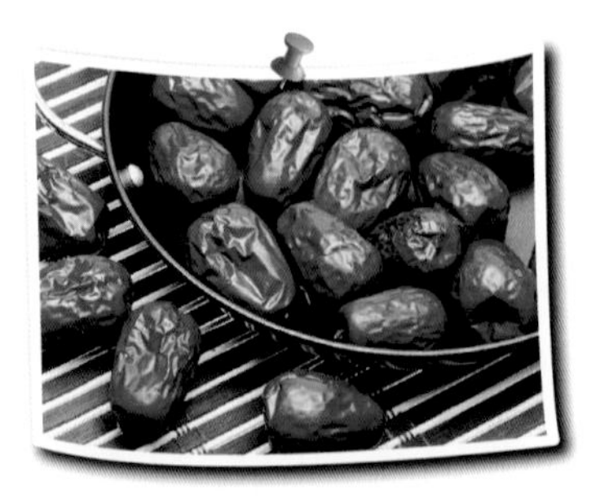
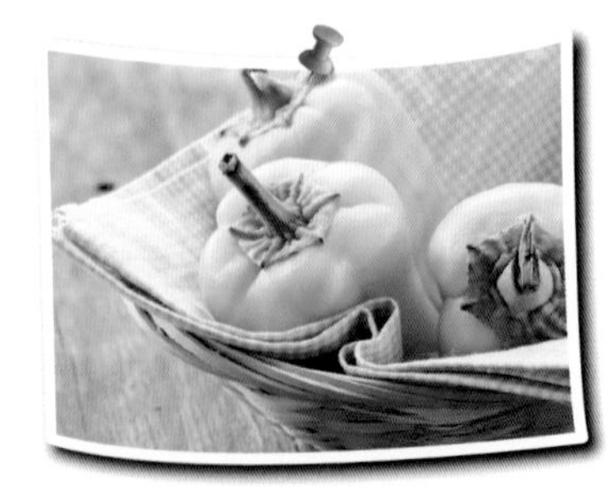

《黃帝內經》中的冬季養生常識速查

從立冬開始，就進入了冬季。冬三月是指立冬、小雪、大雪、冬至、小寒、大寒六個節氣。冬季三個月，自然界陰盛陽衰，氣溫降低，寒氣襲人，萬物生機潛伏閉藏，是一年中最寒冷的季節。冬季養生，應順應自然界的規律，以斂陰護陽為本。

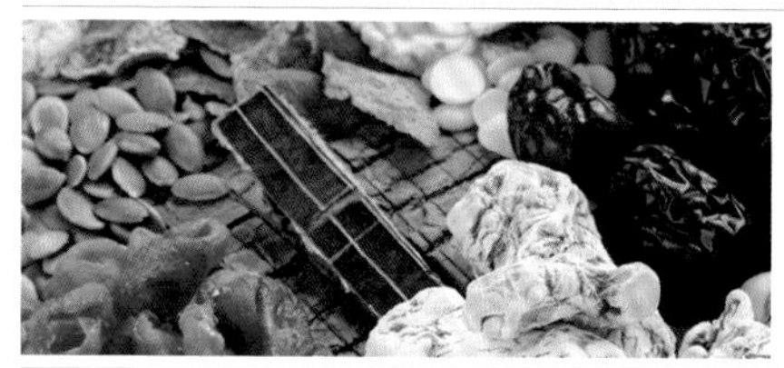
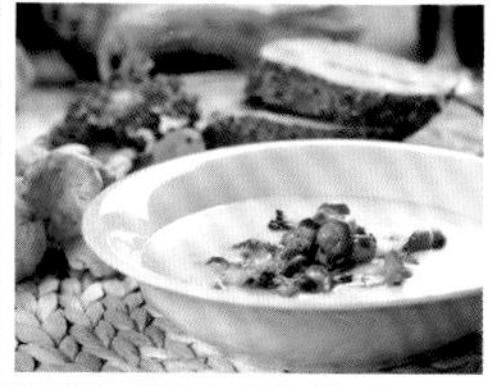
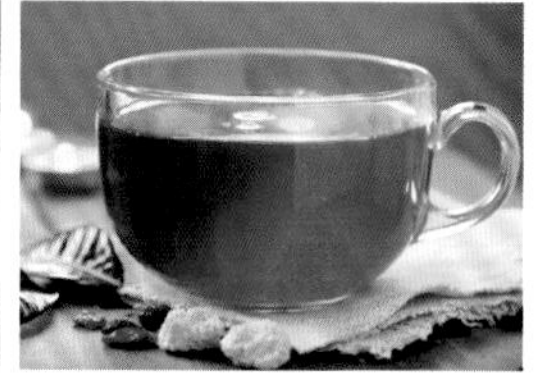

冬季氣候特點對人體的影響

立冬以後，由於氣溫變化幅度大，在冷空氣的刺激之下，易發流感、哮喘、支氣管炎、咽喉疼痛、咳嗽等疾病，也由於空氣濕度小，易使人感到乾渴、煩躁。冬季，人們穿得厚、住得暖、活動少，飲食中食物含熱量高，或飲食過多油膩、進補不當，易造成體內積熱不能及時散發出來，容易導致胃肺火盛，出現「上火」的現象，使咽喉、扁桃體、嘴唇、口腔黏膜等發生疾病。

冬季養生重點在養腎

冬季是自然界萬物休養生息的季節，同時也是寒邪肆虐的時節。中醫認為，「腎元蟄藏」，即腎為封藏之本。而腎主藏精，腎精秘藏，則使人精神健康，如若腎精外泄，則容易被邪氣侵入而致疾病。且古語云：「冬不藏精，春必病溫」，冬季沒有做好「藏養生」，到春天會因腎虛而影響機體的免疫力，使人容易生病。冬季養腎適宜溫補。在冬天，根據體質和疾病的需要，有選擇性地食用溫性藥材和食物，可提高人體的免疫功能，如此不僅能改善畏寒的現象，還能有效調節體內的物質代謝，最大限度地把能量貯存於體內。

冬季生活起居調養

「冬三月，此謂閉藏。水冰地坼，無擾乎陽。早臥晚起，必待日光；使志若伏若匿，若有私意，若已有得；祛寒就溫，無泄皮膚，使氣亟奪，此冬氣之應，養藏之道也。逆之則傷腎，春為痿厥，奉生者少。」這段話的大意是講，冬天的三個月，是一個生機潛伏、萬物蟄藏的時節。這時候，水寒成冰，大地龜裂，人們應該早睡晚起，待日光照耀的時候起床才好，不要輕易地擾動陽氣，妄事操勞，要使神志深藏於內，安靜自若，就好像有隱私，嚴守而不外泄，又像得到了渴望得到的東西，把它密藏起來一樣；要躲避寒冷，求取溫暖，不要使皮膚乾泄而令陽氣不斷地損失。這是為了適應冬季寒冷氣候，而保養人體、閉藏功能的方法。我們要根據這些原則，適當調養。

冬季運動調養

冬季人體新陳代謝相對緩慢，此時應注意保存陽氣，養精蓄銳。可根據自己的體質、愛好，安排一些安靜閒逸的活動，如養鳥、養魚、養花，或練習書法、繪畫、棋藝等。值得注意的是，在冬季如果進行戶外活動，運動量應由小到大，逐漸增加，不可一來就加速運動。還應注意運動時間，一次不能太長，如慢跑、登山、滑雪等，還要注意安全。恰當的運動會讓人感到全身輕鬆舒暢，精力旺盛，體力和腦力功能增強，食欲、睡眠良好。

冬季精神調養

冬季精神調養要保持精神安靜。此外，要防止季節性情感失調症，一些人由於寒冷的氣候所致容易產生情緒抑鬱、懶散嗜睡、昏昏沉沉等現象。但一味保暖不能達到預防效果，正確的方法是多曬太陽。同時，要加強運動，儘量避免因自主神經功能失調而引起的緊張、易怒、抑鬱等狀態。

冬季飲食養生原則速查

冬季，由於天氣寒冷，空氣乾燥，如果飲食不當，容易誘發各種疾病，對身心造成傷害。因此，以下將向大家介紹如何在冬季正確飲食，及需要注意的事項。

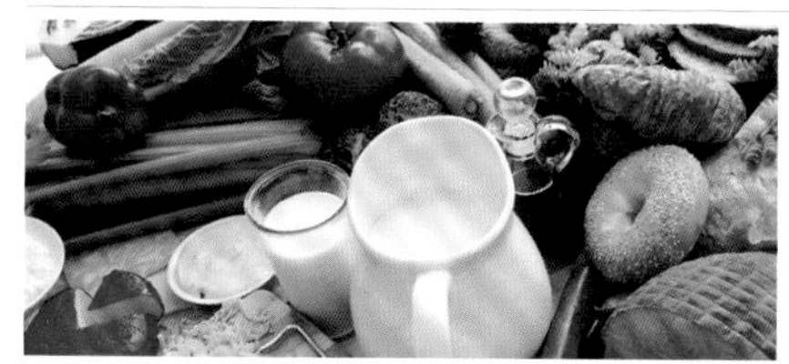
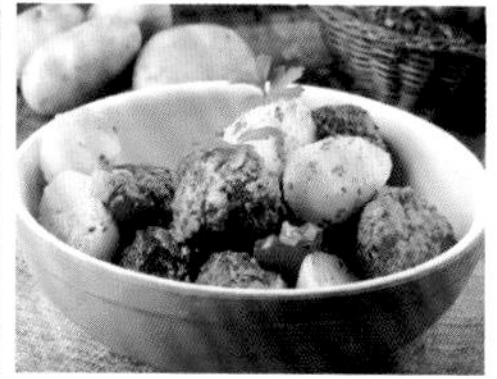
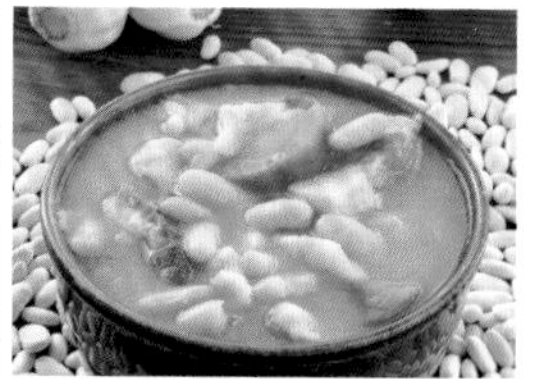

攝取高熱量食物養腎防寒

冬三月氣候寒冷，自然界的生物都進入了「閉藏」。同樣，人類在冬季也要「閉藏」，將體內的陽氣閉藏起來，防止冬季嚴寒的侵襲，威脅人體陽氣。所以，冬季養生要不傷陽氣，腎陽是人體陽氣的根部，因此，要「養腎防寒」，這也是冬季養生的根本原則。在飲食上，最宜食用滋陰潛陽、熱量較高的膳食，如羊肉、甲魚、蝦、鴿、鵪鶉、海參、枸杞、韭菜、胡桃、糯米、甲魚、芝麻等。

宜食清淡以養神

中醫認為，冬季應「寧靜為本，保精養神」，認為驚、恐都會影響到腎的生理功能。孫思邈也明確指出：「神疲心易役，氣弱病象侵。」可見，冬季精神調養非常重要。寒冷的冬季會使人身心處於低落狀態，故應及時調整不良情緒，堅守自己的心志，防止季節性情感失調症的發生。而要達到靜心安神，冬季日常飲食就顯得尤為重要。

自古以來，養生家們就注重以「平易恬淡」的食物來養生，認為清淡的食物能靜心。現代醫學表明，多食清淡的食物不但有利於腸胃的消化，也能改善浮躁的情緒，帶給你平靜的心情。因此，在冬

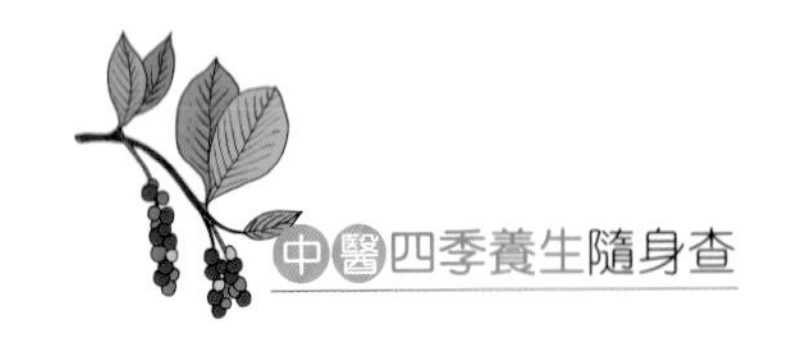

季我們要多食用皮蛋、豆製品、香菇、蓮子、銀耳、海帶、紅棗、香蕉等清淡食物，多喝牛奶和具有養胃暖身功能的紅茶、黑茶，這些都能有很好的靜心養神作用。

增加維生素的攝入量

在寒冷的冬季，增加維生素A、維生素C的攝取可明顯減少因寒冷而致的直腸溫度下降，並可緩解腎上腺的過度應激反應，增強對寒冷的耐受性，並可增強人體在寒冷冬季的適應能力。

富含維生素A的食物有蛋黃、動物肝臟、胡蘿蔔、韭菜、紫菜、蕃茄和深綠葉蔬菜等，與脂類或酸性食物一起烹調有利於維生素A的吸收。而維生素C廣泛存在於新鮮水果和綠葉蔬菜中，在柑橘類水果、蕃茄、鮮紅棗中含量最為豐富，此外，小白菜、青花菜、花菜、黃瓜、菠菜、胡蘿蔔等食物中也含有維生素C。

陰虛者、熱淋患者忌食溫熱食物

陰虛者忌食羊肉、桂圓、核桃等偏溫性食物，否則容易助長火氣，嚴重者還會引發口乾舌燥、口瘡面瘡。熱淋患者應食寒涼清熱通淋之物，而南瓜屬溫熱性食物，會導致小便更為困難，甚至滴瀝灼熱疼痛、小便下血等。

肉類忌與茶水同用

茶葉中含有的大量鞣酸和肉中的高蛋白結合，會產生具有收斂性的鞣酸蛋白質，使腸胃蠕動減慢，延長身體糞便在腸道裡的滯留時間，既容易形成便秘，還會增加有毒及致癌物質被人體吸收的可能性，故肉類忌與茶水同用。

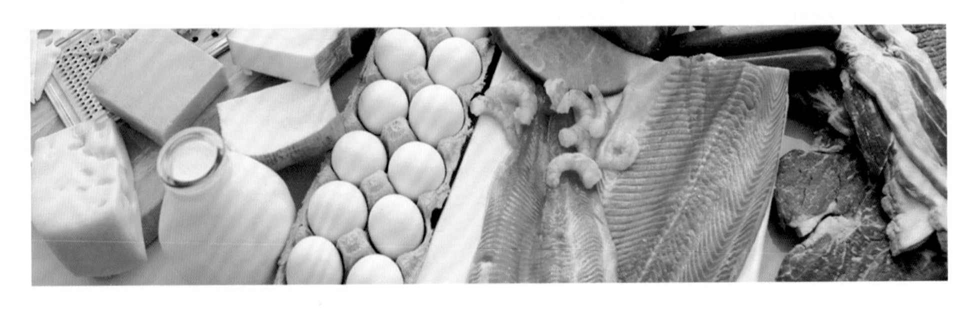

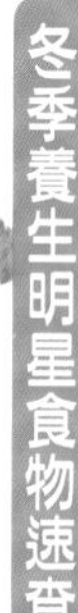

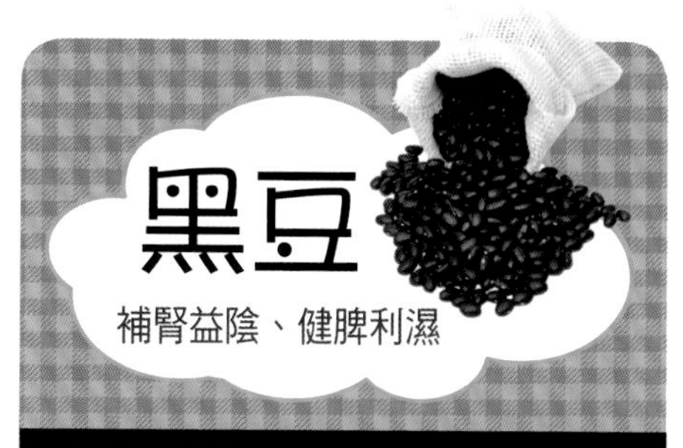

- 性味歸經：
  性平，味甘；歸脾、腎經
- 產季：秋季
- 每日適用量：約30克

中醫認為，黑豆的黑色是腎的本色，具有補腎益陰、健脾利濕的功效。冬季主收藏，食用黑豆能補腎、暖腸胃，補腎效果好。黑豆中多種微量元素對延緩人體衰老、降低血液黏稠度等非常重要。

冬季養生搭配

黑豆+紅棗

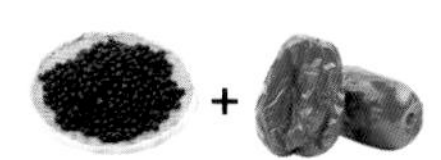

燉湯食用

黑豆補腎補血，紅棗補中益氣，兩者搭配，補腎補血功效更強。

黑豆+豬骨

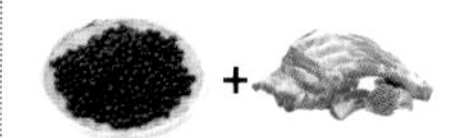

燉湯食用

二者搭配具有補腎活血、祛風利濕之功效，適於風濕痹痛者食用。

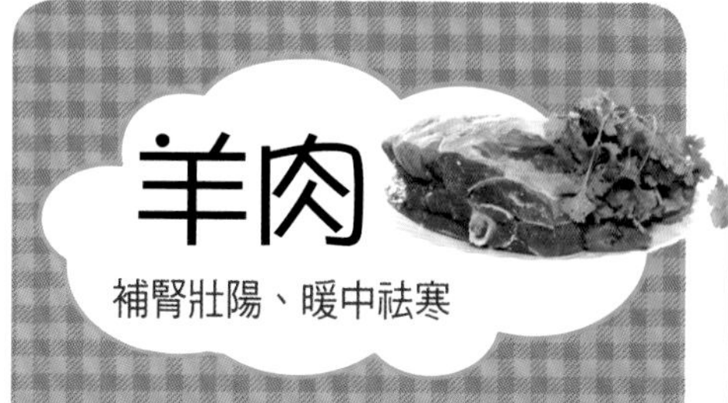

- 性味歸經：
  性熱，味甘；歸胃、腎經
- 產季：一年四季
- 每日適用量：約80克

羊肉味甘而不膩，性溫而不燥，具有補腎壯陽、暖中祛寒、溫補氣血、開胃健脾的功效。冬季常吃羊肉可益氣補虛，促進血液循環，使皮膚紅潤，增強禦寒能力。羊肉還能促進消化酶分泌，幫助消化，保護胃壁。

冬季養生搭配

羊肉+山藥

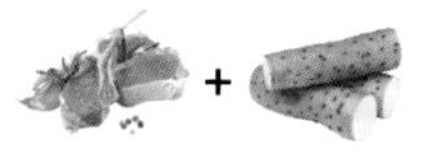

燉湯食用

二者搭配具有補氣養血、暖腎補肝的作用，可預防貧血，改善臉部氣色。

羊肉+當歸

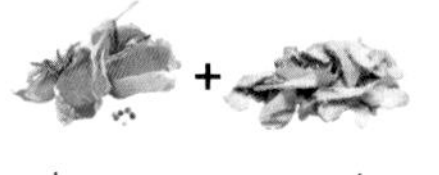

燉湯食用

當歸能養血調經，與羊肉在冬季燉食，可提高人體抗寒能力，恢復體力。

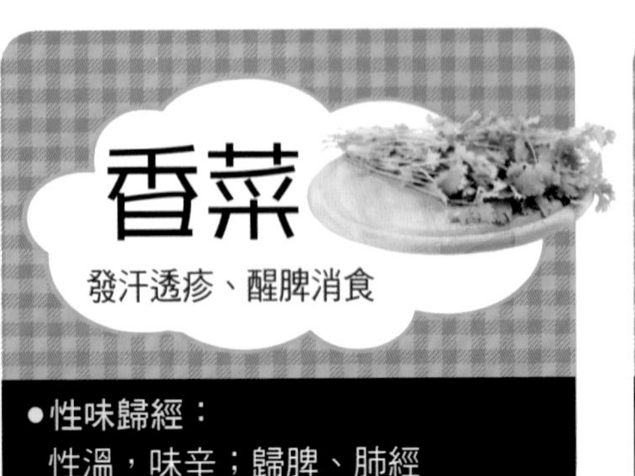

- 性味歸經：
  性溫，味辛；歸脾、肺經
- 產季：春、夏季
- 每日適用量：15~30克

香菜是散寒暖胃佳品，冬季可經常食用。香菜提取液具有顯著發汗散寒透疹的功能，其特殊香味能刺激汗腺分泌，促使人體發汗、透疹。香菜辛香升散，能促進胃腸蠕動，具有開胃醒脾的功效。

冬季養生搭配

香菜+洋蔥

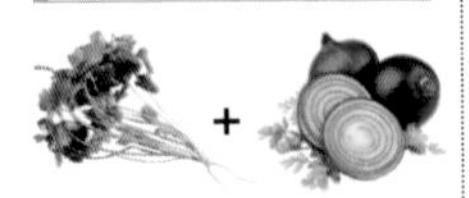

清炒食用

洋蔥能刺激食欲、助消化，與香菜在冬季搭配食用，可治療食欲不振。

香菜+薄荷

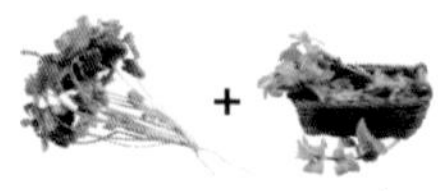

煎水飲用

香菜和薄荷都有透疹功效，兩者搭配，可治療麻疹初起不透。

蝦仁

補腎壯陽、健胃通乳

- 性味歸經：
  性溫，味甘；歸脾、腎經
- 產季：春、夏、秋季
- 每日適用量：約50克

蝦仁屬強壯益精之品，能治療陽痿體倦、腰痛腿軟、筋骨疼痛等症，其肉質鬆軟，易於消化，對身體虛弱及病後需要調養的人是極好的食物。此外，蝦仁所含的微量元素硒還能有效預防癌症。

冬季養生搭配

蝦仁+豆腐

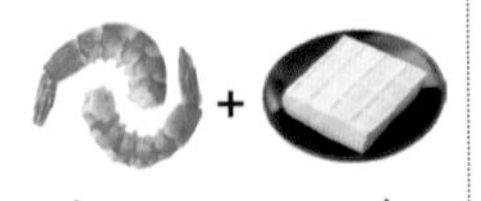

清炒食用

豆腐與蝦仁炒食，具有益氣補虛、補腎通乳的功效。

蝦仁+韭黃

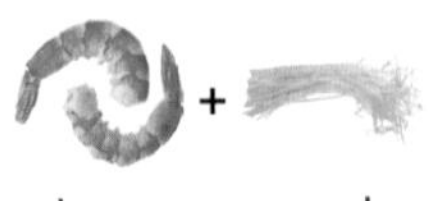

清炒食用

二者搭配食用，具有健胃、提神的功效，對情緒失調有一定的食療效果。

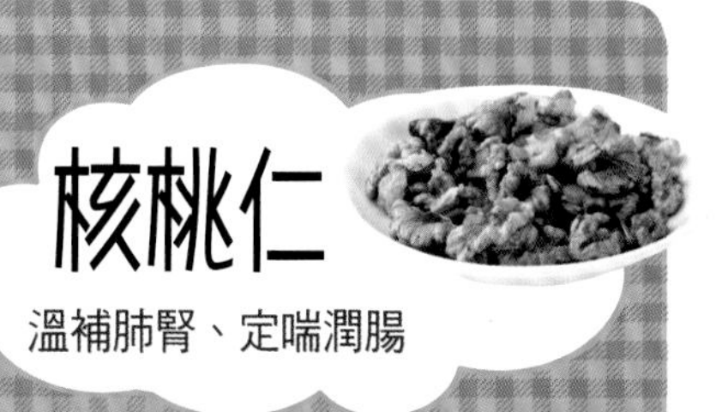

核桃仁

溫補肺腎、定喘潤腸

- 性味歸經：
  性溫，味甘；歸肺、腎經
- 產季：9~10月
- 每日適用量：10克左右

核桃仁具有溫補肺腎、定喘潤腸的功效，是「滋補肝腎、強健筋骨之要藥」，可用於治療由於肝腎虧虛引起的腰腿酸軟、筋骨疼痛、牙齒鬆動、鬚髮早白、虛寒喘咳、大便燥結。冬季食用，可提高免疫力。

冬季養生搭配

核桃仁+五味子

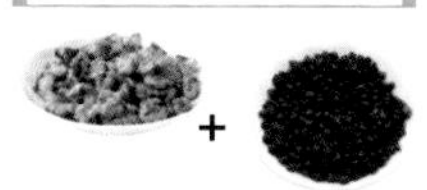

煎水飲用

二者搭配具有補腎壯陽、固精止尿的作用，對男性陽痿、早洩有調理作用。

核桃仁+韭菜

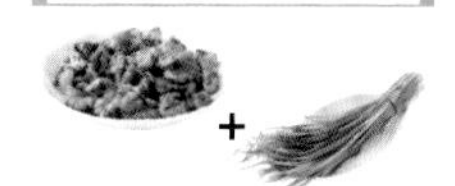

清炒食用

二者都有溫腎助陽的功效，兩者炒食，可改善陽痿早洩、大便乾結等症。

雞肉

溫中益氣、補精添髓

- 性味歸經：
  性溫，味甘；歸脾、胃經
- 產季：一年四季
- 每日適用量：每餐約100克

雞為少陽之體，具有辛溫補陽的作用，可補充人體能量的損耗，所以常作為年老體弱、久病體虛、產後虧損的進補佳品，尤其是脾胃虛寒、虛不受補者，進補雞肉，不但能補養氣血，還可補虛祛寒。

冬季養生搭配

雞肉+人參

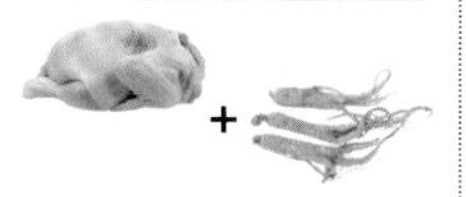

燉湯食用

人參能補益元氣，與雞肉搭配，適合體虛乏力，產後氣血虛弱者食用。

雞肉+紅豆

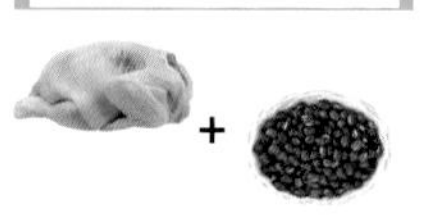

燉湯食用

紅豆含有豐富的鐵質，可使人氣色紅潤，與雞肉燉食，能補益氣血。

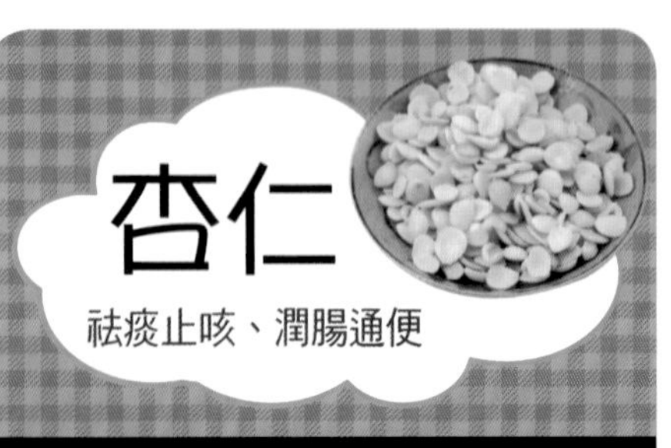

杏仁

祛痰止咳、潤腸通便

- 性味歸經：
  性平，味甘；歸肺、大腸經
- 產季：秋季
- 每日適用量：10~20克

杏仁含有豐富的脂肪油，有降低膽固醇的作用，所富含的維生素E、單元不飽和脂肪和膳食纖維能有效降低心臟病的發病危險。寒邪入侵，首先犯肺，冬季常食杏仁，可防治肺虛咳嗽等病。

冬季養生搭配

杏仁+玉竹

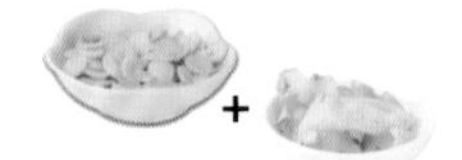

燉湯食用

具有潤肺止咳的杏仁、玉竹搭配，可治療肺虛咳嗽。

杏仁+銀耳

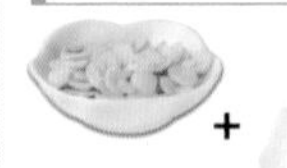

燉湯食用

二者搭配食用，一方面可補虛潤肺，另一方面可護膚美容。

烏雞

滋陰補腎、養血添精

- 性味歸經：
  性平，味甘；歸肝、腎經
- 產季：一年四季
- 每日適用量：約100克

烏雞具有滋陰清熱、補肝益腎、健脾止瀉等作用，常食用可提高生理功能、延緩衰老、強筋健骨，對防治骨質疏鬆、佝僂病、女性缺鐵性貧血症等有明顯功效，是營養價值極高的滋補品。

冬季養生搭配

烏雞+當歸

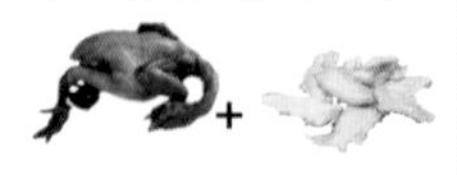

燉湯食用

當歸能養血調經，與烏雞搭配，可用於血虛之月經不調症。

烏雞+板栗

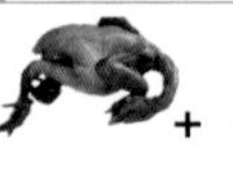

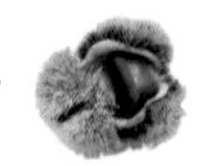

燉湯食用

板栗具有養胃健脾、補腎強筋的功效，搭配烏雞燉食，能補益肝腎。

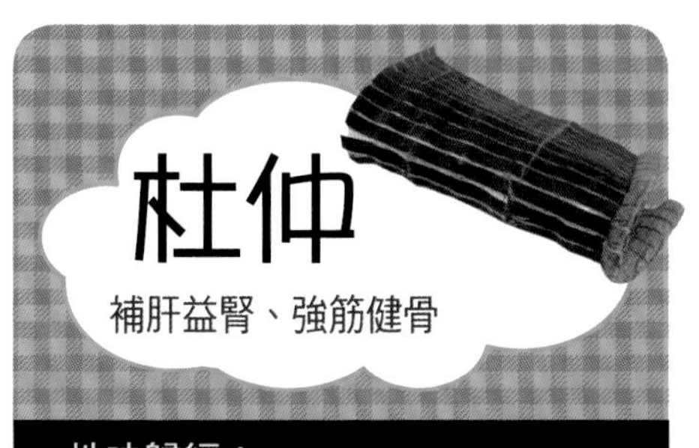

杜仲

補肝益腎、強筋健骨

- 性味歸經：
  性溫，味甘；歸肝、腎經
- 產季：4~6月
- 每日適用量：10~15克

杜仲能補益肝腎、強筋壯骨、調理沖任、固經安胎，適合冬季用作溫補之品，治療腎陽虛引起的腰腿痛或酸軟無力。杜仲具有清除體內垃圾、加強人體細胞物質代謝、防止肌肉骨骼老化、平衡人體血壓的功效。

冬季養生搭配

杜仲+豬腰

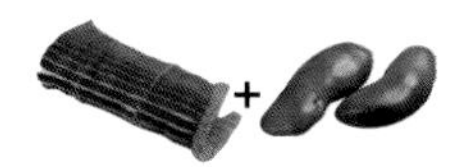

燉湯食用

二者搭配食用，能補益肝腎、強壯腰膝，用於冬季之肝腎不足等症。

杜仲+枸杞

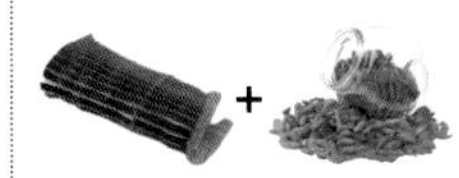

燉湯食用

枸杞滋補肝腎，杜仲溫補腎陽，兩者搭配適用於肝腎不足之視物昏花等症。

肉蓯蓉

補腎壯陽、潤腸通便

- 性味歸經：
  性溫，味甘、鹹；歸腎經
- 產季：4~5月
- 每日適用量：10克左右

肉蓯蓉具有補腎壯陽、填精補髓、養血潤燥等功效，長期食用可增強體力、增加耐力及抗疲勞。肉蓯蓉在歷史上屢被西域各國作為上貢朝廷的珍品，是歷代補腎壯陽類處方中使用頻度最高的補益藥物之一。

冬季養生搭配

肉蓯蓉+羊肉

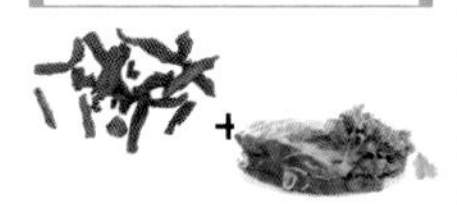

燉湯食用

二者搭配，有溫腎壯陽作用，適用於腎陽不足之腰膝冷痛、四肢不溫等症。

肉蓯蓉+豬腰

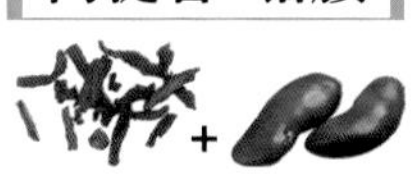

燉湯食用

二者搭配食用，對老年體弱、腰膝冷痛、陽痿耳鳴、大便燥結等有食療效果。

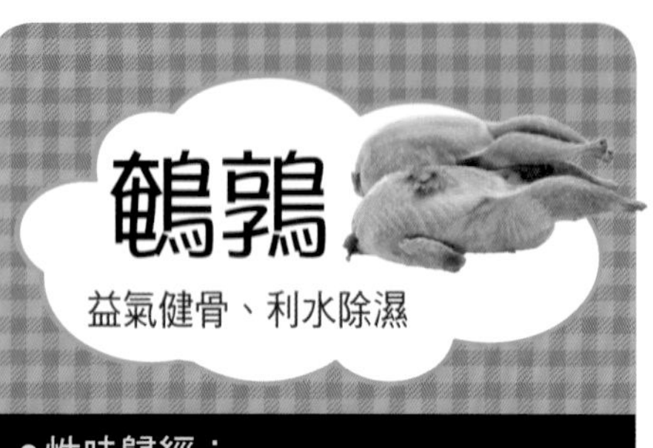

鵪鶉

益氣健骨、利水除濕

- 性味歸經：
  性平，味甘；歸脾、肝經
- 產季：一年四季
- 每日適用量：1~2隻

鵪鶉是典型的高蛋白、低脂肪、低膽固醇食物，有補五臟、益精血、溫腎助陽之功效，可增氣力，壯筋骨。冬季是心腦血管疾病的高發季節，鵪鶉既可溫補腎陽，還能保護心腦血管。

冬季養生搭配

鵪鶉+胡蘿蔔

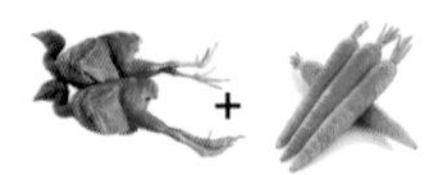

燉湯食用

二者搭配食用能降低血壓，特別適合高血壓患者在冬季食用。

鵪鶉+杜仲

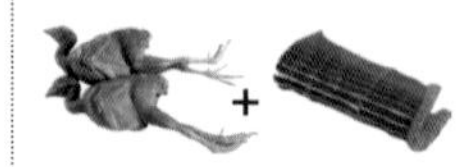

燉湯食用

杜仲能補益肝腎，與鵪鶉燉食，能溫陽驅寒，適合冬季手腳冰涼者食用。

燕麥

益氣健脾、補虛止汗

- 性味歸經：
  性溫，味甘；歸脾、心經
- 產季：春、夏季
- 每日適用量：40克左右

燕麥具有健脾益氣、補虛止汗、養胃潤腸的功效。燕麥可使人增強體力、延年益壽。此外，它還可以改善血液循環、緩解生活工作帶來的壓力，適合體虛乏力、精神壓力大者食用。

冬季養生搭配

燕麥+山楂

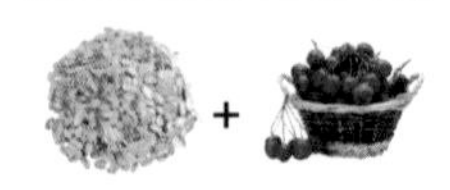

煮粥食用

二者搭配具有降低血壓的作用，適合高血壓患者在冬季食用，防治血壓升高。

燕麥+黃芪

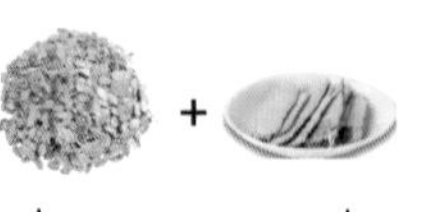

燉湯食用

黃芪能益氣固表，與燕麥燉食，可治療體虛自汗。

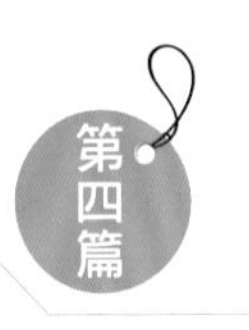

菟絲子

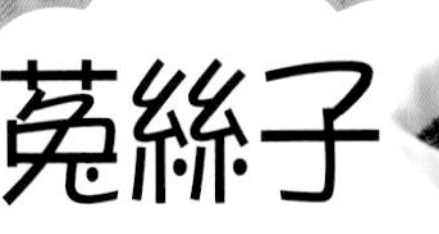

補腎益精、固精縮尿

- 性味歸經：
  性溫，味甘；歸肝、腎經
- 產季：夏、秋季
- 每日適用量：6~12克

菟絲子為平補陰陽之品，可補腎陽、益腎精、固精縮尿。此外，菟絲子有很好的安胎作用，對腎虛胎元不固、胎漏下血等症有很好的療效。冬季適當服用菟絲子，可補腎氣、養元陽，強健體魄、延年益壽。

冬季養生搭配

菟絲子+枸杞子

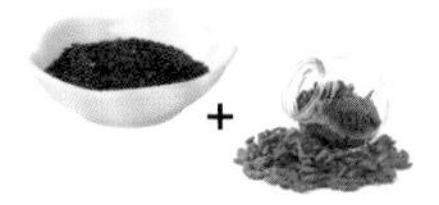

煎水飲用

二者搭配，具有養血明目的作用，冬季食用可改善皮膚乾燥等問題。

菟絲子+粳米

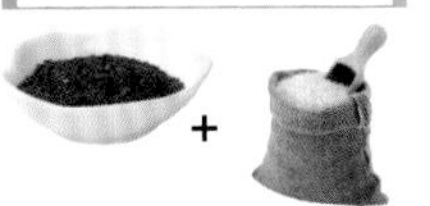

煮粥食用

二者搭配，可健脾安胎，益氣溫陽。冬季食用，可驅寒、安胎。

海參

補腎壯陽、養血益精

- 性味歸經：
  性溫，味鹹；歸肝、腎經
- 產季：秋季
- 每日適用量：漲發品50～100克

海參具有補腎壯陽、養血益精、調經養胎、抗衰老等作用，對高血壓、冠心病患者及老年人均大有益處。冬季氣候寒冷，血管易收縮，易發心腦血管疾病，因此冬季宜食用海參。

冬季養生搭配

海參+羊肉

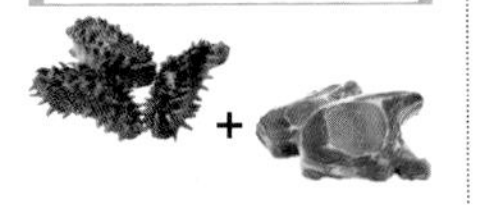

燜燒食用

二者搭配食用，能增強補腎壯陽的功效，可治療陽痿、遺精等症。

海參+排骨

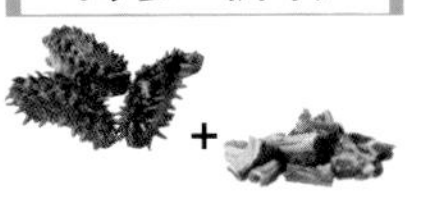

燉湯食用

兩者一起食用，具有補中益氣、健脾養胃、益精補血的食用療效。

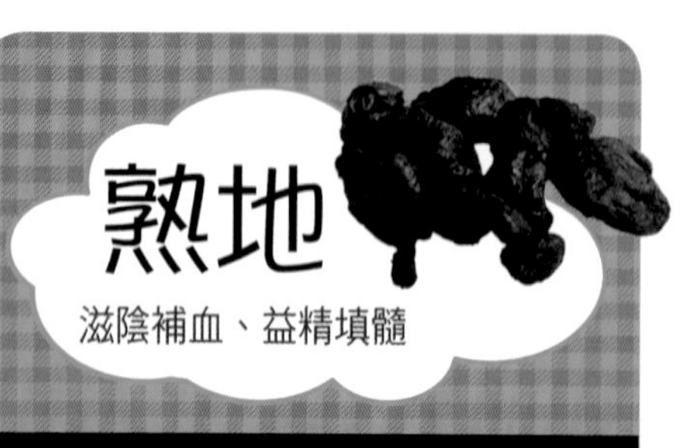

熟地

滋陰補血、益精填髓

- 性味歸經：
  性微溫，味甘；歸肝、腎經
- 產季：秋季
- 每日適用量：9~15克

熟地具有滋陰補血、益精填髓的功效，可用於肝腎虛、內熱消渴等症。此外，熟地還有促進貧血者紅血球、血紅蛋白的恢復，抑制血栓形成的作用。冬氣通於腎，因此冬季宜補腎固精，可選用熟地。

冬季養生搭配

熟地+枸杞

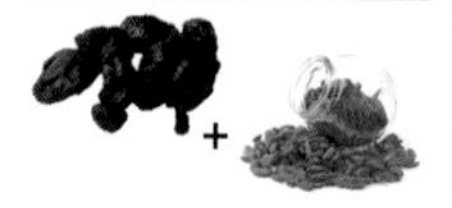

煎水飲用

二者搭配具有降低血壓的作用，可預防貧血，改善臉部氣色，維持血壓正常。

熟地+生地

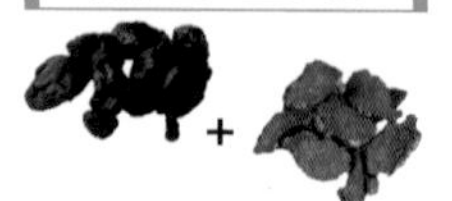

煎水服用

二者搭配，煎水服用，能清熱滋陰，用於陰虛火旺之口腔潰瘍、口渴心煩等症。

龜板

滋補腎陰、平肝潛陽

- 性味歸經：
  性寒，味甘、鹹；歸腎經
- 產季：秋、冬季
- 每日適用量：10~25克

龜板具有滋補腎陰、平肝潛陽、退虛熱等功效，主治腎陰不足、骨蒸勞熱、久咳、咽乾口燥、遺精、崩漏帶下、腰膝痿弱無力、久痢久瘧等症。龜板是滋補腎陰的良藥，適合冬季食用。

冬季養生搭配

龜板+馬蹄

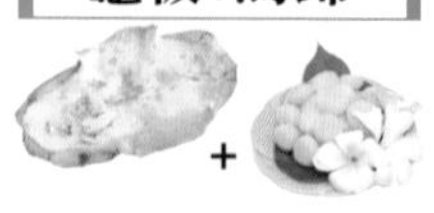

燉湯食用

二者搭配，能滋陰清熱，可治療慢性腎炎蛋白尿。

龜板+何首烏

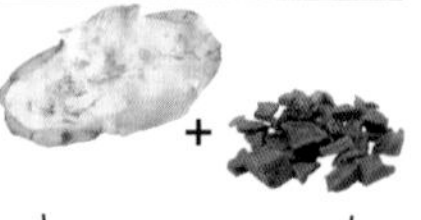

煎水服用

二者搭配具有滋陰潛陽、補腎的功效，適合冬季進補。

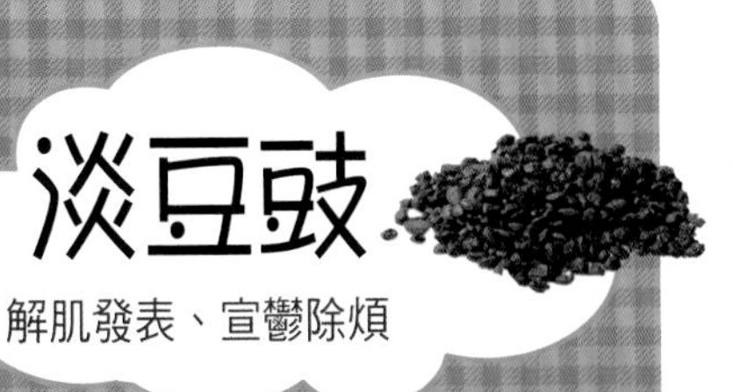

- 性味歸經：
  性涼，味辛；歸肺、胃經
- 產季：一年四季
- 每日適用量：6~12克

淡豆豉具有解肌發表、宣鬱除煩的功效，主治外感表症引起的寒熱頭痛、心煩、胸悶、虛煩不眠等症。冬季可適當食用淡豆豉，可散風寒，預防感冒，還可暖胃。

冬季養生搭配

淡豆豉+梔子

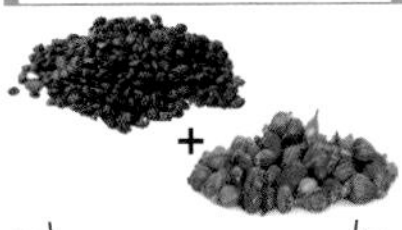

煎水服用

二者搭配煎水服用，能清熱降火、利尿除煩，可治療小便短赤、口乾舌燥。

淡豆豉+薄荷

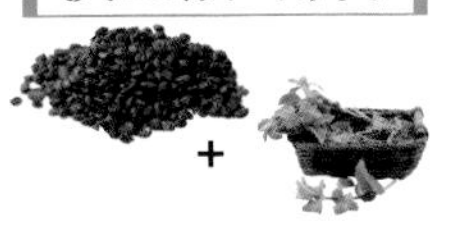

煎水服用

二者搭配，具有滋陰潤肺、疏肝解鬱的作用，可治療咳嗽、咽乾痰結。

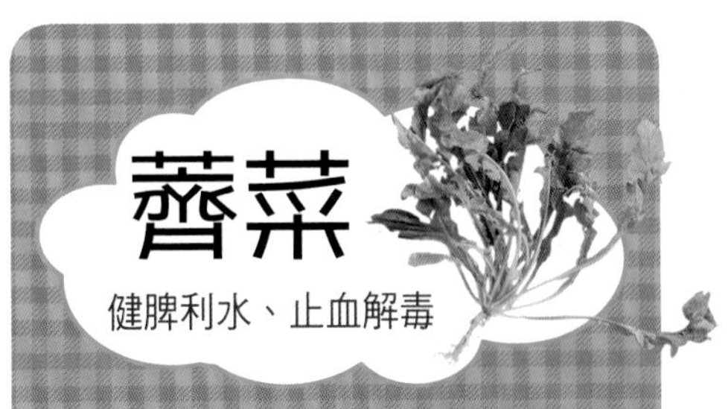

- 性味歸經：
  性涼，味甘；歸肝、胃經
- 產季：4~5月
- 每日適用量：100～500克

薺菜有健脾利水、止血解毒、降壓明目、預防凍傷的功效，還可增強大腸蠕動，促進排便。冬季因過多食用溫熱性食物而導致上火者，可適當食用薺菜。

冬季養生搭配

薺菜+馬蹄

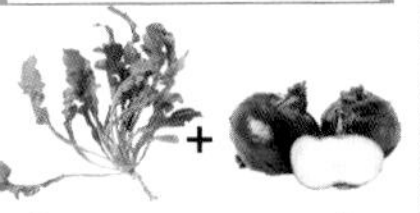

榨汁飲用

二者搭配食用，能利尿解毒，可治療尿路感染、尿血症。

薺菜+苦瓜

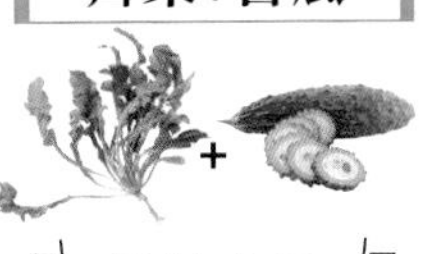

清炒食用

二者搭配食用，能清熱降火、降壓明目，可輔助治療高血壓、糖尿病。

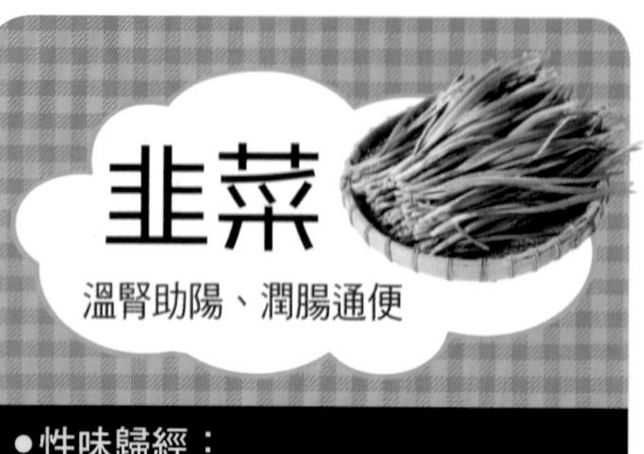

韭菜

溫腎助陽、潤腸通便

- 性味歸經：
  性溫，味甘、辛；歸腎經
- 產季：春、夏、秋三季
- 每日適用量：80~100克

韭菜具有溫腎助陽的作用，還有益脾健胃、行氣理血、潤腸通便的作用，適合夜盲症、乾眼病患者，體質虛寒、皮膚粗糙、便秘、痔瘡患者。韭菜暖胃散寒、溫腎助陽，是冬季不可多得的時蔬。

冬季養生搭配

韭菜+雞蛋

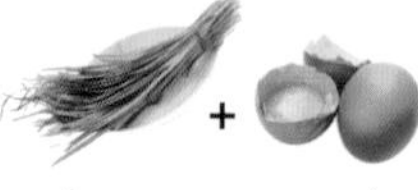

清炒食用

二者搭配，具有健脾溫腎的作用，可改善冬季食欲不佳，不思飲食等症。

韭菜+枸杞葉

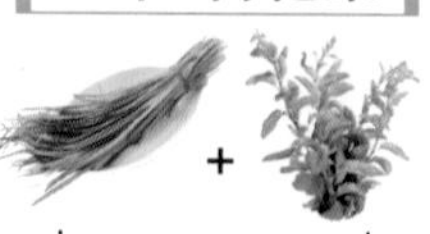

清炒食用

二者搭配，具有祛風明目的功效，可治療夜盲症。

胡椒

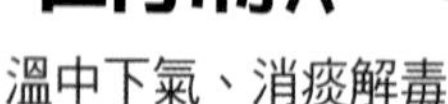

溫中下氣、消痰解毒

- 性味歸經：
  性熱，味辛；歸胃經
- 產季：秋末至次春
- 每日適用量：5克左右

胡椒對脘腹冷痛、反胃嘔吐、泄瀉等有食療作用，尤其適合心腹冷痛、泄瀉冷痢、食欲不振者，或胃寒反胃、嘔吐清水、朝食暮吐的患者。冬季可在菜肴中適當加點胡椒粉，有暖胃散寒的作用。

冬季養生搭配

胡椒+蔥白

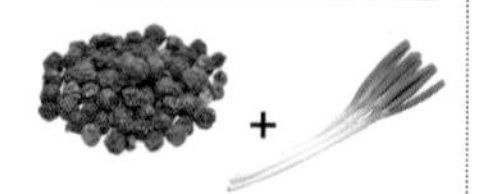

煎水服用

二者搭配，具有溫中散寒，發汗解表的功效，適用於冬季之風寒感冒。

胡椒+白朮

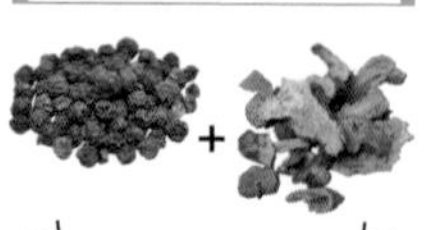

煎水服用

白朮能益氣健脾，與胡椒搭配可治療冬季之虛寒腹瀉。

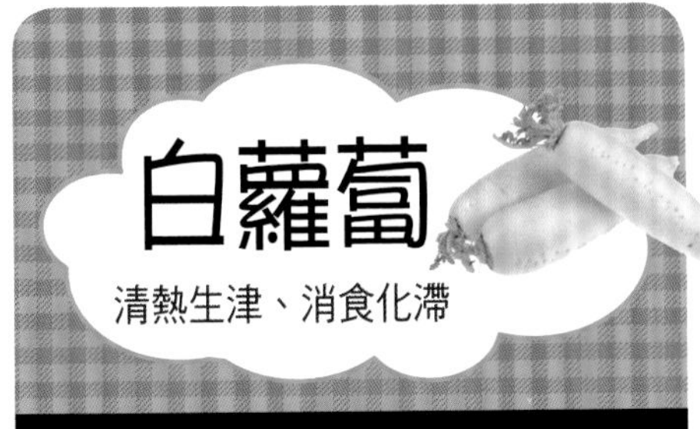

白蘿蔔

清熱生津、消食化滯

- 性味歸經：
  性涼，味辛；歸肺、胃經
- 產季：夏、秋季
- 每日適用量：50～80克

白蘿蔔能增強食欲、化痰清熱、化積滯，對食積腹脹、咳痰失音、消渴、排尿不利等症有食療作用。白蘿蔔有行氣除脹的作用，適合冬季食用。

冬季養生搭配

白蘿蔔+醋

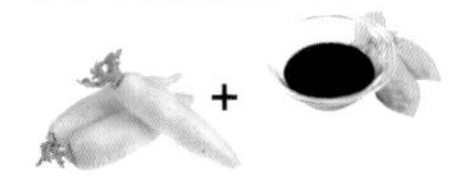

清炒食用

二者搭配，能軟化血管、降低血糖，可用於防治糖尿病。

白蘿蔔+萵筍

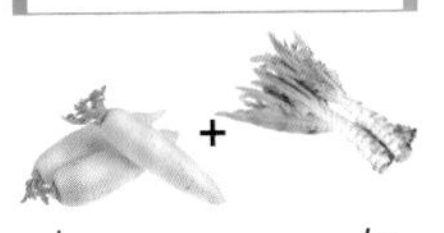

清炒食用

萵筍能開通疏利、消積下氣，與白蘿蔔炒食，可治療冬季之消化不良等症。

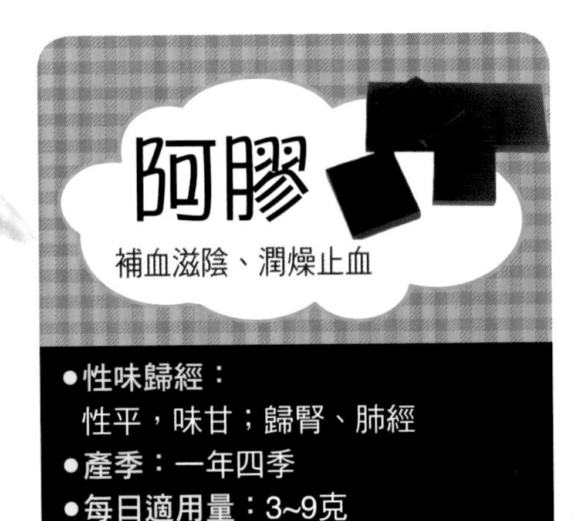

阿膠

補血滋陰、潤燥止血

- 性味歸經：
  性平，味甘；歸腎、肺經
- 產季：一年四季
- 每日適用量：3~9克

阿膠含有明膠原、骨膠原、蛋白質及鈣、鉀、鈉、鎂、鋅等元素，有補血、止血、益氣、補腎填精的功效。腎病患者常伴有促紅血球生成素減少，因而出現貧血等表現，適當食用阿膠可改善這一症狀。

冬季養生搭配

阿膠+紅糖

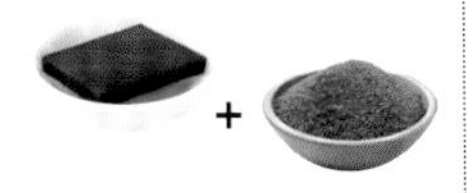

打粉沖服

二者都具有補血養血的功效，適合冬季血虛之面色無華者食用。

阿膠+烏雞

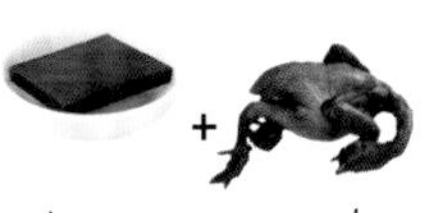

燉湯食用

二者搭配，具有補益虛勞、養血強身的功效，適合冬季進補調理身體虛弱者。

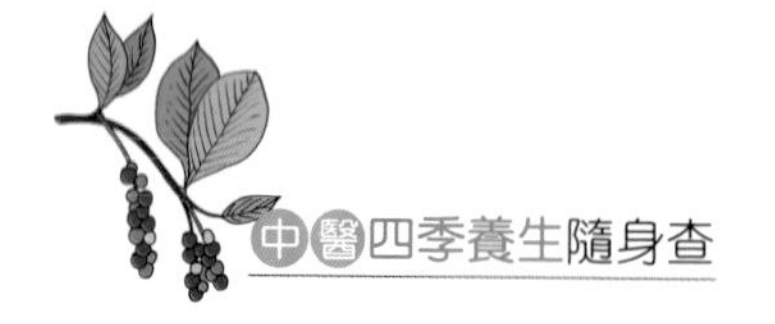

石斛熟地茶

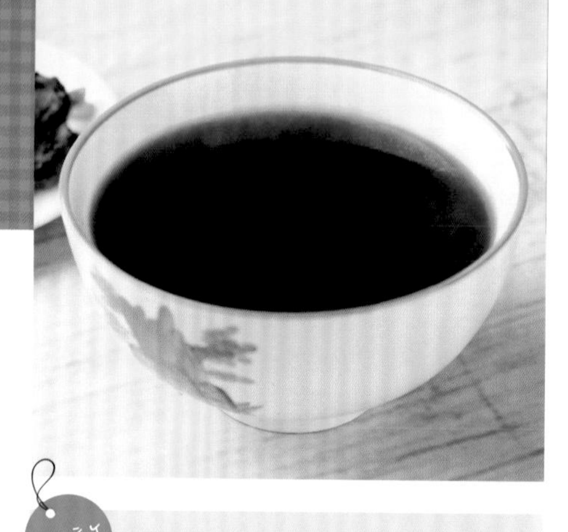

材料：

石斛10克，熟地6克

做法：

將石斛、熟地洗淨用紗布包起來，再將做好的藥包放入裝有500毫升開水的茶杯內，蓋好茶杯，約5分鐘後即可飲用。

功效

本品具有滋陰養血、補腎藏精、生津止渴等功效。

桂圓山藥紅棗茶

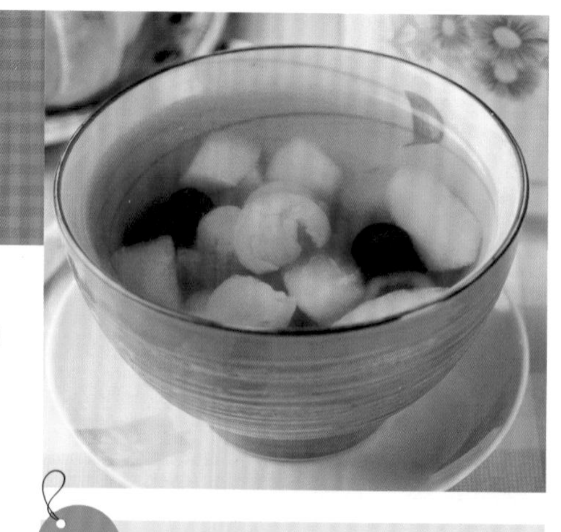

材料：

桂圓肉、紅棗、冰糖各10克、新鮮山藥20克

做法：

山藥削皮洗淨，切小塊；紅棗洗淨。鍋中加3碗水煮開，加山藥、紅棗，待山藥熟透、紅棗鬆軟，將桂圓肉加入，待桂圓之香甜味滲入湯中即可關火，加冰糖調味。

功效

本品具有補益心脾、養血護心、減緩焦慮緊張情緒等功效。

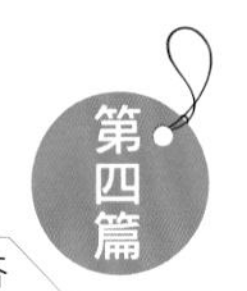

川芎茶

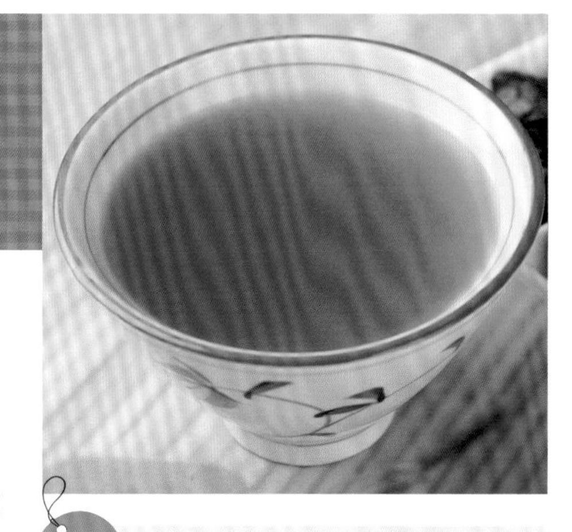

材料：

川芎6克，山楂6克，紅糖10克

做法：

將川芎、山楂洗淨放入鍋中，加兩碗水，煎煮15分鐘後，加入紅糖稍煮，濾去渣，取汁飲用。

功效 **本品具有行氣活血、溫經通絡、疏肝解鬱等功效。**

何首烏黃精茶

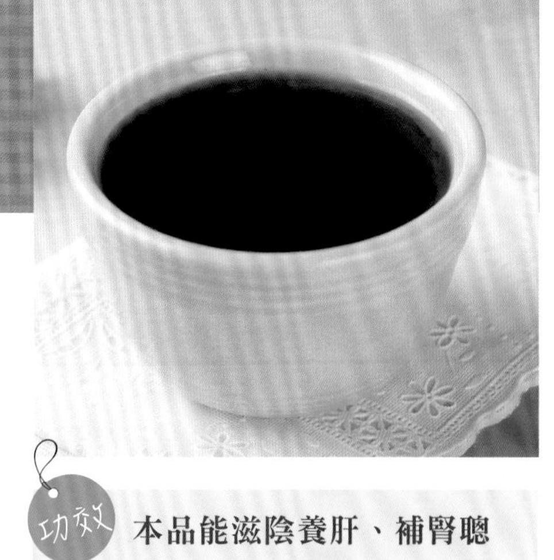

材料：

何首烏6克，黃精6克，蜂蜜10毫升

做法：

將何首烏、黃精洗淨，鍋置火上，加1000毫升水，將何首烏、黃精放入，煮2小時，調入蜂蜜，溫服。

功效 **本品能滋陰養肝、補腎聰耳、養血降脂，適用於腎虛、耳鳴耳聾者。**

人參枸杞茶

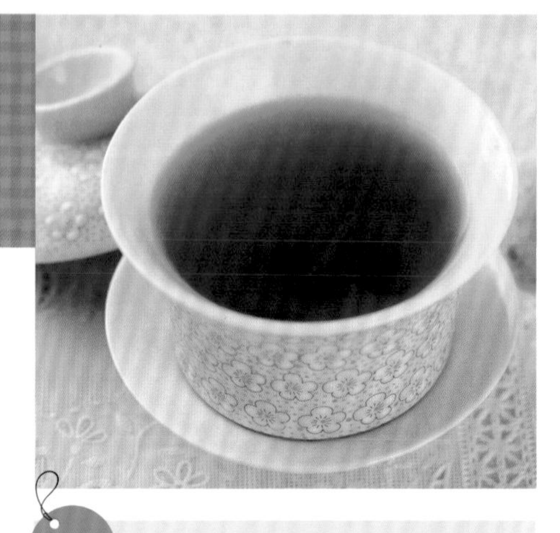

材料：

人參6克，枸杞10克，紅茶3克，冰糖10克

做法：

人參、枸杞洗淨，將人參、枸杞、紅茶一起放入鍋中，煮成茶飲，加入適量冰糖調味飲用。

功效

本品能補充元氣、增強體質，可用於輔助治療虛勞、肺虛勞嗽等症。

甘草茶

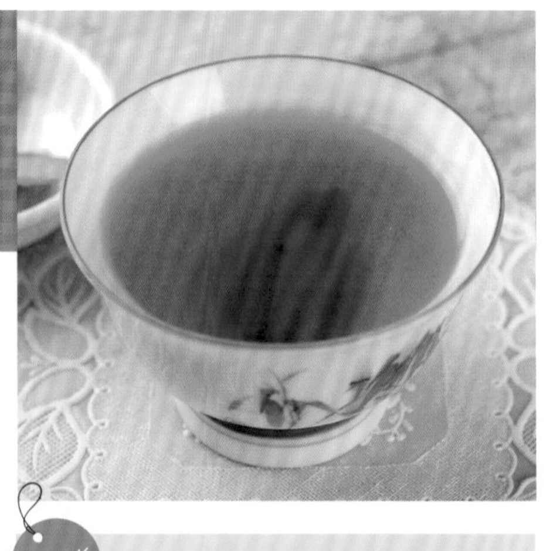

材料：

甘草、紫蘇葉各6克，蜂蜜10毫升

做法：

甘草、紫蘇葉洗淨，鍋中加水1000毫升，放入甘草和紫蘇葉，煮開後以小火再煮20分鐘，濾渣後再加入蜂蜜調勻即可飲用。

功效

本品具有解表散寒、溫暖脾胃、止咳化痰等功效。

雙藤紅棗茶

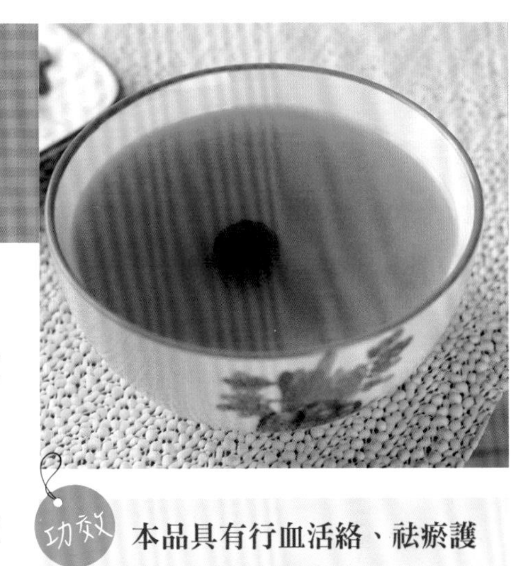

材料：

雞血藤、夜交藤各6克，麥冬5克，紅棗10克

做法：

紅棗洗淨，切幾個刀口；雞血藤、夜交藤、麥冬洗淨。把雞血藤、夜交藤、麥冬、紅棗放入鍋中，加水煮開後，再以小火煮約10分鐘即可。

功效 **本品具有行血活絡、袪瘀護心、安神助眠等功效。**

丹參牛膝茶

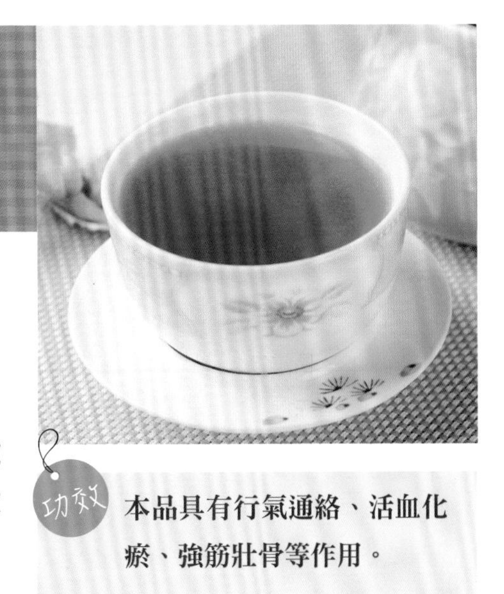

材料：

丹參6克，牛膝8克，紅糖10克

做法：

丹參、牛膝洗淨，放入鍋中，加2碗水，煎煮15分鐘後加入紅糖稍煮，濾去渣，取汁飲用。

功效 **本品具有行氣通絡、活血化瘀、強筋壯骨等作用。**

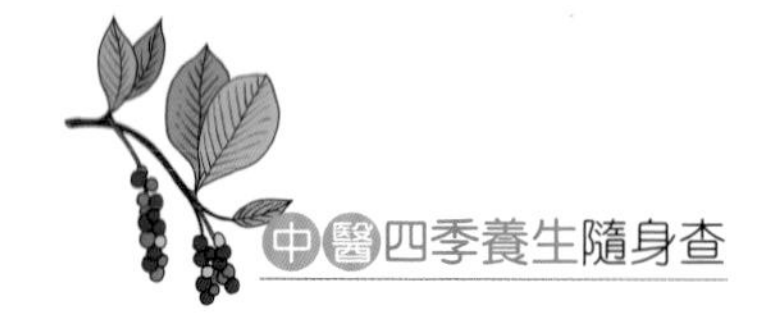

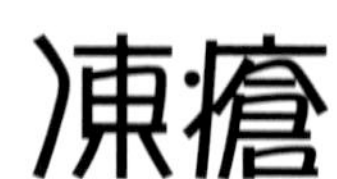

凍瘡

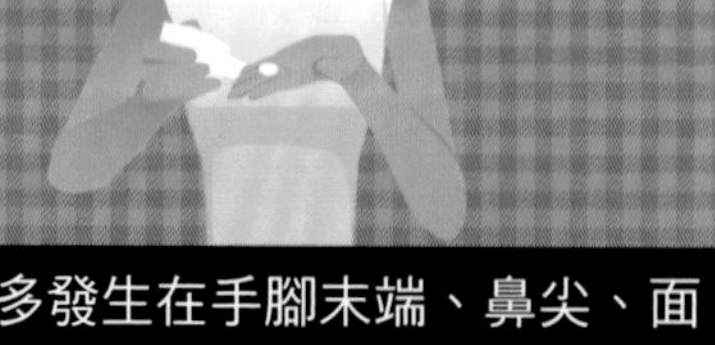

凍瘡是指人體受寒邪侵襲所引起的皮膚損傷，多發生在手腳末端、鼻尖、面頰和耳部處。患處皮膚蒼白、發紅、水腫、發癢熱痛、有腫脹感。

◎ 對症藥材

當歸、田七、生薑、川芎、附子、肉桂、山楂、艾葉等

◎ 對症食材

羊肉、牛肉、薑茶、花椒、胡椒、米酒、雞蛋等

對症食療

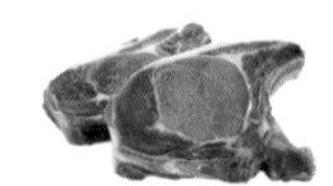
羊肉

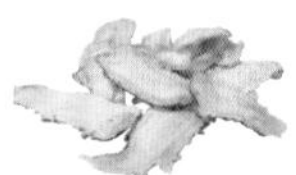
當歸

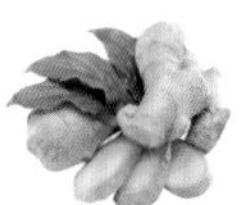
生薑

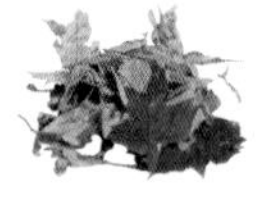
艾葉

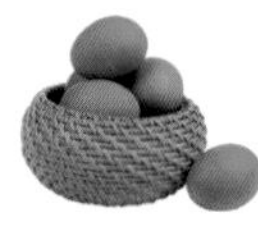
雞蛋

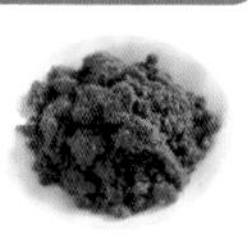
紅糖

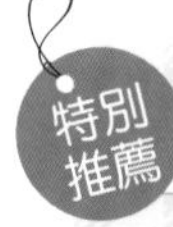

花椒羊肉湯

材料：羊肉500克，當歸20克，生薑15克，花椒3克，雞粉、鹽、胡椒各適量

做法：羊肉洗淨，切塊；花椒、生薑、當歸洗淨，和羊肉塊一起置入砂鍋中，加水煮沸，再用文火燉1小時，用雞粉、鹽、胡椒調味即成。

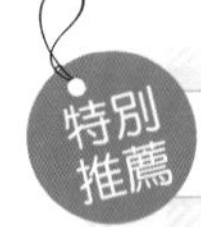

艾葉煮雞蛋

材料：艾葉20克，雞蛋2個，紅糖適量

做法：雞蛋用清水沖洗乾淨；艾葉洗淨，加水熬煮至變色，再將洗淨的雞蛋放入艾水中一起燉煮，約5分鐘，待雞蛋殼變色，撈出，即可食用。

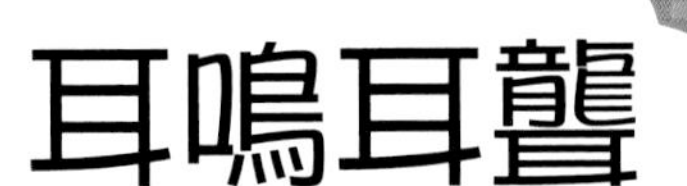

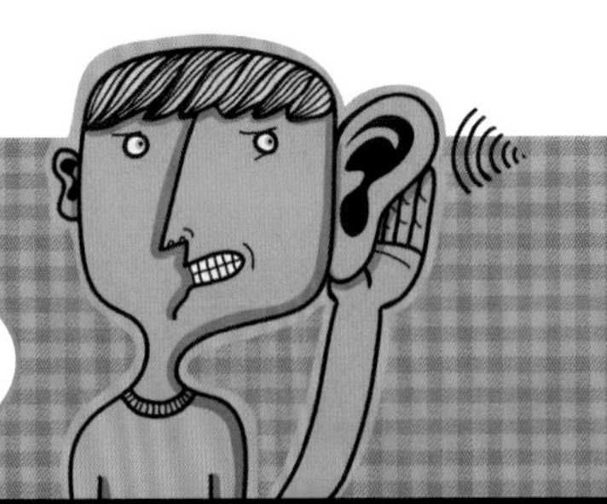

耳鳴是指患者自覺耳內鳴響；耳聾是指不同程度的聽覺減退，甚至消失。耳鳴可伴有耳聾，耳聾亦可由耳鳴發展而來。二者均與腎有密切的關係。

◎ 對症藥材

熟地、山藥、冬蟲夏草、桑葚、女貞子、白朮、何首烏、枸杞子、黃精等

◎ 對症食材

烏雞、紫菜、金針、黑木耳、莧菜、香菜、黑芝麻、黑豆等

● 對症食療

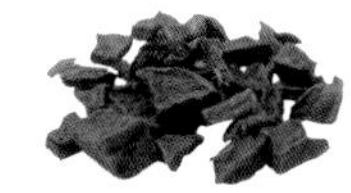

何首烏

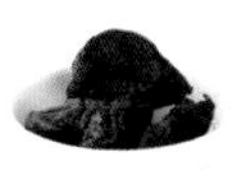

黃精

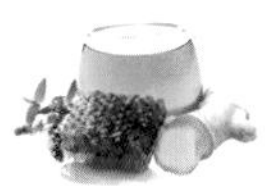

蜂蜜

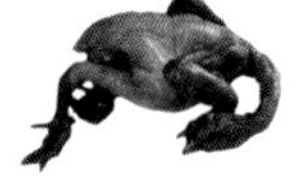

烏雞

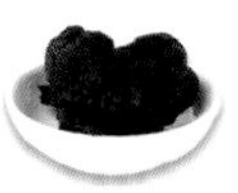

熟地

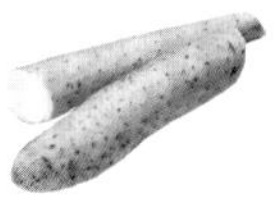

淮山

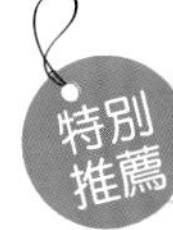

何首烏黃精茶

材料：何首烏10克，黃精8克，蜂蜜適量

做法：何首烏、黃精洗淨；鍋置火上，加入1000毫升水，將何首烏、黃精放入，大火煮開後小火煮1小時，調入蜂蜜，溫服。

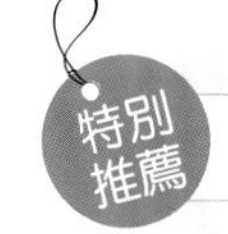

熟地烏雞湯

材料：烏雞1隻，熟地、淮山各15克，山茱萸、丹皮、茯苓、澤瀉各10克，牛膝8克，鹽1小匙

做法：烏雞洗淨，剁塊，汆水；將烏雞及所有藥材放入煮鍋中，加水，以武火煮沸，然後轉文火續煮40分鐘左右即可。

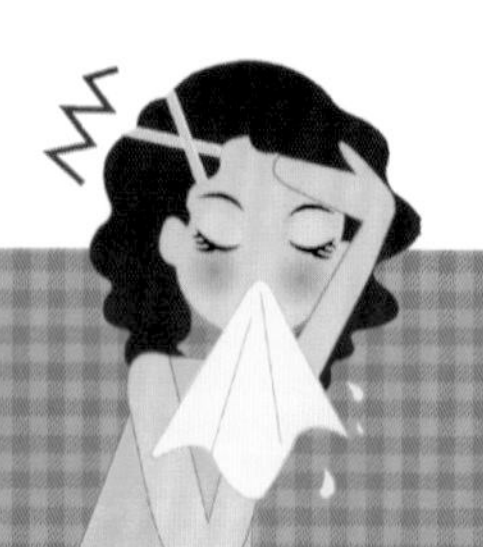

鼻炎

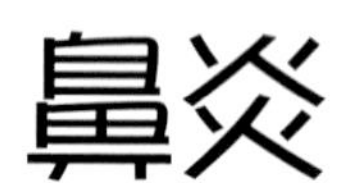

鼻炎指的是鼻腔黏膜和黏膜下組織的炎症，表現為充血或者水腫，冬季易發。患者經常會出現鼻塞、頭痛、頭昏、流清水涕、喉部不適等症狀。

◎ 對症藥材

辛夷、細辛、白芷、蔥白、黃芪、蒼耳、鵝不食草、紅棗等

◎ 對症食材

蘿蔔、薑、蓮藕、大蔥、茶葉、雞蛋、茴香、刀豆、莧菜等

● 對症食療

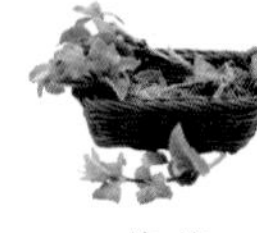

薄荷

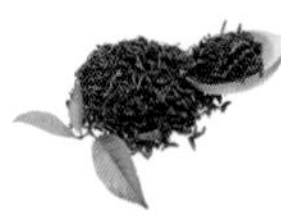

茶葉

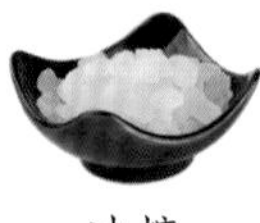

冰糖

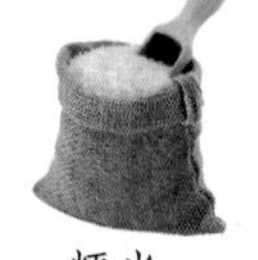

粳米

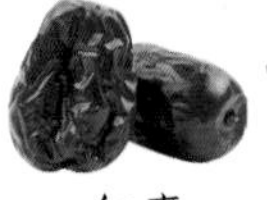

紅棗

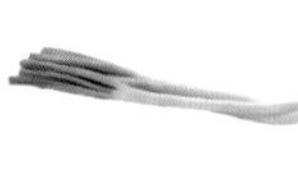

蔥白

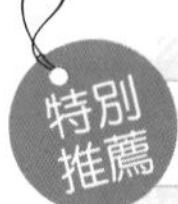

薄荷茶

材料：薄荷15克，茶葉10克，冰糖適量

做法：薄荷洗淨，再將茶葉一同放入茶杯中，加熱水沖泡，調入適量冰糖，待冰糖溶化後攪拌均勻即可飲用。

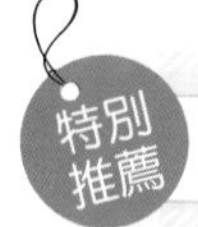

蔥白紅棗粥

材料：粳米100克，紅棗10枚，蔥白、香菜、生薑各10克

做法：將粳米、生薑、紅棗洗淨，放入鍋中煮半個小時左右，再加入蔥白、香菜，調味即可。

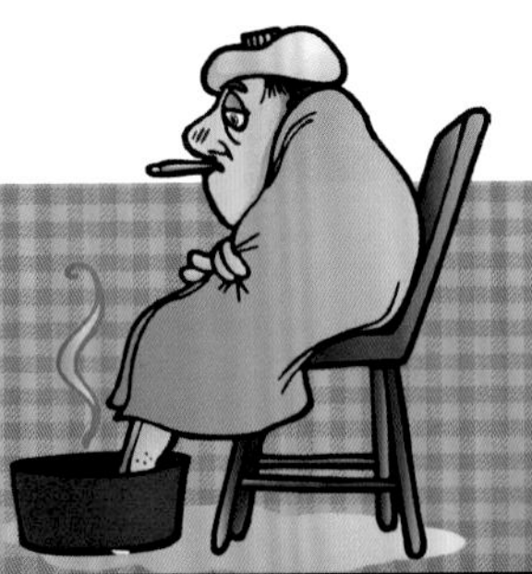

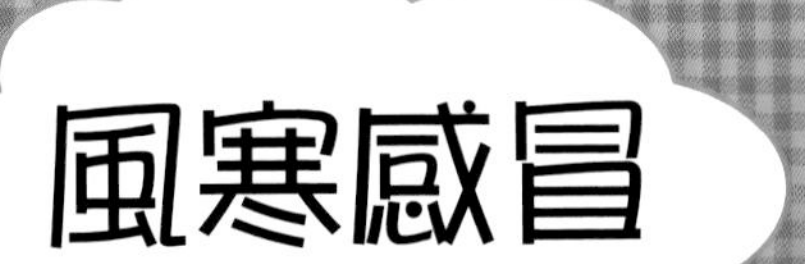

風寒感冒

風寒感冒是因吹風受涼而引起的感冒，是風寒之邪外襲、肺氣失宣所致，症狀可見惡寒重、發熱輕、無汗、頭痛身痛、鼻塞流清涕等。

◎ 對症藥材

川芎、白芷、黃芪、麻黃、荊芥、防風、紫蘇葉

◎ 對症食材

芥藍、青花菜、橘子、檸檬、葡萄、蕃茄、甜菜、牛奶等

● 對症食療

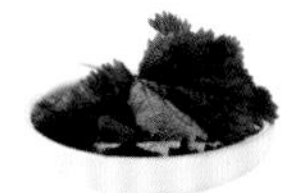

紫蘇葉

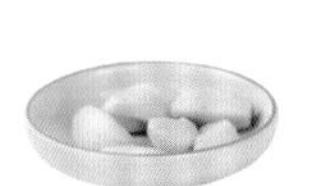

蒜瓣

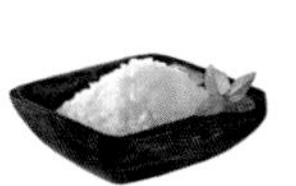

鹽

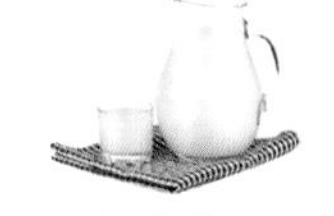

鮮牛奶

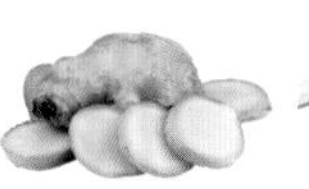

生薑

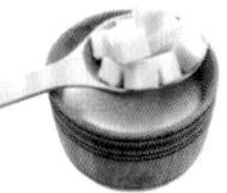

白糖

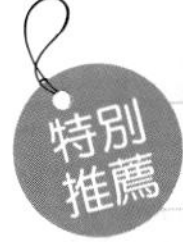

紫蘇葉卷蒜瓣

材料：紫蘇葉、蒜瓣各150克，鹽、雞粉各2克，醬油5毫升，糖3克，芝麻油3毫升

做法：紫蘇葉、蒜瓣洗淨；將紫蘇葉、蒜瓣在糖鹽水中泡30分鐘，中途換3次水，取出，瀝乾水分；把蒜瓣一個一個地卷在紫蘇葉中，食用時蘸調勻的調味料。

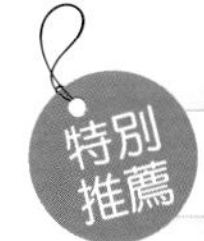

生薑牛奶

材料：鮮牛奶200毫升，生薑10克，白糖適量

做法：生薑洗淨；將鮮牛奶、生薑絲一起放鍋裡，以大火煮沸，邊煮邊攪拌，起泡後即可關火，加入白糖調勻，稍涼後即可飲用。

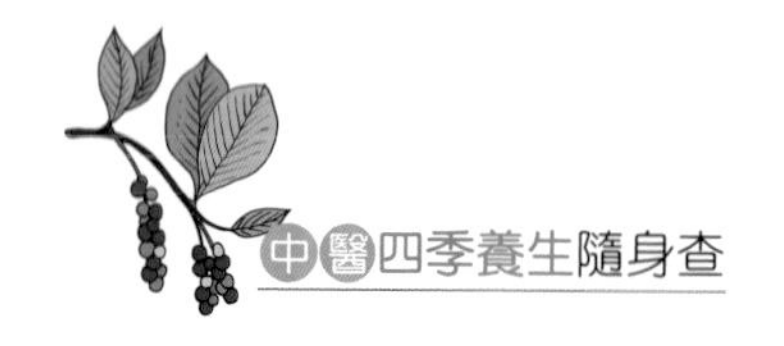

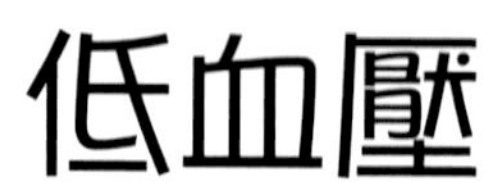

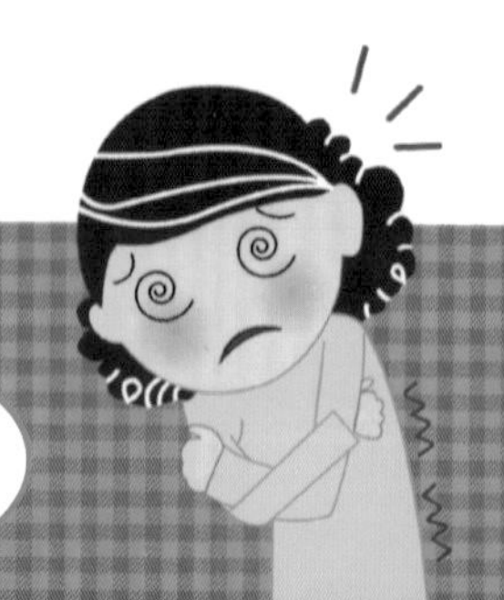

低血壓是指體循環動脈壓力低於正常狀態。低血壓輕症表現為頭暈、頭痛、食欲不振、疲勞等；嚴重症狀包括眩暈、四肢冷、呼吸困難等。

◎ 對症藥材

大棗、枸杞、桂圓、淮山、桑葚、黨參、黃芪、白朮、當歸等

◎ 對症食材

雞蛋、鯽魚、乳酪、牛奶、牛肝、豬肝、蓮藕、雞肉、豬肚、糯米等

●對症食療

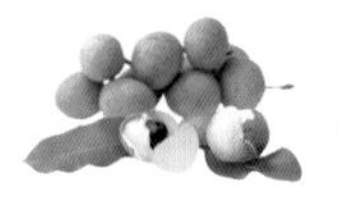
桂圓

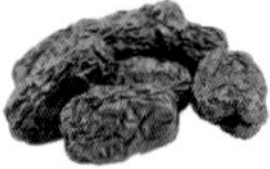
黑棗

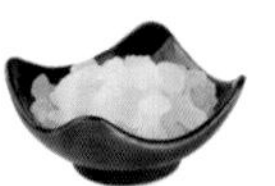
冰糖

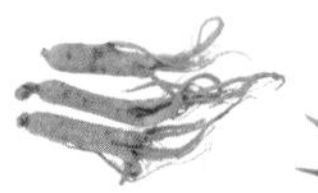
人參

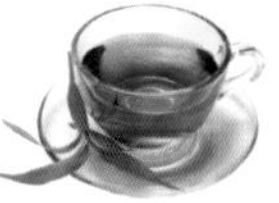
紅茶

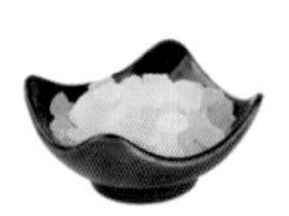
冰糖

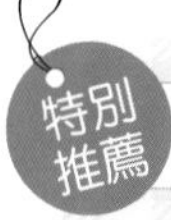

桂圓黑棗湯

材料：桂圓50克，黑棗30克，冰糖適量

做法：桂圓去殼及核，洗淨；黑棗洗淨。鍋中加水燒開，下入黑棗煮5分鐘後，加入桂圓，煮25分鐘，再下冰糖煮至溶化即可。

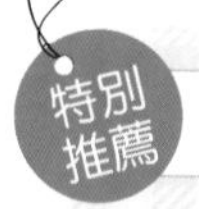

人參茶

材料：人參8克，紅茶7克，冰糖適量

做法：人參洗淨；將人參、紅茶一起放入鍋中，加入適量水，大火燒開後，轉小火煮成茶飲，加入適量冰糖調味即可。

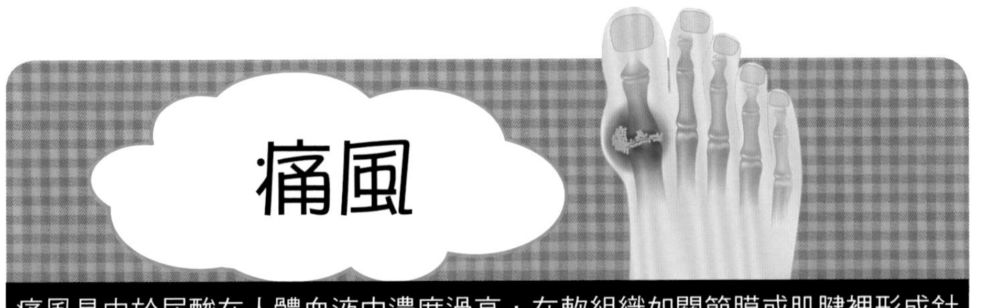

痛風

痛風是由於尿酸在人體血液中濃度過高，在軟組織如關節膜或肌腱裡形成針狀結晶，導致身體免疫系統過度反應而造成痛苦的炎症。

◎ 對症藥材

牛膝、薏米、威靈仙、秦艽、羌活、地龍、桂枝、川芎等

◎ 對症食材

大蒜、大米、海帶、胡蘿蔔、蘋果、牛奶、洋蔥、馬鈴薯、櫻桃等

●對症食療

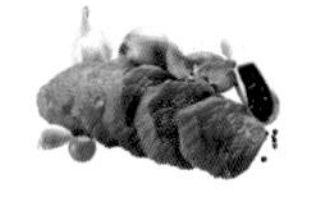

牛肉

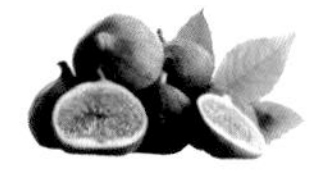

無花果

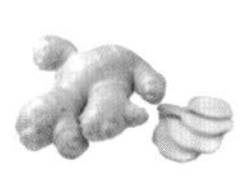

薑片

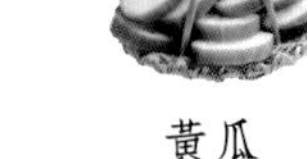

黃瓜

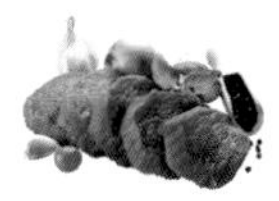

牛肉

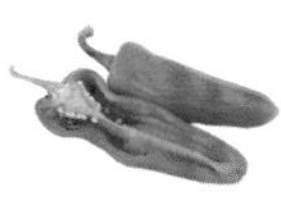

紅椒

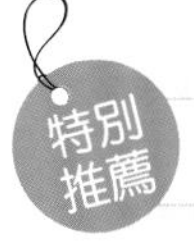

無花果牛肉湯

材料：牛肉100克，無花果20克，薑片、枸杞各少許，鹽2克

做法：牛肉洗淨，切丁；鍋中注水燒開，倒入牛肉煮沸，撈去浮沫，倒入洗好的無花果，放入薑片和枸杞，用小火煮40分鐘，放鹽攪勻即可。

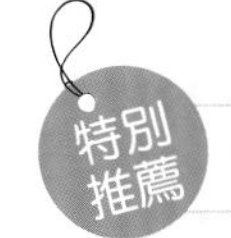

黃瓜炒牛肉

材料：黃瓜150克，牛肉90克，紅椒20克，薑、蒜、蔥各少許，鹽3克，生抽、食用油適量

做法：黃瓜、紅椒洗淨，切塊；牛肉洗淨，切片、醃漬，滑油後撈出；鍋底留油，放入薑、蒜、蔥爆香，倒入紅椒、黃瓜，拌炒勻，放入牛肉片，淋入料酒，加鹽、生抽，炒熟即可。

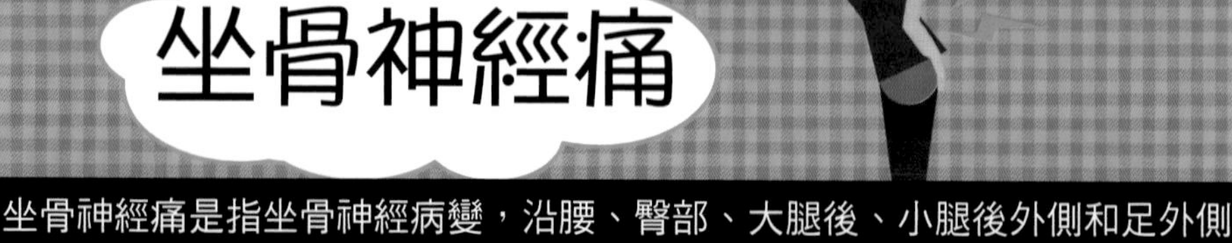

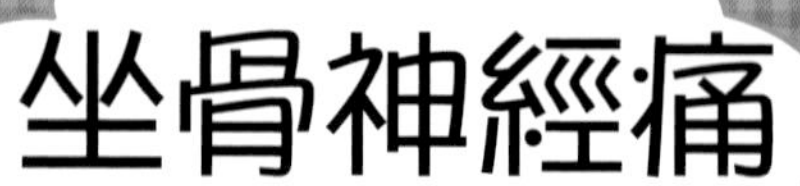

坐骨神經痛

坐骨神經痛是指坐骨神經病變，沿腰、臀部、大腿後、小腿後外側和足外側發生的疼痛症候群，主要症狀為下背部酸痛和腰部僵直疼痛。

◎ 對症藥材

延胡索、牡丹皮、獨活、桂枝、白芍、何首烏、杜仲、附子、肉桂、桂圓等

◎ 對症食材

豬尾、荔枝、橘子、鳳梨、花椒、羊肉、辣椒、薑等

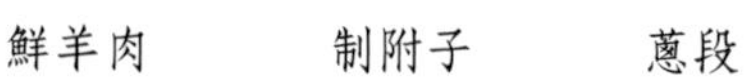

● 對症食療

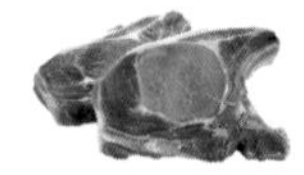
鮮羊肉

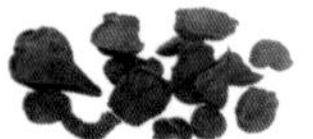
制附子

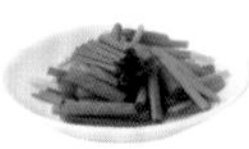
蔥段

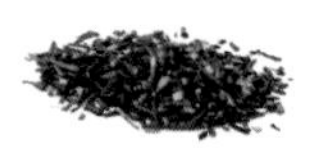
桑寄生

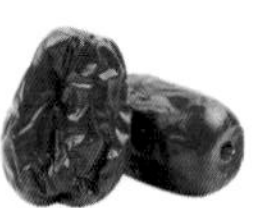
紅棗

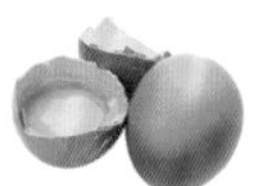
雞蛋

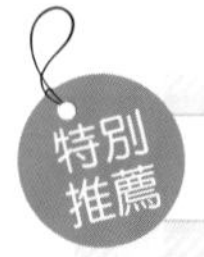

附子蒸羊肉

材料：鮮羊肉1000克，制附子10克，蔥段、薑片、料酒、肉清湯、食鹽、熟豬油、味精、胡椒粉各適量

做法：羊肉洗淨，煮熟，撈出；取一個大碗依次放入所有材料，再放入沸水鍋中隔水蒸熟即可。

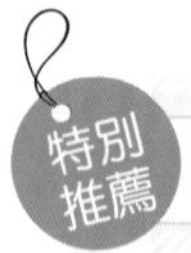

桑寄生煲雞蛋

材料：桑寄生40克，紅棗8顆，雞蛋2個，冰糖適量

做法：桑寄生洗淨；紅棗洗淨，去核；雞蛋用水煮熟，去殼；桑寄生、紅棗加水以文火煲約90分鐘，加入雞蛋，再加入冰糖煮沸即可。

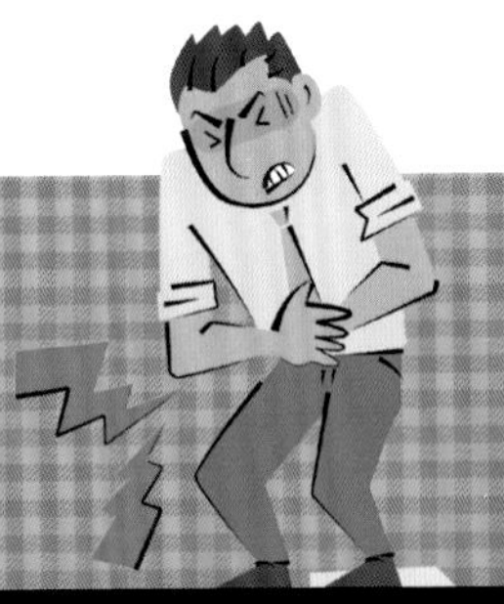

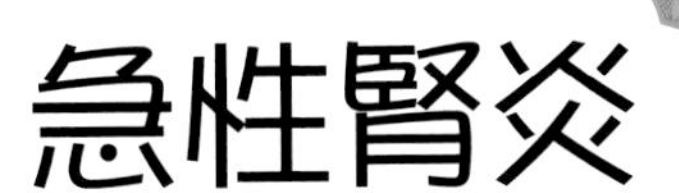

急性腎炎

腎炎是一種免疫性疾病，是腎免疫介導的炎性反應，症狀以少尿開始，或逐漸少尿，甚至無尿，可同時伴有血尿、水腫，以面部及下肢為重。

◎ 對症藥材

車前子、玉竹、沙參、黃芪、桂枝、益母草、枸杞子、澤瀉、茯苓、馬齒莧等

◎ 對症食材

冬瓜、西瓜、馬蹄、蘿蔔、芹菜、蓮藕、梨、綠豆、老鴨、薏米、鯽魚等

對症食療

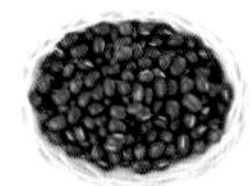

紅豆

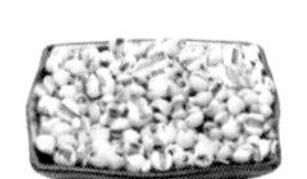

薏米

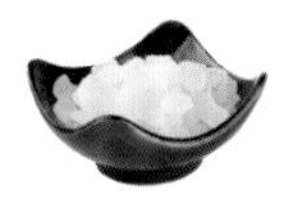

冰糖

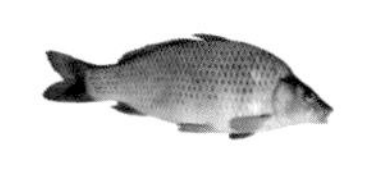

鯽魚

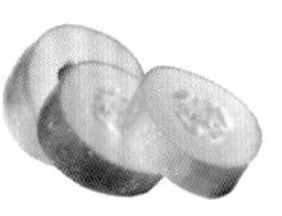

冬瓜

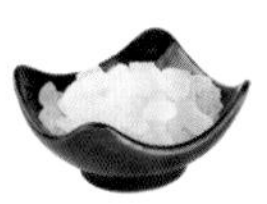

薏米

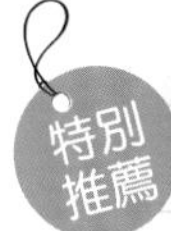

紅豆薏米湯

材料：紅豆、薏米各100克，冰糖適量

做法：紅豆、薏米洗淨，浸泡半天；鍋中加水500毫升，將紅豆和薏米放入鍋中，大火燒開後用文火慢煮，煮爛後調入冰糖攪勻即可。

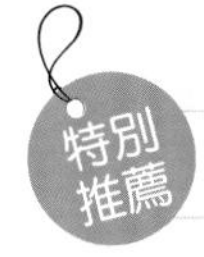

薏米冬瓜鯽魚湯

材料：鯽魚250克，冬瓜100克，薏米30克，生薑3片，鹽少許

做法：鯽魚、冬瓜皮、薏米洗淨；將冬瓜皮、薏米、鯽魚、生薑片放進湯鍋內，加適量清水，蓋上鍋蓋，用中火燒開，轉小火再煲1小時，加鹽調味即可。

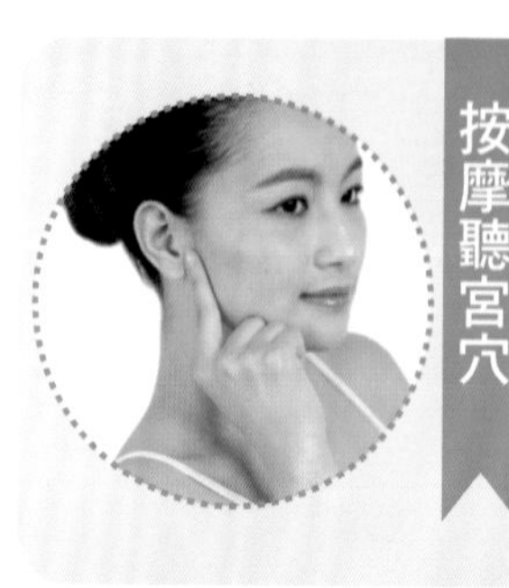

按摩聽宮穴

取穴方法：位於面部耳屏前，下頜骨髁狀突的後方，張口時呈凹陷處。

按摩方法：雙手半握拳，食指伸直，將食指指腹放在同側聽宮上，適當用力，左右各按揉約1分鐘。

功效：有聰耳開竅、寧神止痛的作用。

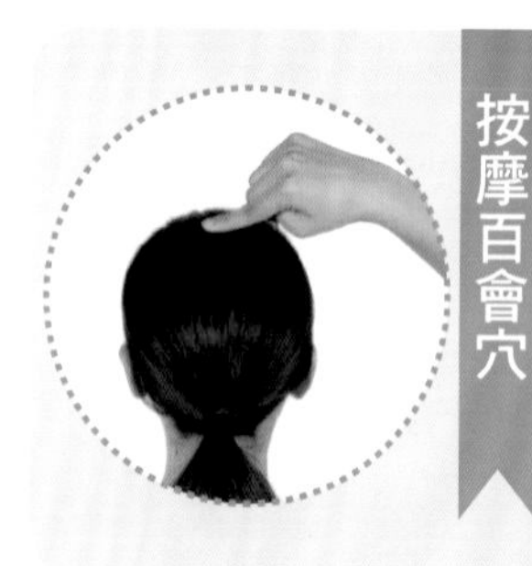

按摩百會穴

取穴方法：位於頭頂正中線與兩耳尖連線交叉點處。

按摩方法：右手掌心放在頭頂百會上，從輕到重，先順時針方向摩揉1分鐘，後逆時針方向摩揉1分鐘。

功效：百會穴為眾多經絡交會處，能安神定志、益壽延年。

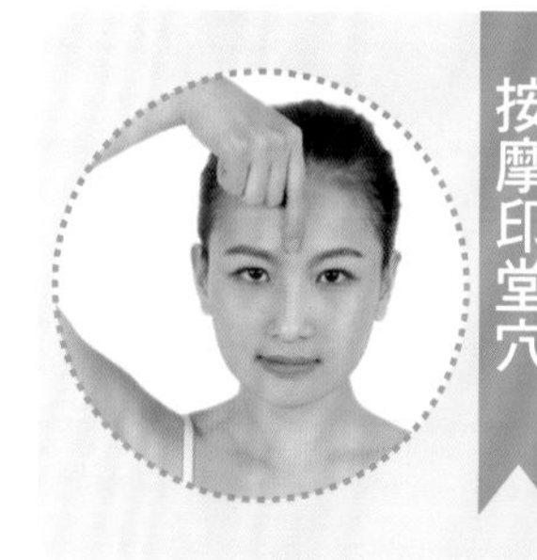

按摩印堂穴

取穴方法：印堂穴位於人體的面部，兩眉頭連線中點。

按摩方法：患者取仰臥位，醫者伸出大拇指，其餘四指半握拳，將大拇指放於印堂穴上，揉按50次。

功效：有醒腦開竅，通鼻明目的作用；主治頭痛頭暈、鼻塞鼻炎、高血壓、失眠、神經衰弱等。

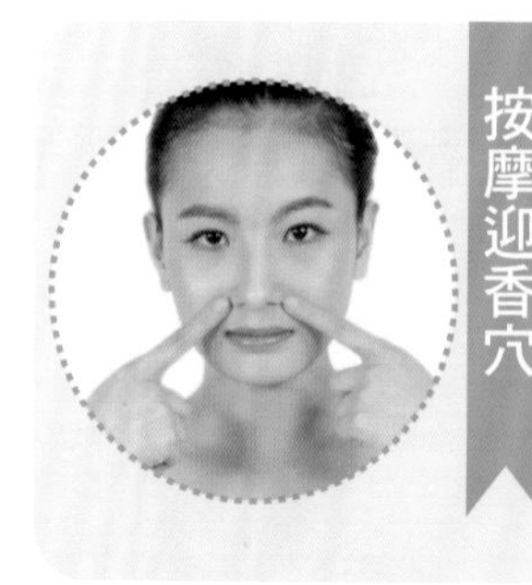

按摩迎香穴

取穴方法：在鼻翼外緣中點旁，當鼻唇溝中。

按摩方法：用雙手手指指腹按壓，也可用一隻手按壓，有酸脹的感覺，左右各1～3分鐘。

功效：有祛風通竅、理氣止痛的作用，主治鼻塞、鼻炎、口眼歪斜、面癢、面部水腫、鼻息肉等病症。

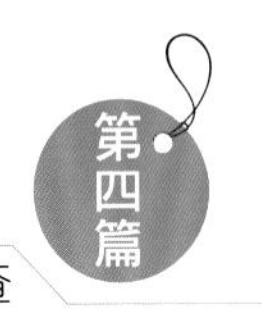

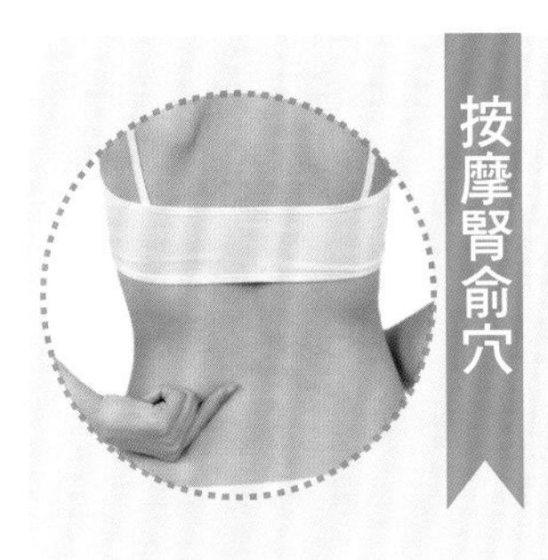

按摩腎俞穴

取穴方法：位於腰部第2腰椎棘突下，旁開1.5寸。

按摩方法：俯臥，術者站其側邊，用手掌根部的力度去揉按腎腧穴至潮紅發熱。

功效：有培補腎氣、調節生殖功能的作用，主治腰痛、腎臟病、低血壓、腰肌勞損等症。

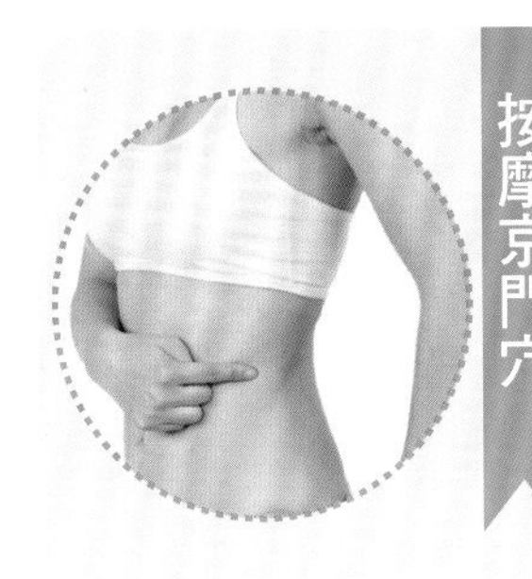

按摩京門穴

取穴方法：位於腰部側端，第12肋游離端下方凹陷處，章門穴後1.8寸處。

按摩方法：用大拇指指腹平貼於京門穴，由輕漸重揉按3~5分鐘。

功效：有健脾通淋，溫陽益腎的作用。

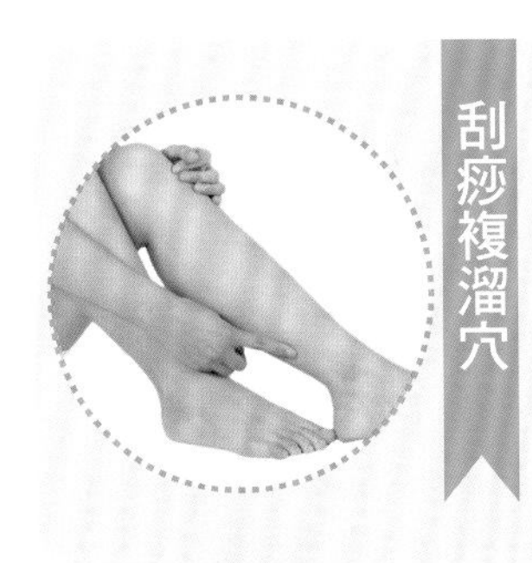

刮痧複溜穴

取穴方法：位於足內踝尖與跟腱後緣之間中點向上約三橫指處。

刮痧方法：手持刮板，刮拭時用刮板的1／3邊緣接觸皮膚，刮板向刮拭的方向傾斜45°，利用腕力向下刮拭。

功效：補腎益陰，溫陽利水，主治水腫，腹脹。

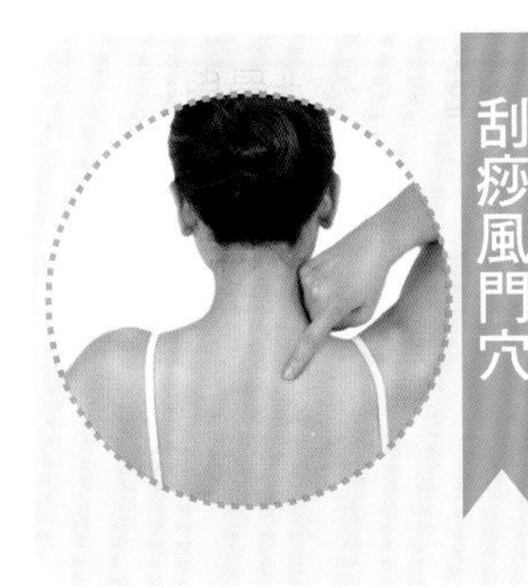

刮痧風門穴

取穴方法：位於背部第2胸棘突下，旁開1.5寸。

刮痧方法：取刮痧板，沿著膀胱經的循行，刮拭至出痧即可。待痧消失後才能進行下一次刮痧。

功效：有宣通肺氣，調理氣機的作用，主治風寒感冒發熱、惡寒、咳嗽、支氣管炎等症狀。

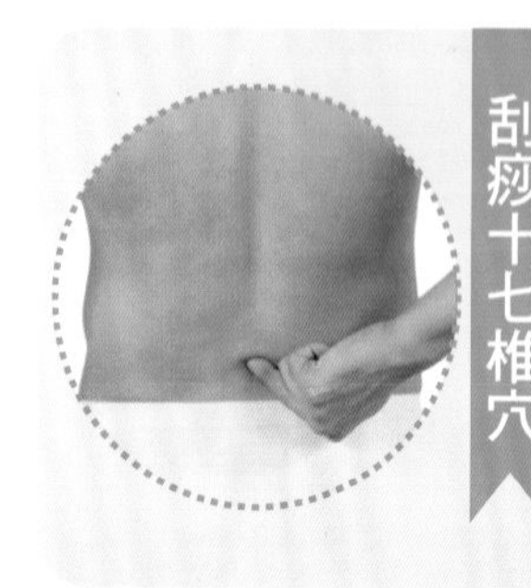

刮痧十七椎穴

取穴方法：在腰部後正中線上，第5腰椎棘突下凹陷處。

刮痧方法：用刮痧板角部刮拭十七椎穴，刮板的稜角與皮膚以傾斜45° 角，力度輕柔，刮拭3分鐘。

功效：有益腎利尿的作用，主治坐骨神經痛、腰腿疼痛、下肢癱瘓、痛經、小便不利、胎位不正等病症。

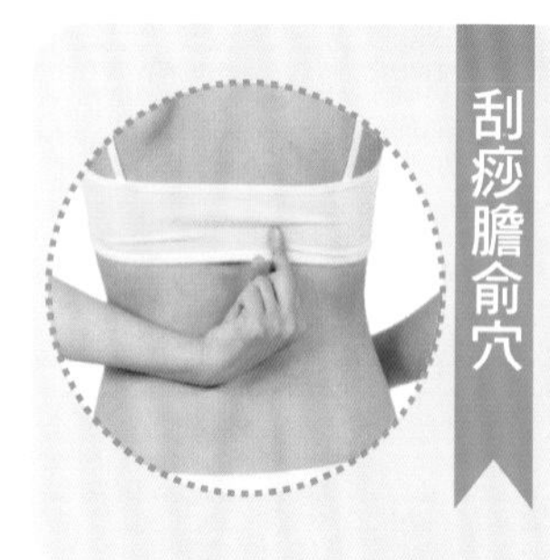

刮痧膽俞穴

取穴方法：正坐或俯臥姿勢，位於背部，當第10胸椎棘突下，左右二指寬處。

刮痧方法：俯臥，術者取刮痧板呈45° 角，沿著膀胱經的循經刮拭至潮紅出痧即可。待痧消失後才可進行下次刮痧。

功效：有外散膽腑之熱的作用，主治坐骨神經痛。

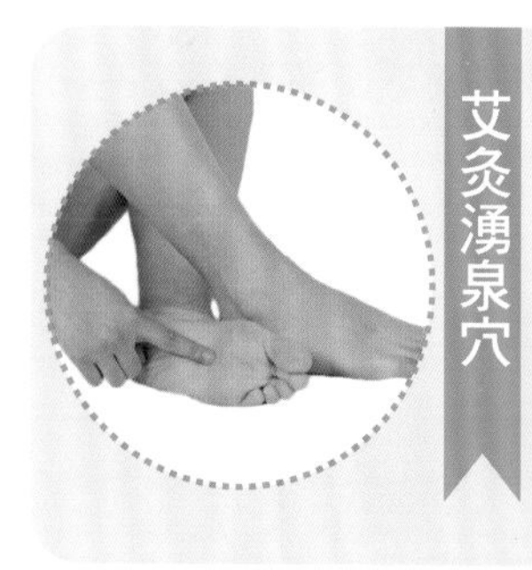

艾灸湧泉穴

取穴方法：位於足底部，在足前部凹陷處，第2、3趾趾縫紋頭端與足跟連線的前1/3處。

艾灸方法：艾條點燃，選用溫和灸法灸湧泉穴，在距離2~3公分處施灸，每次灸10~15分鐘，每天1次。

功效：壯陽驅寒，冬季常按摩可保健養生。

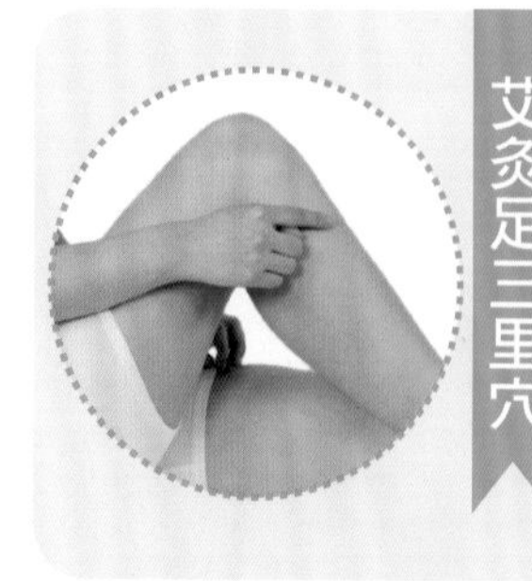

艾灸足三里穴

取穴方法：位於外膝眼向下量4橫指，在腓骨與脛骨之間，由脛骨旁量1橫指。

艾灸方法：艾條點燃，選用溫和灸法灸足三里穴，在距離2~3公分處施灸，每次灸10~15分鐘，每天1次。

功效：調理脾胃、補中益氣、補腎壯陽。

國家圖書館出版品預行編目資料

中醫四季養生隨身查 / 胡維勤著. -- 初版. --
新北市 : 金塊文化, 2018.12
141 面 ;17 x 23 公分. -- (實用生活 ; 45)
ISBN 978-986-97045-1-9(平裝)
1.中醫 2.養生
413.21　107021138

實用生活45

中醫四季養生隨身查

金塊文化

作　　者：胡維勤
發 行 人：王志強
總 編 輯：余素珠
美術編輯：JOHN平面設計工作室

出 版 社：金塊文化事業有限公司
地　　址：新北市新莊區立信三街35巷2號12樓
電　　話：02-2276-8940
傳　　真：02-2276-3425
E-mail：nuggetsculture@yahoo.com.tw

匯款銀行：上海商業銀行 新莊分行（總行代號 011）
匯款帳號：25102000028053
戶　　名：金塊文化事業有限公司

總 經 銷：創智文化有限公司
電　　話：02-22683489
印　　刷：大亞彩色印刷
初版一刷：2018年12月
定　　價：新台幣260元／港幣87元

ISBN：978-986-97045-1-9（平裝）

金塊文化